现代临床综合护理要点

王 雪 姜 宴 谷莉莉 主编

中国纺织出版社有限公司

图书在版编目（CIP）数据

现代临床综合护理要点 / 王雪, 姜宴, 谷莉莉主编
. -- 北京：中国纺织出版社有限公司, 2023.7
ISBN 978-7-5229-0751-2

Ⅰ.①现…　Ⅱ.①王…②姜…③谷…　Ⅲ.①护理学
Ⅳ.①R47

中国国家版本馆CIP数据核字（2023）第129161号

责任编辑：樊雅莉　高文雅　责任校对：高　涵　责任印制：王艳丽

中国纺织出版社有限公司出版发行
地址：北京市朝阳区百子湾东里A407号楼　邮政编码：100124
销售电话：010—67004422　传真：010—87155801
http://www.c-textilep.com
中国纺织出版社天猫旗舰店
官方微博 http://weibo.com/2119887771
三河市宏盛印务有限公司印刷　各地新华书店经销
2023年7月第1版第1次印刷
开本：787×1092　1/16　印张：13
字数：312千字　定价：88.00元

凡购本书，如有缺页、倒页、脱页，由本社图书营销中心调换

编　委　会

前　言

　　随着精准医学理论与智能医学工程技术的深度融合，个体化、精准化、智能化成为医学领域发展的趋势，护理学的新理论、新技术也在不断涌现。面对这一形势，护理人员迫切需要提高和更新专科理论和护理技术。传统的护理书籍难以满足现代护理人员的需要，亟须一本涵盖各专业大量护理信息和最新护理理念的书籍，为此，我们组织具有丰富经验的临床护理人员尽心编写了此书。

　　本书在编写过程中广泛搜集国内外资料，并参考了大量相关专著、文献及各科领域的最新研究动态和学术成果，同时结合各位编者丰富的临床护理经验，使本书具有实用性、科学性和先进性。本书内容从基础护理技术操作和静脉采血开始，然后详述了各科室常见疾病诊疗知识及护理要点，内容涵盖了理论与实践，既可用于实习护士的规范化培训，也可作为各科室专科护士的临床工作参考工具书。

　　本书在编写过程中虽经多次推敲、论证与修改，但由于编者时间有限，书中难免存在疏漏，诚恳希望广大读者批评和指正，以便我们今后不断完善和修订。

编　者

2023 年 4 月

目　录

第一章

基础护理技术操作

第一节　手卫生

一、目的

1. 一般洗手

洗去污垢、皮屑及部分暂居菌，降低院内感染率，防止交叉感染。

2. 外科手消毒

（1）清除指甲、手、前臂的污物和暂居菌。

（2）将常居菌减少到最低程度。

（3）抑制微生物的快速再生，避免感染。

二、用物

洗手液、流动水、一次性纸巾；外科手消毒时备刷手液、无菌手刷、无菌巾。

三、评估

（1）了解手部污染程度。

（2）了解操作范围、目的。

（3）了解手部皮肤及指甲情况。

四、操作要点

1. 一般洗手

（1）取下手表，必要时将衣袖卷过肘。

（2）打开水龙头，淋湿双手，取适量洗手液放于掌心，用力搓摩双手掌心；右手掌心覆盖左手背揉搓，反之亦然；双手掌心相对十指交叉揉搓；弯曲手指，指背叠于另一手掌心旋转揉搓，反之亦然；一手握另一手大拇指旋转搓摩，反之亦然；右手五指并拢贴于左手掌心正反向旋转搓摩，反之亦然。必要时揉搓腕部，然后在水流下彻底冲洗干净双手，用防止手部再污染的方法关闭水龙头，用一次性纸巾擦手。

（3）注意指尖、指缝、指关节等处揉搓时间不少于 15 秒，冲洗时肘部应高于手掌位置，让水从指尖处流下。

2. 外科洗手

（1）修剪指甲，清除指甲下的污垢。

（2）按一般洗手法要求洗手，包括前臂、上臂下 1/3，使用流动水冲洗干净，用无菌巾擦干。

（3）如采用揉搓法可取适量手消毒液，按七步洗手法揉搓双手、前臂、上臂下 1/3，至消毒剂干燥。

（4）如需刷手，刷洗顺序为指尖、手指、指缝、手掌、手背、手腕、前臂、上臂下 1/3，刷洗 3 遍，时间不少于 5 分钟。

（5）冲洗时让水由指尖流向手臂，用无菌巾擦干双手及上臂。

（6）手消毒后，将双手悬空举在胸前。

五、注意事项

（1）洗手前应摘掉戒指等首饰，指甲长者应做修剪，并去除指甲下的污垢。

（2）洗手时注意清洗指尖、指缝和关节等部位。

（3）保持手指朝上，将双手悬空举在胸前，使水由指尖流向肘部，避免倒流。

（4）使用后的海绵、刷子等，应一用一消毒。

（赵晓明　孙桂君）

第二节　保护性约束方法

一、目的

主要是限制患者躯体及四肢活动，预防患者自伤、拔管或伤及他人，以保证患者在医院期间的治疗和护理安全。在约束前必须征得患者或亲属的知情同意，签署相关文件方可约束患者。

二、用物

保护具、约束带、床挡。

三、评估

（1）病情，年龄，意识状态，沟通能力，对治疗、护理的反应。

（2）肢体活动度。

（3）患者及其家属对使用保护具的理解和合作程度。

（4）约束部位皮肤色泽、温度及完整性等。

（5）需要使用保护具的种类和时间。

四、操作要点

（1）携物品至病床旁，核对并解释。

（2）取得患者及其家属的配合，调整患者至适宜体位。

（3）肢体约束：暴露患者的腕部或踝部，用棉垫包裹手腕或踝部，宽绷带打成双套结，将双套结套于手腕或踝部棉垫外稍拉紧使之不脱出，以不影响血液循环为宜，将带子系于床缘上，用制作好的约束带固定时应松紧适宜、固定牢固。

（4）肩部约束：暴露患者的双肩，在患者双侧腋下垫棉垫，将保护带（大单）置于患者双肩下，双侧分别穿过患者的腋下，在背部交叉后分别固定在床头，为患者盖好被子。

（5）全身约束：将大单折成自患者肩部至踝部的长度，将患者放于中间，用靠近护士一侧的大单紧紧包裹同侧患者的手足至对侧，自患者腋窝掖于身下，再将大单的另一侧包裹手臂及身体后，紧掖于靠护士一侧身下，如患者过分活动可用绷带系紧。

（6）患者体位舒适，肢体处于功能位并保护患者安全，整理床单位。

五、注意事项

（1）使用约束带时，约束带下应垫衬垫，固定需松紧适宜，其松紧度以能伸入 1~2 手指为宜，保持功能位。

（2）注意每 15~30 分钟后观察 1 次受约束部位的血液循环情况，包括皮肤的颜色、温度、活动及感觉等。

（3）每两小时定时松解 1 次，并改变患者的姿势及给予受约束的肢体运动，必要时进行局部按摩，促进血液循环。

（赵晓明　孙桂君）

第三节　铺床法

一、目的

更换污染的床单、被褥，以保持床铺清洁、干燥，患者舒适。

二、用物

治疗车、清洁大单（床套）、中单、被套、枕套，床刷套上湿布套或扫床湿毛巾。

三、评估

（1）评估患者病情、意识状态、合作程度、自理程度、皮肤及管路情况。
（2）评估床单位安全、方便、整洁程度。

四、操作要点

1. 备用床和暂空床
（1）移开床旁桌距床 20 cm，将床旁椅移至床尾正中，将铺床用物放于床旁椅上。
（2）从床头至床尾铺平床褥后，铺上床单或床罩。
（3）将棉胎或毛毯套入被套内。
（4）两侧内折后与床内沿平齐，尾端内折后与床垫尾端平齐。

（5）暂空床的盖被上端内折1/4，再扇形三折于床尾并使之平齐。

（6）套枕套，将枕头平放于床头正中。

（7）移回床旁桌、椅。

2. 麻醉床

（1）同"备用床和暂空床"步骤的（1）（2）。

（2）根据患者手术麻醉情况和手术部位铺单。

（3）盖被放置应方便患者搬运。

（4）套枕套后，将枕头平放于床头正中。

（5）移回床旁桌、椅。

（6）处理用物。

3. 卧床患者更换被单

（1）与患者沟通，取得配合。

（2）移开床旁桌、椅。

（3）将枕头及患者移向对侧，使患者侧卧。

（4）松开近侧各层床单，将其上卷于中线处塞于患者身下，清扫、整理近侧床褥，依次铺近侧各层床单。

（5）将患者及枕头移至近侧，患者侧卧。

（6）松开对侧各层床单，将其内卷取出，同法清扫和铺单。

（7）患者平卧，更换清洁被套及枕套。

（8）移回床旁桌、椅。

（9）根据病情协助患者取舒适体位。

（10）处理用物。

（赵晓明　孙桂君）

第四节　移动患者

一、目的

运送由于病情或治疗要求身体不能自行移动的患者。

二、用物

平车、过床板。

三、评估

（1）病情、意识状态。

（2）体重、躯体活动能力、皮肤情况。

（3）评估有无约束，各种管路情况，身体有无移动障碍。

（4）患者移动的目的、活动耐力及合作程度。

四、操作要点

（1）携用物至床旁，核对并解释，取得患者配合，妥善固定好患者身上的导管、输液管等。

（2）搬运患者：移开床旁桌、椅，松开盖被，协助患者穿好衣服、移至床边。

（3）挪动法：将平车紧靠床边，大轮端靠床头，轮闸制动，协助患者按上半身、臀部、下肢的顺序依次向平车挪动，让患者头部卧于大轮端，将平车推至床尾，使平车头端与床尾呈钝角，轮闸制动。

（4）一人法：协助患者屈膝，一手自患者腋下伸至对侧肩部外侧，另一手伸入患者大腿下，嘱患者双臂交叉于搬运者颈后，移步转身轻放于平车。

（5）两人法：两人站在床的同侧，一名护士一手托患者颈肩部，另一手托腰部；另一名护士一手托臀部，另一手托膝部；两人使患者身体向搬运者倾斜，同时移步，合力抬起，将患者轻放于平车。

（6）三人法：一名护士一手托头、颈、肩，另一手托胸背部；另一名护士一手托腰部，另一手托臀部；第三名护士一手托腘窝，另一手托小腿部；三人使患者身体向搬运者倾斜，合力抬起患者轻放于平车。

（7）四人法：将平车紧靠床边（大轮端靠床头），患者腰、臀下铺中单，一名护士托患者头、颈肩部，另一名护士托双腿，另两名护士分别站于床及平车两侧，紧握中单四角；四人合力抬起患者轻放于平车。

（8）过床板使用法：适用于不能自行活动的患者，将平车与床平行并紧靠床边，平车与床的平面处于同一水平，固定平车和床，护士分别站于平车与床的两侧并抵住，站于床侧护士协助患者向床侧翻身，将过床板平放在患者身下 1/3 或 1/4 处，向斜上方 45°轻推患者；站于车侧护士，向斜上方 45°轻拉协助患者移向平车，待患者上平车后，协助患者向床侧翻身，将过床板从患者身下取出。

（9）妥善安置各种管路，为患者盖好盖被。

（10）观察输液畅通情况。

五、注意事项

（1）搬运患者时动作轻稳，协调一致，确保安全，保持舒适。

（2）尽量使患者靠近搬运者，以达到节力的目的。

（3）将患者头部置于平车的大轮端，以减轻颠簸与不适。

（4）推车时车速适宜，护士站于患者头侧以观察病情，下坡时应使患者头部在高处一端。

（5）对骨折患者应在平车上垫木板，并固定好骨折部位再搬运。

（6）在搬运患者过程中保证各种管路通畅、有效。

（赵晓明　王立娜）

第五节　无菌技术

一、目的

保持无菌物品和无菌区域不被污染，防止病原微生物侵入或传播给他人。

二、用物

无菌钳、镊子罐、无菌治疗巾、无菌手套、无菌容器、无菌溶液、治疗盘、污物碗。

三、评估

操作环境：操作台宽阔、清洁、干燥，治疗室光线明亮，在 30 分钟内无打扫。

四、操作要点

1. 无菌持物钳

（1）核对无菌钳包有无破损及消毒日期。

（2）打开无菌钳包。

（3）取出镊子罐立于治疗台面上。

（4）标明打开日期及时间。

2. 取无菌治疗巾及铺无菌盘

（1）检查无菌包有无破损，核对灭菌日期。

（2）检查治疗盘是否清洁、干燥。

（3）无菌治疗巾包应放在清洁、干燥、平坦、宽敞处。

（4）打开无菌治疗巾包，取出治疗巾并铺于无菌盘中，应在清洁、干燥、平坦、宽敞处操作。

3. 取无菌溶液

（1）核对及检查所用溶液瓶签、名称、浓度、有效期，瓶子有无裂缝，检查溶液有无沉淀、浑浊及变色。

（2）按要求打开溶液瓶，取无菌溶液，避免污染。

（3）倒无菌溶液置入无菌容器内，将治疗巾盖好，注明开瓶时间。

4. 戴无菌手套

（1）取下手表，洗手。

（2）核对手套包上的号码和灭菌日期。

（3）按要求戴手套，将手套的翻转处套在工作服衣袖外边。

（4）脱手套方法正确。

五、注意事项

（1）治疗盘必须清洁、干燥，无菌巾避免潮湿。

（2）铺无菌巾时不可触及无菌面，覆盖无菌巾时对准边缘，一次盖好，避免污染。

（3）无菌盘有效期为 4 小时。

（4）用无菌持物钳取物时不可触及容器口边缘及溶液以上的容器内壁，使用时应保持钳端向下，不可倒转向上，用后立即放入容器中；如到远处夹取物品，无菌持物钳应连同容器一并搬移，就地取出使用。无菌持物钳只能用于夹取无菌物品，不能用于换药和消毒皮肤。

（5）不可将无菌物品或非无菌物品伸入无菌溶液瓶内蘸取或直接接触瓶口倒液。

（6）倒出的无菌溶液不可倒回瓶内。

（7）未戴手套的手不可触及手套外面，戴手套的手则不可触及未戴手套的手及手套的里面。

（8）手套破裂或污染，立即更换。

（赵晓明　王立娜）

第六节　住院患者清洁护理方法

一、全身沐浴

1. 目的

（1）清除皮肤污垢，保持皮肤清洁，使患者舒适。

（2）增强皮肤血液循环及排泄功能，预防皮肤感染及压疮发生。

（3）观察和了解患者的一般情况，满足其身心需要。

2. 用物

脸盆、肥皂、面巾、浴巾、大毛巾、清洁衣裤及拖鞋等。

3. 操作要点

（1）观察患者一般情况，决定能否入浴。

（2）调节浴室温度至 22～24 ℃，水温以 40 ℃左右为宜。

（3）携物送患者入浴室，交待注意事项，如调节水温方法、呼叫铃的应用、注意安全、贵重物品保管等。

（4）对体弱患者给予必要协助，避免患者过劳。

（5）浴室不可闩门，可在门外挂牌示意，以便护士随时观察，避免意外。

（6）注意患者入浴时间，若时间过久应予询问。

（7）沐浴后，观察患者一般情况，必要时做记录。

4. 注意事项

（1）空腹或饱餐后避免沐浴，7 个月以上孕妇禁盆浴，衰弱、创伤及心脏病需卧床休息的患者不宜自行沐浴。

（2）防止患者受凉、烫伤、跌滑、眩晕等意外情况发生，一旦发生异常及时处理。

（3）视患者情况指导患者选择盆浴或淋浴。

二、床上擦浴

1. 目的
同全身沐浴。

2. 用物
护理车上备热水壶、污水桶、毛巾、清洁衣裤、50%乙醇、便器及爽身粉，必要时备小剪刀、屏风，以及患者自己的面巾、肥皂（沐浴液）、梳子、脸盆。

3. 操作要点
（1）向患者解释，关闭门窗，用屏风遮挡患者，室温在 24 ℃左右。

（2）按需给便器。

（3）根据病情放平床头及床尾，松床头，盖被。

（4）备水，水温一般在 50 ℃左右，试温，根据患者耐受度及季节调温。

（5）将擦洗毛巾折叠成手套形，浴巾铺于擦洗部位下面，擦洗顺序为眼、鼻、耳、脸、上肢、双手、胸腹、背部、下肢、会阴部，手脚可直接浸泡在盆内清洗。

（6）擦洗方法：①先用肥皂沾湿的毛巾擦洗；②清洁湿毛巾擦净肥皂；③拧干毛巾后再次擦洗；④用大毛巾边按摩边擦干。

（7）骨隆凸处擦洗后用 50%乙醇按摩。

（8）必要时梳头、剪指甲、换清洁衣裤。

4. 注意事项
（1）注意保暖，擦洗时只暴露正在擦洗的部位，防止不必要的暴露及湿污床单。

（2）擦洗动作要平稳有力，以刺激循环并减少瘙痒感。

（3）体贴患者，保护患者自尊，减少翻动次数，不要使患者过度疲劳。

（4）仔细擦净颈部、耳后、腋窝、腹股沟皮肤褶皱处。

（5）擦洗过程中，及时更换热水及清水，保持水温适宜。

（6）注意观察患者情况，若出现不适立即停止擦洗，及时给予处理。

（7）皮肤有异常应予记录，并采取相应措施。

（8）护士注意节力，擦浴时使患者移近护士，减少不必要的劳动并避免不必要的走动。

三、足浴

1. 目的
（1）促进末梢循环，保持局部皮肤清洁，预防压疮。

（2）使患者舒适，易于入睡。

（3）促进炎症吸收，治疗局部疾患。

2. 用物
足盆内盛热水（42 ℃左右），小毛巾、大毛巾各 1 条，橡皮单，50%乙醇，必要时备肥皂。

3. 操作要点
（1）向患者解释以取得合作，患者仰卧屈膝。

（2）脚下垫橡皮单、大毛巾，放上足盆，水温适宜，防止烫伤。

（3）双足浸泡片刻后擦洗，酌情用肥皂，勿溅湿床单。

（4）用大毛巾擦干双足，必要时内外踝用 50% 乙醇按摩。

四、床上洗头

1. 目的

清除污秽，增进头发血液循环，预防头部寄生虫及皮肤感染。

2. 用物

马蹄形垫或洗头器、橡皮单、毛巾、浴巾、别针、污水桶、纱布或眼罩、棉球、洗发液、梳子、热水、脸盆，有条件者可备电吹风、洗头车。

3. 操作要点

（1）调节室温，以 24 ℃左右为宜。

（2）向患者解释，移开床旁桌、椅。

（3）帮助患者头靠近床边，屈膝仰卧，肩下置橡皮单，解开衣领，颈部围毛巾，并用别针固定。

（4）马蹄形垫用塑料布包裹后置于颈后，开口朝下，塑料布另一头形成槽，下部接污水桶。

（5）棉球塞两耳，纱布或眼罩遮住双眼。

（6）试水温后湿润头发，使用洗发液从发际向头部揉搓，用梳子梳理除去脱发，放于污物袋内。

（7）用热水冲洗头发，直到洗净为止。

（8）擦干头发及面部，撤去用物。

4. 注意事项

（1）注意保暖，时间不宜过长，洗发后及时擦干头发以防着凉。

（2）注意保持被褥、衣服清洁、干燥，勿使水流入患者眼、耳内。

（3）注意水温，防止烫伤。

（4）注意观察病情变化。

（5）不宜给衰弱患者洗发。

（赵晓明　王立娜）

第七节　口腔护理

一、目的

（1）保持口腔清洁、湿润，预防口腔感染等并发症。

（2）祛除口臭、口垢，使患者感受舒适，促进食欲，保持口腔的正常功能。

（3）观察口腔黏膜、舌苔和特殊口腔气味，提供病情变化的动态信息。

二、用物

治疗车、口腔护理包、棉签、石蜡油、手电筒、口杯、吸水管、消毒洗手液，根据患者情况准备口护液、开口器、舌钳、治疗巾。

三、评估

（1）口唇、口腔及黏膜情况，有无义齿。
（2）病情、意识状态及合作程度。

四、操作要点

（1）核对患者。
（2）协助患者取仰卧或侧卧位，头偏向一侧。
（3）下颌铺治疗巾（或毛巾），将空弯盘置于患者口角旁，协助患者漱口（昏迷患者禁止漱口）。
（4）将棉球拧至合适湿度（不滴液）。
（5）依次擦拭患者口唇、牙齿各面、颊部、上颚和舌，擦拭过程中观察患者情况。
（6）擦拭完毕清点棉球数，协助患者漱口，擦干口唇，再次观察患者口腔情况，根据口唇情况，涂石蜡油。
（7）协助患者取安全、舒适卧位，核对并询问患者感受。

五、注意事项

（1）操作时动作轻柔，避免损伤口腔黏膜及牙龈。
（2）擦洗腭部时勿触及软腭，以免引起恶心。
（3）昏迷患者禁忌漱口，需用张口器时应从臼齿处放入，不可用暴力助其张口。为昏迷患者清洁口腔时棉球应夹紧，每次 1 个，防止棉球遗留在口腔内，棉球不可过湿，以防患者误吸。
（4）操作过程中应观察口腔黏膜有无异常情况。

（赵晓明　赵琦阳）

第八节　生命体征监测

一、目的

测量、记录患者体温、脉搏、呼吸、血压，判断有无异常情况。

二、用物

治疗车、血压计、听诊器、体温计、纸巾、手表、记录单，快速手消毒液。

三、评估

（1）病情、年龄、性别、意识、合作程度、自理能力、生命体征基础值及治疗情况。
（2）30 分钟内患者有无吸烟，热敷，进食冷、热饮，沐浴，情绪波动。
（3）测量部位肢体及皮肤情况。

四、操作要点

（1）携物至床旁，核对并解释。

（2）测量腋下体温：擦干腋下，将体温计水银端放入患者腋窝深处并贴紧皮肤，曲臂过胸夹紧10分钟，注意防止脱落。

（3）测量脉搏：用示指、中指及环指指端按于桡动脉上，压力大小以能清楚触及脉搏为宜，计数30秒，脉搏异常，危重患者需测量1分钟。

（4）测量呼吸：以诊脉状，观察胸腹起伏，计数30秒；危重患者呼吸不易观察时，用少许棉絮置于患者鼻孔前，观察棉花吹动情况，计数1分钟。

（5）洗手并及时记录测量数据。

（6）协助患者整理衣服，保持舒适卧位。

（7）告知患者测量数值及注意事项。

五、注意事项

（1）意识不清或不合作患者测量体温时，护士需守候在旁；婴幼儿测量体温时可测量肛温，护士需守候在旁或用手托扶体温计以免发生意外。

（2）婴幼儿，精神异常、昏迷、不合作，口鼻手术或呼吸困难者，不可自口腔测温；进食、吸烟、面颊部做热、冷敷者应推迟30分钟后方可测口腔温度。

（3）对极度消瘦患者，不适用腋下测温，沐浴20分钟后再测腋下温度。

（4）腹泻、直肠或肛门手术、心肌梗死及某些心脏病患者不可做直肠或肛门测温，坐浴或灌肠30分钟后方可测直肠温度。

（5）测量脉搏和呼吸前应使患者安静，如有剧烈活动，先休息20分钟后再测。

（6）不可用拇指诊脉，因拇指小动脉易与患者的脉搏相混淆，心脏病患者应测脉1分钟。对脉搏短绌患者应由两人同时分测脉搏与心率1分钟，以分数式记录为心率/脉率；为偏瘫患者测脉应选择健侧肢体。

（7）测量时不能与患者讲话，呼吸不规则患者及婴幼儿应测1分钟。

（8）偏瘫患者选择健侧肢体测量脉搏和血压。

（9）戴好听诊器，将听诊器头放在肱动脉最强处，向袖带内打气，至脉搏声消失，再加压使压力升高15～30 mmHg，放气，使汞柱缓慢下降。

（10）取下袖带，排尽空气，关闭水银槽开关。

（11）及时、准确记录所测量数据。

（赵晓明　赵琦阳）

第二章

静脉采血

第一节　静脉采血的概念

血液检验是判断人体各种功能状态及异常变化的重要手段，是临床最常用的实验室检查项目。血液检验结果不仅可以反映人体血液系统本身的疾病，而且是做出临床诊断、了解疾病进展、进行疾病治疗的重要依据。而正确采集血液样本是获得准确、可靠检验结果的关键。

在根据医嘱进行血标本的采集之前，医护人员应依照检验要求选择采血种类、采血方法，采血量及适用抗凝剂。临床常见的采血类别分为静脉采血、动脉采血。

一、静脉采血的定义

静脉采血是将穿刺针插入患者静脉血管，抽取适量静脉血液用于化验检查的操作。静脉采血主要用于实验室检查，协助疾病的诊断与治疗，是一种实施了数个世纪的医疗护理技术，目前仍然是最常用的侵入性医疗护理操作之一。

二、静脉采血的目的

（1）为患者采集、留取静脉血液标本。
（2）为医生诊断疾病提供依据。
（3）帮助医生了解患者的病情变化。
（4）协助医生观察治疗的效果。
（5）为医生调整治疗方案提供依据。

三、静脉采血的部位

临床常用于静脉采血的血管主要如下。

1. 浅静脉

上肢的肘部浅静脉（贵要静脉、肘正中静脉、头静脉）、腕部及手背静脉；下肢的大隐静脉、小隐静脉及足背静脉。

2. 深静脉

主要是颈外静脉与股静脉，多用于婴幼儿的静脉采血。

四、静脉血标本的种类

静脉血标本分类，主要分为三种：全血标本、血清或血浆标本、血培养标本。

1. 全血标本

全血标本用于血常规检查、红细胞沉降率（血沉）和测定血液某种物质的含量等。

2. 血清或血浆标本

血清或血浆标本用于测定血清酶、脂类、电解质、肝功能等。

3. 血培养标本

血培养标本用于查找血液中的致病菌。

五、静脉采血的方法

1. 注射器采血法

注射器采血法是根据患者检验所需的静脉血量选择不同规格的注射器穿刺静脉血管采集静脉血标本的方法，是一种传统的经典采血方法，可用于浅静脉与深静脉的采血。

2. 真空采血法

真空采血法又称负压采血法，主要原理是静脉穿刺成功后将有真空度的采血管连接针头、针筒组成全封闭的真空采血系统，实现自动定量采血。真空采血装置分为笔式、分体式两种，是目前临床广泛使用的静脉采血方法，可用于浅静脉与深静脉的采血。

3. 末梢采血法

末梢采血法又称毛细血管采血法，是通过针刺体表末梢采集血标本的方法。通常选择的采血部位是耳垂或手指。世界卫生组织（WHO）推荐采集左手环指指端内侧血液，婴幼儿可采集大踇趾或足跟内外侧缘血液，严重烧伤患者可选择皮肤完整处采血。目前临床常用于婴幼儿等特殊患者和部分检验项目。

六、静脉采血的方法学评价

1. 注射器采血法

注射器采血法的成本较低，所需物品简单。但操作的环节相对较多，在将采集的血液注入试管和丢弃注射器过程中容易造成血液污染。

2. 真空采血法

真空采血法操作相对简单，血液标本的采集、保存和运送均处于封闭状态，不需要标本在注射器和采血管间的转移，可以有效保护血液有形成分，防止标本溶血和院内感染的发生，但成本相对较高。

3. 末梢采血法

末梢采血法操作简便、快速，成本较低，但采集的血标本容易出现溶血、凝血和混入组织液的情况，而且局部皮肤揉擦、针刺深度不一、个体皮肤厚度差异等因素都可能会对检验结果造成影响。

（赵晓明　宋玲玲）

第二节　静脉采血器具的选择

静脉血是临床最常用的检验标本，抽取静脉血进行临床检验是最常用的疾病诊疗手段之一。用于静脉采血器具的种类也随着医疗护理技术及医疗卫生材料的进步得到不断丰富发展。

从末梢采血的三棱针到安全型的静脉采血针，选择静脉采血器具在保证静脉血标本的质量、操作的便捷高效、操作者的安全和对环境的保护上发挥着重要的作用。

一、静脉采血器具的分类

（1）普通注射器。

（2）真空静脉采血针：①笔式真空采血针；②分体式真空采血针（蝶翼针）。

（3）安全型静脉采血针：①安全型锁扣式采血针；②安全型蝶翼针。

二、采血器具的选择原则

1. 一般人群

注射器、笔式真空采血针。

2. 特殊人群

儿童和难采患者建议选择分体式真空采血针（蝶翼针）。

3. 感染风险人群

安全型静脉采血针。

三、常用采血器具的结构特点

1. 笔式真空采血针

笔式真空采血针的结构是贯通的针管，其两端都有锋利的刀口；针管中下段固定在针座上，前端称为静脉穿刺针，后端称为集血针，集血针表面有阻血套，针管两端有保护套管。在临床上，通常和持针器、一次性采血管一起配合使用采血。

使用时，将采血针旋转固定在持针器外筒前端，静脉穿刺成功后将真空采血管插入持针器后端空腔，使集血针后端刀口穿过阻血套并贯穿刺入真空管胶塞，在负压作用下，将血液抽入采血管内；采血完毕，拔出静脉穿刺针，局部止血，将采血针连同持针器丢弃于废物盒中。

2. 分体式真空采血针（蝶翼针）

分体式真空采血针（蝶翼针）的结构是在静脉输液针的软管尾端针座上连接一只集血针，是临床较普遍使用的采血器具。目前已逐步代替了传统的注射器采血方式。

使用时，需要将采血针旋转固定在持针器外筒前端，手持静脉穿刺针对静脉实施穿刺，成功后将真空采血管插入持针器后端空腔，使集血针刀口穿过阻血套并刺入真空管胶塞，在负压作用下，将血液吸入采血管。采血完毕，拔出静脉穿刺针，局部止血，拔出静脉穿刺针，连同静脉穿刺针及持针器丢弃在废物盒中。

使用注意事项：由于蝶翼针软管较长，针管及软管内的残存血液，在采血针及软管取下的过程中，容易造成血液样本暴露；进行废弃处置时，应避免针头复套。

3. 安全型静脉采血针

美国职业健康安全管理局（OSHA）对安全针具的定义：以无针方式或具备可以有效减少针刺风险的安全装置抽取体液，进入静脉或动脉及给药的针具。

（1）安全型锁扣式采血针：采血针护套提供了针头保护，减少针刺伤风险并可防止重复使用。适用于一般人群，需配合持针器使用。采血速度快、操作简便、安全性佳，三切面、双斜面设计，穿刺阻力更小，痛感更低，并且只需单手操作即可有效降低针刺伤的发生率。

（2）安全型蝶翼针：采血结束后触碰按键，可将针头缩回，减少针头暴露的危险和再次使用的机会。适用于难采人群：老年患者、儿科患者、脱水患者、肿瘤患者、糖尿病患者、心血管疾病患者、慢性肾脏疾病患者、肥胖症患者等。

（赵晓明　宋玲玲）

第三节　静脉采血血管的选择

一、静脉血管的解剖结构

静脉是运送血液回心的血管，起于毛细血管，止于心房。静脉管壁薄而柔软，平滑肌和弹性纤维均较少，缺乏收缩性和弹性，管腔断面较扁。体静脉中的血液含有较多的二氧化碳，血色黯红。小静脉起于毛细血管，在回心过程中逐渐汇合成中静脉、大静脉，最后注入右心房。

1. 静脉血管的组成

全身的静脉可分为肺循环的静脉和体循环的静脉两大部分。

体循环的静脉数量多、行程长、分布广，主要包括上腔静脉系、下腔静脉系（包括肝门静脉系）和心静脉系。静脉采血部位以体循环的上肢静脉为主。

体循环静脉分深、浅两类，深静脉位于深筋膜深面与动脉伴行，故称伴行静脉，其名称、行程和引流范围与其伴行的动脉相同，一般中等动脉均由两条静脉伴行，如尺动脉、胫前动脉等两侧都有伴行静脉。浅静脉位于皮下浅筋膜内，又称皮下静脉。浅静脉数目多，不与动脉伴行，有各自独立的名称、行程和引流范围，但最终均注入深静脉，从而进入循环。因此，临床可通过浅静脉采血检查或输入液体、药物。

2. 静脉血管的结构与分布特点

（1）由小支汇合成大支，最后汇合成大静脉干，其管径越来越大。

（2）静脉壁薄，管腔比同级动脉大，内皮突出形成静脉瓣，瓣膜成对，可防止血液倒流，有利于静脉血向心回流。

（3）静脉之间有丰富的吻合交通支，浅静脉之间、深静脉之间、浅深静脉之间均存在广泛交通。一条静脉被阻断后，可借这些交通支建立侧支循环。

二、常用静脉血管的选择

1. 静脉采血常用血管的选择

（1）成人采血部位：静脉采血选择清晰、笔直、较粗、充盈有弹性的静脉血管。静脉采血时可以选择肘正中静脉、头静脉、贵要静脉、手背静脉等，成人首选肘正中静脉进行穿刺，也可选择手背静脉、内踝静脉。不建议使用手腕内侧的静脉，此区域内神经和肌腱位于皮下浅表处，易引起损伤。如采用足踝或肢端采血可出现静脉炎等较严重的并发症。

（2）婴幼儿采血部位：月龄≤6个月，首选股静脉；月龄≥6个月，可选颈外静脉；年龄≥2岁，首选肘正中静脉、内踝部位的大隐静脉。肥胖儿选择手背部浅静脉。

2. 常用于采血的静脉分布

（1）肘正中静脉：粗而短，变异甚多，多呈N型或M型，通常于肘窝处连接贵要静脉和头静脉，有时也接受正中静脉。后者呈分叉状，分别注入贵要静脉和头静脉。肘前皮肤薄而柔软，浅筋膜疏松，浅静脉粗大，是临床上静脉采血的首选部位。

（2）前臂正中静脉：起自手掌静脉丛，沿前臂前面上行，注入肘正中静脉。前臂正中静脉有时分叉，分别注入头静脉和贵要静脉，收集手掌侧和前臂前部浅层静脉血。

（3）贵要静脉：起自小指尺侧手背静脉网，逐渐转至前臂屈侧，过肘窝接受肱二头肌内侧继续上行至上臂中部稍下方穿深筋膜注入腋静脉，收集手和前臂尺侧的静脉。

（4）头静脉：起自手背静脉网的桡侧，沿前臂桡侧皮下上行，至肘高处通过肘正中静脉与贵要静脉交通，再沿肱二头肌外侧上行，经三角胸大肌沟，穿深筋膜注入锁骨下静脉或腋静脉，收集手和前臂桡侧掌面和背面的浅静脉。

（5）手背静脉网：浅筋膜内丰富的浅静脉互相吻合形成手背静脉网。手背静脉网的桡侧半与拇指的静脉汇集成头静脉，尺侧半与小指的静脉汇集成贵要静脉。手的静脉回流一般由掌侧流向背侧，从深层流向浅层。

（6）股静脉：股静脉是下肢的深静脉之一，伴随股动脉上行，达腹股沟韧带深面移行为髂外静脉。股静脉接受股动脉分支的伴行静脉和大隐静脉，收集下肢所有浅静脉的静脉血。

三、静脉穿刺困难的情况与处理

1. 肥胖、水肿的患者

肥胖患者皮下脂肪厚，静脉不易显露，应让患者暴露穿刺部位，按静脉走向指压局部，摸清血管深浅及位置，进针角度约为40°。

对水肿患者应先压迫血管部位组织使该部位的组织液暂移一旁，显露血管后再进行穿刺。

2. 脱水、吐泻的患者

脱水、吐泻患者因血容量减少导致静脉瘪塌、不充盈、弹性不足，穿刺时用手将静脉向心方向按压，使静脉充盈后再行穿刺，刺入后可平行进针（有落空感）。

3. 营养不良的患者

营养不良的患者血管脆性大、弹性差、皮下脂肪少，进针角度应小于15°，进针应迅速，平行进针。

4. 静脉闭塞的患者

患者因长期输液或输入刺激性药物导致静脉破坏、管壁形成瘢痕、血栓，导致浅静脉呈条索状，甚至闭塞。穿刺可有回血，如果出现血流不畅的情况，应及时更换部位进行穿刺。

5. 婴幼儿患者

婴幼儿血管较成人细小，且动脉较表浅易误穿，肥胖儿血管较隐蔽，增加了穿刺难度。因此，要认真识别血管，静脉外观呈微蓝色，无搏动，管壁薄，易被压塌，较易固定，不易滑动，血液多呈向心方向流动。动脉外观呈正常皮肤颜色或淡红色，有搏动，不易被压塌，血管易滑动，血液多呈离心方向流动。静脉穿刺时如误入动脉，则回血呈冲击状，推药时阻力较大，且局部迅速可见苍白，并呈树枝状分布。

6. 超高龄患者

超高龄患者静脉管壁增厚、变硬，血管弹性降低、管腔狭窄、皮下脂肪少、皮肤松弛、血管浅且易滚动不易固定，容易刺破。另外，长期静脉输液或静脉注射高浓度药物，使超高龄患者的静脉内膜发生炎症，血管脆性增加，易造成血管破裂。

输液前 10 分钟可用热毛巾或暖水袋热敷或在输液部位持续外用血管扩张剂，防止血栓形成，使局部表浅血管扩张充盈，减轻血管刺激疼痛，并提高穿刺成功率。

超高龄患者血管脆性大，末梢血运差，不宜过紧、过长时间地绑扎止血带，以免血液循环不畅，造成微小血栓形成；不要重力拍打血管，以免血管局部压力增大，加重脆性，当进针时血管猛然释放压力，血液瞬间冲入皮下导致血管破裂，造成穿刺失败。

7. 特殊疾病患者

患者因皮肤病、烧伤或皮肤颜色较黑或输液拔针后未按压好针眼致皮下淤血、皮肤青紫，或小儿静脉输液时哭闹致使皮肤发红，影响操作者对血管的观察，应仔细寻找可以穿刺的静脉，并尽量使其充盈以利于穿刺成功。

四、静脉穿刺失败的处理流程

（1）对血管条件差的患者，应先对症处理，改善血管条件后再行穿刺，或选择条件良好的血管进行穿刺，避免盲目进针，减少穿刺失败概率。

（2）一旦确认穿刺失败，应立即松解止血带，将采血针拔出，切勿反复回针，同时按压止血。

（3）主动安抚患者，消解疑虑与担心。

（4）更换采血器具，准备二次穿刺。

（赵晓明　宋玲玲）

第四节　最佳静脉采血操作实践

一、采血前的准备

1. 采血人员准备

（1）准备穿刺前，采血人员应保证自己的仪表符合要求，包括衣帽整洁，头发不过肩，指甲符合要求。不强制要求佩戴护士帽。如不存在多重耐药菌，可佩戴一次性口罩，并每隔 4 小时更换。

（2）采血人员应使用符合《医务人员手卫生规范》（WS/T 313）规定的七步洗手法进行手消毒，可采用流动水洗手或使用速干手消毒液（简称手消液）。

研究表明，速干手消液和流动水洗手均可达到手消毒效果，但速干手消液消毒后手部菌落数、医护依从性要优于流动水洗手。考虑成本效益及适用性，建议两者均可。

2. 用物准备

采血前应根据患者年龄和血管情况选择合适的针具、消毒液和相关用品，包括：治疗盘、消毒液、无菌棉签、无菌敷贴（输液贴）、弯盘、持针器、采血针、真空采血管（血培养瓶）、标签、止血带、治疗巾、试管架、手套、医嘱执行单或掌上电脑（PAD）、手消液、感染性废物桶、生活废物桶、锐器盒。需检查用物是否包装完整无破损，并在有效期内。用物摆放以整齐、不违反无菌原则、省力为标准。

（1）采血针的种类包括直针、蝶翼针和安全型采血针。采血针与血液标本溶血率的相关性目前尚无定论，有部分研究显示，血液标本溶血率随着采血针型号的增加而减小。原因在于采血针型号越大，压强越小，受力越小，因而血液标本受到的冲击力越小，发生溶血的可能性也减少。在不增加患者痛苦的情况下，建议选择 7 号采血针，痛觉减少，且血管不明显时穿刺成功率高；采血量多且患者血管粗时可以选择 8 号采血针。

（2）根据《静脉治疗护理技术操作规范》（WS/T 433—2013）的要求，穿刺时应选择合格的皮肤消毒剂，宜选用 2% 葡萄糖酸氢己定乙醇溶液（月龄 < 2 个月的婴儿慎用）、有效碘浓度不低于 0.5% 的碘附或 2% 碘酊溶液和 75% 酒精。有文献报道碘剂对极低体重新生儿有影响，且新生儿使用碘剂影响血管观察，建议新生儿采血用酒精消毒。

3. 核对医嘱

根据医嘱核对采血项目，检查采血管种类与采血项目是否一致，建议核对后按照采血顺序摆放采血管。打印并正确粘贴采血管标签，需注意：①条形码竖向粘贴在采血管上，尽量居中；②条码纸与试管盖距离不宜过近（适宜距离 5 ~ 8 mm）；③条形码尽量在试管原有标签纸上覆盖粘贴，要保证采血观察窗口清晰可见。

粘贴标签后建议双人核对是否粘贴正确。

4. 患者准备

患者准备前，采血人员首先应介绍自己的身份，建立和谐的气氛并获得患者的信任。应根据规章制度获得患者对采集过程的知情同意。采血人员不得违反患者或看护者的意愿采集血样。正确的做法是向医生或到护士站反映患者拒绝情况。

患者准备包括患者识别、患者评估和患者体位准备。

（1）患者识别：患者身份识别十分关键。采血人员应保证为化验申请单指定的患者采血。采血人员不得依赖病床标签或在病床上、台面上或仪器旁放置的表格或记录中的信息。针对不同类型的患者，采取核对的方式不同，但至少应用两种方法对患者进行身份识别（姓名、住院号或诊疗卡号等）。

1）意识清醒的患者：身份识别要求如下。①要求患者提供如全名和出生日期等两种以上信息。②与检测申请单上的信息进行比较。③住院患者要求同样的信息，并与检测申请单上的信息和患者必须佩戴的身份手环上的信息进行比较。④报告任何不同之处，任何细微差别都应报告（制度规定的）病区负责人员，并在采血前根据姓名和识别号确定患者身份。任何差异问题必须在样本采集前解决。⑤部分长期护理机构不为患者提供身份手环。这种情况下为有认知障碍的患者采集样本时应要求护理者或家庭成员通过患者姓名和出生日期确定患者身份。与检测申请单上的信息进行比较。

2）失去意识、年龄过小、认知障碍或不懂采血人员所用语言的患者：上述任何一种情况下，建议采血人员按顺序采取以下步骤。①要求护士、患者亲属或朋友通过如全名和出生日期等两种以上的信息、记录辨认者的姓名。②与检测申请单上的信息进行比较。对住院患者应与患者本人所佩戴的身份手环上的信息进行比较。③报告任何不同之处，任何细微差别都应报告（制度规定的）病区负责人员，并在采血前根据姓名和识别号确定患者身份。任何差异问题必须在样本采集前解决。

3）处于半清醒状态、昏迷或已经入睡的患者：对于已经入睡的患者应在采血前叫醒。采血人员为半清醒状态或昏迷的患者采血时必须非常小心，以防针头刺入手臂时或针头在手臂中时患者出现意外的动作或反跳。当针头剧烈脱出或发生位置变化时应使用预先准备好纱布块并快速松开止血带。如因失误针头刺入手臂较深时，采血人员应通知医生或护士站。如果无法确定患者身份，应联系护士或医生。记录患者的姓名。

4）未经身份确认的急诊患者的身份识别步骤：采集血样时须正确识别患者身份。在身份被确认前，未经身份确认的急诊患者应给予能清晰表示身份的临时名称。对无法立即确定身份的患者应采取以下步骤。①按规章制度要求为患者指定一个原始（临时的）识别号码。②选择适当的、使用原始识别号码的检测申请表和记录表。③采用手工或计算机方式填写所需标识，并在采集结束后将标识粘贴在检测申请表上和样本管上。④当患者获得永久识别号码后，临时识别号码与永久编号应相互关联，保证正确识别患者身份以及患者与其检测信息的关联。

任何情况下，姓名和永久或临时识别号码必须贴在患者身体上，或采用手环或某些类似形式装置。除隔离患者外，病床标识不得替代手环。

（2）患者评估：为避免检验结果偏倚，保证顺利采血，采血前应对患者评估以下项目。

1）评估禁饮食时间是否符合采血要求。饮食对血液生化项目的影响较大，主要取决于饮食的成分及禁饮、禁食的时间：患者一般以空腹时间 12～16 小时为宜。空腹时间过长或过短均可能影响检验结果的准确性。建议每日采血时间相对固定，以减少生理周期对检验结果的影响。

2）评估患者有无运动、吸烟、饮酒或服用影响检查结果的特殊药物。①吸烟和饮酒对检验结果有较大影响。烟瘾大者血液中一氧化碳血红蛋白的含量可达 8%，而不吸烟者其含量在 1% 以下。此外，血液中儿茶酚胺等均较不吸烟者高，同时血液中白细胞增加、嗜酸性粒细胞减少、中性粒细胞及单核细胞增多、血红蛋白及平均红细胞体积偏高，血浆中硫氰酸盐浓度也高于非吸烟者。饮酒后可使血浆乳酸、尿酸盐、乙醛、乙酸等增加，长期饮酒者高密度脂蛋白胆固醇偏高，平均血细胞体积增加，谷氨酰转肽酶也较不饮酒的患者高。而喝含有咖啡因的饮料，可使血浆游离脂肪酸增加，并使肾上腺和脑组织释放儿茶酚胺，对血液样本检测的准确性有很大的影响。因此，建议住院患者入院后停止吸烟、饮酒及喝刺激性饮品；门诊患者则需在采血单上清晰注明，作为化验结果的判断参考。②人体运动后会由于出汗及呼吸加快，体液量及分布改变，调节人体体液及神经的调节功能，对血液生化指标产生影响。另外，精神紧张、激动、恐慌状态下可使血红蛋白、白细胞增高。因此，建议患者休息至少 30 分钟后采血。③采血前服用药物会对血液中部分生化指标产生影响，如异烟肼、氯丙嗪、乙醇或有机磷可使血清丙氨酸转氨酶活性升高；肿瘤化疗类药物对造血功能、肝肾功能造成的影响或损害引起相关指标的改变等。因此，建议在采集血标本前停止服用有干扰的药物，如果无法停止服用，则需在化验单上清楚注明所服药物；微生物培养样本最好在使用抗生素之前。

3）评估女性患者是否处于某个生理周期，有无妊娠等。不同年龄组的个体及妇女的妊娠期、月经期，血液成分有一定差异，应该注意与病理情况区别。因此，为保证血液样本检测的准确性，医护人员应在合适的时间采集血液样本。

（3）患者体位准备。

1）安静状态下体位以舒适为原则，采取坐位或卧位。门诊以坐位为主，上肢完全伸直，上臂与前臂在一条直线上，即直肘姿势。

2）婴幼儿根据静脉的选择采取不同的体位（被动体位、怀抱坐位）。头皮静脉采血时采用45°头低脚高位为宜。颈外静脉采血时可根据情况采用单纯侧卧头后仰位或侧卧颈部垫枕头后仰位。四肢浅静脉穿刺体位选择时应保证充分暴露肘正中静脉、大隐静脉、手背静脉、足背静脉等四肢表浅静脉。

3）醉酒、昏迷、烦躁、中毒、呼吸衰竭、心力衰竭等特殊病情患者采血体位选择被迫体位。失血性休克患者体位：头和躯干抬高20°～30°、下肢抬高15°～20°（休克体位）。

4）呼吸衰竭、心力衰竭等危重患者体位：患者由于各种原因不能平卧时，可在半卧位情况下采集股静脉血液。

5. 绑扎止血带

（1）在采血点上方7～10 cm绑扎止血带。绑扎方式为取绑扎部位1/2至3/4周长为长度的止血带拉长，绕手臂一圈后系一活结，止血带末端向上。绑扎时应保持适宜的松紧度，以达到减缓远端静脉血液回流，同时不压迫动脉血流的目的，绑扎松紧适宜时，在肢体远端应很容易触摸到动脉搏动。

（2）止血带绑扎时间应不超过1分钟，否则会出现局部瘀滞造成的血液浓缩现象和血液进入组织的现象。这种情况可造成各蛋白质类检测项目、血细胞比容及其他细胞内容物检测结果假性增高。临床研究显示使用止血带时间不超过1分钟时血标本中各检验指标没有明显改变，而压迫时间过长则可使多种血液成分发生改变。如果止血带在一个位置使用超过1分钟，应松开止血带，等待2分钟后重新绑扎。如果在预计绑扎止血带部位的皮肤有破损，应考虑更换备用的采血部位，或在患者外衣上绑扎；也可以覆盖一块纱布或纸巾使皮肤不被挤压。

（3）卡扣式止血带使老年患者采血穿刺成功率提高。卡扣式止血带有一定的宽度，可随意调节松紧度，与皮肤接触面积大，以较小的力量使浅静脉阻断，使静脉充盈明显，柔软舒适，操作方便，易扎紧，进针时血管固定不易滑动，使老年患者疼痛刺激减小，值得临床推广使用。

（4）为防止患者间交叉感染，止血带应一人一用，反复使用的止血带应在用后应消毒晾干备用。

6. 静脉穿刺不适宜部位

（1）避免在静脉输液、输血的同侧肢体进行采血。

（2）尽量避开局部红肿炎性反应区域。

（3）避免大面积烧伤、有瘢痕及残疾的部位。

（4）避免在乳房切除术的同侧肢体。

（5）避免在人造血管（自体血管移植）、动静脉窦、血肿部位、有血栓形成的静脉处。

7. 戴手套

（1）在进行静脉采血操作时应戴手套。戴手套虽无法降低针刺伤的风险，但可减少血液进入人体的量，从而减少血液感染的机会。对血液传播性疾病患者采血必须戴双层手套。

建议选择无粉无菌橡胶手套。研究表明，无粉无菌手套在职业防护、减少并发症及渗漏测试方面优于普通一次性橡胶手套（检查手套）。

（2）在给每个患者采血时不需要更换手套，可采用快速手消液连续给 5 个患者采血，但是使用手套超过 15 分钟必须更换手套。针对特殊病区、有血源性感染患者、隔离患者、保护性患者或疑有传染倾向患者需严格执行一人一手套。

二、穿刺过程

1. 消毒穿刺部位

（1）使用酒精等消毒剂从穿刺点中心以环状方式进行消毒 2 次。消毒范围 ≥5 cm，消毒剂作用时间不少于 30 秒。等待消毒区域自然干燥，不可吹干、扇干或覆盖任何物体。消毒后禁止再次触摸。采血人员如认为穿刺困难，需进一步触摸静脉，必须对新选择的部位再次消毒。

（2）根据 2012 年《医院消毒卫生标准》，可选用碘附、70%～80% 酒精溶液，氯己定—乙醇消毒剂等合法、有效的皮肤消毒产品进行消毒，使用时需遵循产品使用说明书。注意使用碘附消毒时，需使用 70%～80% 酒精溶液进行脱碘。对血液酒精含量进行测定时，应避免使用含酒精的消毒剂。

（3）采集血培养标本的消毒方式如下。

1）为了将皮肤菌群污染的风险降低到最低，血培养采血部位需要使用适当的消毒剂涂擦和消毒 30～60 秒。碘酊、异丙醇复合制剂、氯己定（洗必泰）及聚维酮/70% 乙醇合剂具有相同的消毒效果。

2）碘和氯己定需要与皮肤接触至少 30 秒以完成部位的消毒。由于碘对甲状腺和肝脏有影响且有可能出现过敏反应，应在程序结束后将碘从皮肤上擦除。不建议在 2 个月月龄以下婴幼儿中使用葡萄糖酸氯己定。

3）典型的采血部位准备过程包括使用 70% 异丙醇进行初步消毒，自然干燥后用碘或氯己定化合物进行涂擦。消毒剂应与皮肤保持接触至少 30 秒。全过程应采用严格的无菌操作技术。可使用无菌注射器采血后采用安全型转注装置加注到血培养瓶中。血培养瓶也可以通过连接持针器的蝶形采血套件直接采血。血样可直接采集至含聚茴香脑磺酸钠（SPS）采血管后转注至血培养基，但不得采用含有不是为血培养设计的抗凝剂采血管中。除非经生产厂家确认，不建议使用采血针或持针器组合直接灌注培养瓶，这种方式有可能将培养瓶中培养基反冲至静脉内，同时也较难控制采血量。

2. 准备采血针

连接采血针与持针器，拔下采血针针帽。

3. 静脉穿刺

（1）用一手于穿刺点下方 2.5 ~ 5 cm 处绷紧皮肤以固定静脉，另一手持针，针尖斜面向上沿血管走向穿刺。如静脉较浅，进针角度 15°左右，如果较深，进针角度 30°左右，如果患者脂肪组织较厚，可以适当增加进针角度，一般 < 45°。见回血后减少进针的角度，沿静脉走向继续推进少许。

（2）穿刺和采血时应尽可能使患者手臂或其他采血部位保持向下位置，以防止从采血管到患者静脉的回流或倒流。

4. 按顺序采血

（1）穿刺成功后，一手固定采血器，另一手将真空采血管依次插入采血器中。首支采血管有血液流入时，松开止血带。

（2）根据 WHO 推荐，采血顺序应为血培养瓶→无添加剂试管→凝血管（蓝）→促凝管（红）→血清分离管（黄）→肝素钠（绿）→EDTA（紫）→葡萄糖酵解抑制剂（灰）。

（3）WHO 推荐中未包括血沉管（黑），临床实践中，由于血沉管抗凝剂为枸橼酸钠，与凝血管一致，因此一般于凝血管后采集。

（4）注意使用蝶翼针采血，首管为血凝管（蓝）时，应先采集一管伪管，以避免血凝管中出现无效腔。伪管应为无添加剂管或血凝管，且无须采满。

为保证添加剂和血液样本比例正确，应待真空采血管内真空耗尽，血流自然停止再进行换管、拔管操作。

5. 无法采集血样的处理

当血样无法采集时需要进行以下工作。

（1）改变进针位置。如果采血针刺入静脉过深，可略微抽出。如果穿刺不够，将采血针向静脉中略推入，稍微改变角度，绝对不得在刺入后重新定位探查贵要静脉，因为正中神经和肱动脉距离贵要静脉较近。

（2）更换另外一支采血管，以保证选择的不是失效（如真空度减小）的采血管。

（3）除非确定了静脉的准确位置，超过上述建议之外的操作均认为是探查。不建议使用探查。探查可能比较疼痛，同时可产生动脉穿孔，造成血肿和神经压迫或直接损伤神经。

（4）静脉穿刺尝试不建议超过两次。如果可能，要求其他人尝试采血，或通报医生。

6. 颠倒混匀

每支采血管取下后，立即颠倒混匀，注意手法轻柔，不可剧烈震荡或摇晃，以避免发生溶血。不同采血管混匀次数见表 2-1。混匀后将采血管竖直放置在采血管架上。

表 2-1　不同采血管的混匀次数

头盖颜色	混匀次数（来回颠倒 180°为 1 次）
蓝色	3 ~ 4 次
黑色	8 次
红色	5 ~ 6 次
金黄色	5 ~ 6 次

头盖颜色	混匀次数（来回颠倒180°为1次）
绿色	8次
浅绿色	8次
紫色	8次
灰色	8次

7. 拔针按压

（1）取下最后一支采血管后，用棉球按压（沿血管方向垂直按压，禁止揉搓）穿刺部位并迅速拔出针头。注意拔针时不要改变穿刺针的角度。

临床实验室标准化协会（CLSI）要求：先拔针、后按压。

拔出针头并开启安全装置，将采血器具安全投入放置废弃物的利器盒中。

在正常情况下，采血人员应做到：在采血部位覆盖一块棉球，中等力度按压。不要患者弯曲手臂以增加额外压力，这种方式在不同情况下均不足以阻止血肿形成。患者可直接按压，按压期间采血人员应不断观察以保持足够的压力。

（2）按压时不应屈肘，应保持手臂伸展。建议一般患者按压时间5分钟，有凝血功能障碍或使用华法林、肝素等抗凝药物的患者，应按压10分钟以上，避免发生出血和淤血。

三、穿刺后处理

1. 针头丢弃和其他用物处理

（1）拔针后应立即将采血针投入锐器盒中，严禁拆卸一次性持针器，回套、弯曲、折断或剪断针头等可能引起针刺伤的操作。使用安全型采血器时，应在拔针后立即激活安全装置。

（2）口罩、手套、一次性治疗巾等用物分类丢入医疗垃圾桶中。连续采血时可不更换手套，而采用快速消毒液用七步洗手法消毒手套表面。止血带、可重复使用的持针器应做到一人一换，统一收集并消毒。

2. 职业暴露的处理

（1）血液、体液等溅洒于皮肤、黏膜表面时应立即先用肥皂，再用清水、自来水或生理盐水冲洗。

（2）溅入口腔、眼睛等部位，用清水、自来水或生理盐水长时间彻底冲洗。

（3）皮肤针刺伤，立即从近心端向远心端将伤口周围血液挤出，禁止进行伤口局部的挤压，然后用清水、自来水或生理盐水彻底冲洗，再用碘附消毒创面。填报《锐器伤呈报表》，定期进行安全分析。

3. 核对和记录

（1）采血后应再次核对患者信息，包括住院号、ID号、患者姓名、床头卡、手腕带等，并核对标本情况，检查是否所有采血管均采集到足够的血液。

（2）核对完毕后在医嘱单上填写采血的时间及采血人员姓名。有条件的医院，标本的每个交接环节均可由条码扫描器通过判读容器上的条形码来确认，验证交接者的身份，准确记录每个交接环节的时间。

4. 标本运送

标本在采集后应及时送检，不可放置过久。一般检验标本在采集后送至检验科的时间应控制在 1 小时以内，不同标本送检时间要求见表 2-2。

表 2-2　不同标本送检时间

送检时间	送检标本
采样后须立即送检的项目	血氨［AMON（冰浴）］、酸性磷酸酶（ACP）、促肾上腺皮质激素［ACTH（冰浴）］、乳酸［Lac（冰浴）］、血小板功能等
采样后 0.5 小时内送检的项目	糖、电解质、血液或体液细胞学、凝血酶类测定等
采样后 1～2 小时内送检的常规项目	各种蛋白质、色素类、激素、脂类、酶类、抗原、抗体测定等

血液标本在运送过程中，被日光照射、摇晃、振荡、试管破裂、延时送检等，都可能导致标本溶血，故标本应用密闭箱及时安全运送。运送箱要求密闭好，能够防水、防漏。箱内最好有泡沫海绵，有效缓冲震动；使用气动物流传输瓶运送时，易碎物品要妥善使用海绵或其他物品进行固定，防止在瓶内移动，零散物品使用袋子密封或捆绑。

5. 并发症处理

（1）皮下出血：①抽血完毕后，用棉签顺着血管方向垂直按压 5 分钟以上，直到不出血；②若出现皮下出血，早期冷敷，避开穿刺点以减轻局部充血和出血，3 天后使用热敷，改善血液循环，减轻炎性水肿，加速皮下出血的吸收。

（2）晕针或晕血：①立即将患者抬到空气流通处或吸氧；②坐位患者立即改为平卧位，以增加脑部供血；③口服热开水或热糖水，适当保暖，数分钟后即可自行缓解；④老年人或心脏病患者要注意防止发生心绞痛、心肌梗死或脑部疾病等意外。

（3）误抽动脉血：①立即拔除针头，用无菌纱布或者无菌棉球垂直穿刺点加压按压 5～10 分钟，直至无出血；②按压后观察穿刺点周围有无血肿、青紫等不良反应，并积极处理。

（4）误伤神经：①立即拔针；②安抚患者，给予解释；③给予营养神经药物和物理疗法；④嘱患者近期患肢勿负重，避免剧烈活动。

（5）昏厥（昏倒）或意外的无反应：①通知接受过急救培训的指定人员；②尽可能让患者平躺或患者坐立时放低其手臂；③松开扣紧的衣物；④使用氨水吸入剂可能出现不良反应，因此不建议使用。

（6）恶心：①尽量使患者感觉舒适；②指导患者缓慢深呼吸；③在患者额头放上冷敷料；④通知接受过急救培训的指定人员。

（7）呕吐：①给患者呕吐盆或纸盒，并准备好纸巾；②给患者水让其漱口；③通知接受过急救培训的指定人员。

（8）惊厥：①防止患者伤害自己，不要限制患者肢体的活动，但要防止其受伤；②通知接受过急救培训的指定人员。

6. 采集失败后的护理

（1）穿刺失败的处理流程。

1）一旦确认穿刺失败，应立即松解止血带，将采血针拔出，切勿反复回针，同时按压止血。

2）对血管条件差的患者，应先对症处理，改善血管条件后再行穿刺，或另择其他条件良好的血管再行穿刺，避免盲目进针，减少穿刺失败概率。

3）主动安抚患者，态度诚恳。

4）更换采血器具，准备二次穿刺。

（2）血标本未达到采血要求。

1）采血中断时的处理。①调整针头方向。②可用手轻轻挤压采血静脉上段以增加压力。③建议使用转注器，直接刺入容易导致标本溶血。④血量较少时可拔针让软连接管内的血液缓慢流入采血管至所需刻度。

2）如经上述处理仍不能达到采血要求，应立即拔出针头，按压止血。

3）主动安抚患者，态度诚恳。

4）重新选择血管，做好采血准备，进行二次穿刺。

5）做好不合格血标本的处理。

6）用物处置。

（赵晓明　于冬梅）

第五节　静脉采血常见并发症与护理

一、常见并发症的种类

（1）皮下血肿。

（2）意外穿入动脉。

（3）局部感染。

（4）神经损伤。

（5）疼痛。

（6）血栓。

（7）晕血、晕针。

（8）止血困难。

二、并发症的护理

1. 皮下血肿的护理

在穿刺过程中或拔针后，因血液经血管壁上的穿刺孔进入静脉血管外，形成皮下血肿，肉眼可见局部瘀斑且可触及肿块。一旦确定形成了肿块，必须立即解开止血带，拔出采血针，并局部适当按压。早期可用冷毛巾湿敷，3~5分钟更换一次冷毛巾，一般冷湿敷时间15~20分钟，每隔10分钟查看局部皮肤情况；后期可用热毛巾湿敷，以改善血液循环，减轻炎性水肿，加速皮下出血的吸收，方法基本与冷敷相同，一般水温控制在50~60℃，防止烫伤。婴幼儿、老年患者或者对温度不敏感的患者，冷敷或热敷时更需注意温度的控制，间隔10分钟观察皮肤情况。

2. 意外穿刺动脉的护理

穿刺中可见鲜红色的血液，快速的血流，采血管内的血液有节律性的搏动。如果误穿动脉，立即拔除针头，用无菌纱布或无菌棉球垂直穿刺点加压按压，局部按压至少5分钟或者封闭穿刺部位；按压后观察穿刺点周围有无血肿、青紫等不良反应，并积极处理。

3. 局部感染的护理

静脉采血后局部感染轻者可见穿刺处发红，伴或不伴肿胀、疼痛；重者可致穿刺处脓肿，引起发热，甚至导致败血症等全身感染症状，因而穿刺前应正确规范消毒，做好预防；如已发生局部感染，则加强局部消毒、观察，使用抗菌敷料，监测患者体温变化，按医嘱正确抗感染治疗。

4. 神经损伤的护理

静脉采血过程中患者出现一过性或永久性穿刺侧肢体疼痛、麻木、活动障碍等症状需考虑神经损伤。如发生损伤，则立即拔针，并安抚患者，给予解释；根据情况处理，避免患肢负重，避免剧烈活动，必要时按医嘱使用神经营养药物，进行物理治疗，促进恢复。

5. 疼痛的护理

正确评估患者对疼痛的耐受程度，选择合适的血管进行血液采集；如有疼痛感较强的患者应做好心理护理，分散其注意力，缩短采血时间。

6. 血栓的护理

肢体局部出现疼痛、肿胀，局部皮温皮色异常，甚至臂围增粗等现象提示可能有血栓形成。一旦经 B 超确诊，需制动患侧肢体，请血管外科会诊，根据会诊意见进行溶栓处理，同时加强生命体征及肢体情况观察记录。

7. 晕血、晕针的护理

评估采血过程中患者有无害怕、紧张、焦虑、呼吸困难等情况，重视患者主诉，一旦发生晕血、晕针现象，立即将患者抬到空气流通处或吸氧；坐位患者立即改为平卧位，以增加脑部供血；监测生命体征，口服热开水或热糖水，适当保暖，数分钟后可自行缓解；严重者按急救流程处理；老年人或有心脏病的患者要注意防止发生心绞痛，心肌梗死或脑部疾病等意外。

8. 止血困难的护理

采血结束按压穿刺点后仍有出血不止者，应继续压迫穿刺部位，报告医生，查找原因，关注患者凝血功能，积极止血；必要时请外科医生进行加压包扎或通过输注血浆、凝血因子等血液制品等帮助止血。

三、并发症的预防

1. 皮下血肿的预防

（1）确保采血针完全刺穿静脉上侧血管壁（部分穿刺血管壁可造成血液通过针尖的斜面渗入血管周围组织）。

（2）拔出采血针前松开止血带。

（3）按压止血时禁止揉搓，要求垂直穿刺点按压。

（4）血样采集期间保持静脉采血套件的位置固定。

（5）应观察停止按压后血肿的形成情况，确定静脉穿刺点已经封闭。

（6）在采血区域上覆盖纱布块并适度用力包扎。

2. 意外穿刺动脉的预防

（1）熟知静脉血管解剖结构，采血操作符合规范。

（2）尽可能选择穿刺条件好的血管进行穿刺，如误穿动脉，积极处理。

3. 局部感染的预防

（1）静脉采血应用无菌技术、执行标准预防措施、保持物品的无菌状态。

（2）护士实施静脉采血过程中应戴口罩、手套。

（3）操作前后都应按标准实行合格的手部清洁。

（4）采血前，对于皮肤不清洁者先行皮肤清洁后，再进行消毒。

（5）穿刺部位必须正确消毒，且在消毒后不能再次接触穿刺部位。

（6）消毒剂自然风干后再行穿刺采血。

（7）拔掉采血器隔离罩和进行血管穿刺之间的时间间隔应尽可能缩短。采血后无菌脱脂棉签或者无菌纱布必须在穿刺部位保留至少15分钟。

（8）采血器具一人一用，避免交叉感染的发生。

4. 神经损伤的预防

（1）在熟悉血管神经解剖知识的基础上，小心操作，进针时避免过快或过深。

（2）避免患者在采血过程中突然移动肢体。

5. 疼痛的预防

（1）在采血前做好解释工作，使患者保持平静、放松。

（2）提高静脉采血技术，缩短采血时间，减少采血失败。

（3）采血过程中，与患者适当沟通，分散其注意力。

（4）采血完毕，告知正确按压穿刺点，避免搓揉，减轻局部疼痛感。

6. 血栓的预防

（1）选择合适的采血针具。

（2）避免反复穿刺。

（3）穿刺过程中避免随意调整针头。

（4）采血后正确按压穿刺点，避免搓揉。

（5）避免穿刺后肢体活动过度。

（6）关注患者凝血功能情况，有异常应积极处理。

7. 晕血、晕针的预防

（1）采血前向患者解释采集标本的目的、方法及注意事项，消除患者的紧张情绪。

（2）选择合适的体位进行静脉采血操作，尤其是易发生晕针或晕血患者应采取平卧位采血。

（3）采血过程中，与患者适当沟通，分散其注意力。

8. 止血困难的预防

（1）了解患者凝血功能情况。

（2）选择合适的采血针具及静脉血管进行穿刺。

（3）避免反复多次穿刺损伤血管壁。

（4）采血后正确压迫穿刺点，避免发生移位；有凝血功能异常者延长压迫止血时间。

四、静脉采血其他情况的对策

1. 溶血

（1）采血时止血带松紧应适度，避免过紧导致缺氧而发生溶血。

（2）在进行血液标本采集的过程中需要将采血针与真空管相连接，最好连接时将针头在45°方向插入真空管，血液就会缓缓流入管底，而不会垂直与管碰撞，这样就避免了因红细胞与试管底部产生撞击而导致红细胞破裂。

（3）摇晃血液要轻，不能太过用力。

2. 血液流入不畅

（1）在采血过程中应适当转换针头方向直至血液能顺利流入采血管。

（2）采血时可轻轻按压血管的上方或让患者自己适当握拳，以增加血管的压力促进血液流出。

（3）如果完成了上述的操作但是血液仍然流入不畅，可以初步认定为真空管负压不足造成的，需要更换备用的真空管重新操作。

（4）在使用真空采血管前注意不要使试管的胶盖产生松动，避免由于负压不足而引起血流不畅。

3. 针头脱出

（1）采血中如使用较多采血管时，应对采血管进行有效固定；在更换采血管时，动作幅度要小。

（2）应采取合适的进针角度进针，如果患者的血管较深可以考虑适当加大进针角度。

（3）对于儿童或血管较细的患者，可选择其他方式采血。

4. 血液污染

（1）分离真空管前要先将采血软管屈折，防止软管中残留的血液流出，再将真空管与采血针分离，避免血液外漏，发生污染。

（2）采血完毕后先拔出穿刺针头（前针头），再拔出插入试管的针头（后针头），这样可使采血针中的血液全部流入试管中。

（赵晓明　于冬梅）

第三章

特殊患者的静脉输液治疗和护理

第一节 儿科患者的静脉输液治疗和护理

静脉输液治疗是将大量药液直接滴入静脉的方法，又称补液法。对于儿科护理工作者来说，如何进行及维护好儿童静脉输液是一项挑战性非常大的工作。儿童不仅不同于成年人，而且不同年龄阶段的儿童又有着各自的不同，这些不同点包括生理、心理、生长发育、认知、情感等方面。对儿童实施任何一种治疗的时候，护士都承担了非常大的责任。因此，从事儿科静脉输液治疗的护士，不仅要具备高超的静脉穿刺技术，而且应具备儿童生长发育等诸多方面的相关知识。为了保护接受静脉穿刺治疗的儿童，考虑一些特殊因素是必要的，比如准确的剂量计算，缓慢的输液速度，选择合适的静脉穿刺部位和穿刺工具，以及分散孩子注意力的手段等。

一、小儿静脉输液治疗护理需要考虑的因素

（一）儿童的心理行为因素

无论在生理上、心理上、认知发育及情绪变化上，儿童都和成年人有很大差异，而且不同的年龄阶段有不同的反应，因此，对儿科的临床护士来说，不管执行怎样的治疗护理操作，都具有挑战性，特别是静脉输液治疗。若能帮助患儿做好静脉输液前的心理准备，则可以减轻其焦虑、恐惧心理，改善其合作能力。

1. 婴儿期

即 1 月龄 ~1 岁，处于感觉运动期，其心理特点如下。

（1）依赖父母：护士应允许患儿父母陪伴并参与整个静脉输液治疗过程；若父母不能在患儿身边，则应放一些喜欢的东西在患儿身边，如玩具等。护士尽可能多抚摸、拥抱、亲近患儿。

（2）对陌生人或环境产生焦虑：护士应放缓操作步骤，不使用恐吓的方式；操作在隔离或单独的房间实施，不要在患儿的床边进行，操作期间限制陌生人员进入操作室内。

（3）患儿处于学习认识感觉运动阶段：护士在操作过程应使用抚摸皮肤、轻声交谈或给予安慰奶嘴等安慰方式，必要时遵医嘱使用镇静药，静脉注射后给予搂抱抚摸。

2. 幼儿期

即 1~3 岁，由感觉运动期发展到运思前期，形成自主感，除使用婴儿期的各种方法外，应根据其心理特点采用以下方法。

（1）患儿表现出自我为中心的思维，易激动、哭闹、情绪不稳。对患儿解释操作中可能看到的、听到的和感觉到的事情，重点强调操作中可以用哭或用其他方式表达不舒服的感觉，但不要随意乱动。有的患儿可能表现出消极行为或发脾气，尝试逃跑，使用一些分散注意力的方法，必要时进行约束。

（2）患儿语言技巧的掌握及对时间概念的认识有限，沟通时应借助行为动作，使用术语尽量少而简单，运用游戏的技巧在玩具身上做一些操作示范，让患儿了解整个操作过程。准备工作尽量做到完善，尽量缩短操作前准备工作的时间，治疗中常用的操作物品多一些，以免因寻找物品而延迟操作时间。允许患儿自己选择注射的血管并参与到操作中。

3. 学龄前期

指 3~6 岁的儿童，处于运思前期，形成进取心，其心理特征表现是以自我为中心的思维，对语言的掌握增强，但对时间概念的认识和对挫折的容忍有限。患儿希望自己能够独立，把住院、生病看作是对自身的惩罚，害怕身体受到伤害、侵扰，表现出哭闹、压抑、攻击行为等。护士不要责怪患儿，用简单易懂的词语解释整个静脉输液治疗过程，在患儿身体上指出在哪里做治疗，说明为什么要做这个操作，做这个操作不是要惩罚他（她）。鼓励患儿用言语表达自己的想法和感觉，允许父母陪伴患儿，允许患儿参与静脉输液过程，对配合治疗的患儿给予表扬和奖励等。

4. 学龄期

指 6~13 岁的儿童，形成勤勉感，处于具体运思期。这个年龄段的心理特点是有极强的求知欲和想象力，破坏力和创造力都很强，对事物有自己的判断力，愿意结交同龄伙伴。但自我控制能力较差，情绪仍不稳定，在解释输液治疗时，用一些简单的医学术语、解剖、生理的图表解释为什么要进行治疗，允许患儿在输液前后提问，允许患儿选择什么时候输液，在什么部位做穿刺，鼓励患儿主动参与到输液治疗中，例如，让患儿帮忙准备胶布等。在治疗过程中给患儿提供一个相对隔离的空间，维持患儿自尊，对配合治疗的患儿给予表扬。

5. 青少年期

形成认同感，处于形式运思期。推理能力增强，意识到身体的暴露，独立性增强，愿意结交同龄伙伴，意识到团队的认同感，非常在意别人对自己的评价。做好解释，及时安慰，鼓励、尊重患儿，取得积极配合。让患儿参与治疗的决策和计划，尽可能少使用约束等。

（二）小儿生理因素

1. 体液总量与分布

体液分为细胞内液和细胞外液，细胞外液分为血浆及间质液两部分。各区间可互相交换，但又保持各自的相对平衡。新生儿体液占体重的 80%，婴儿占 70%，2~14 岁占 65%，成年人占 55%~60%。

2. 体液的电解质成分特点

细胞外液的电解质以 Na^+、Cl^-、HCO_3^- 等为主，其中 Na^+ 占阳离子总量 90% 以上，对维持细胞外液的渗透压起主导作用。细胞内液以 K^+、Mg^{2+}、HPO_4^{2-} 和蛋白质等离子为主，K^+ 是维持细胞内液渗透压的主要离子。小儿体液电解质成分与成年人相似。新生儿生后数日血钾、氯和磷偏高，血钠、钙和碳酸氢盐偏低。

3. 水的交换

小儿因生长发育的需要，能量与水的需要量按体重计算较成年人高。小儿水代谢旺盛，婴儿每日水交换量约为细胞外液的 1/2，而成年人仅为 1/7，婴幼儿水交换率比成年人快 3～4 倍，所以小儿较成人对缺水的耐受力差，容易发生脱水。小儿不显性失水也较多，按体重计算约为成年人的 2 倍。体温升高可使不显性失水增加。体温每升高 1 ℃，每日约增加 13 mL/kg（每小时增加 0.5 mL/kg）。呼吸增快、体力活动增多时，不显性失水增加。临床上以等渗性脱水最常见，其次是低渗性脱水，高渗性脱水少见。

（1）等渗性脱水：水和电解质成比例丢失，血清钠浓度为 130～150 mmol/L，丢失的体液主要是循环血容量和细胞外液，而细胞内液的量无改变，常由呕吐、腹泻、胃肠引流、进食不足、急性感染等引起，出现一般脱水症状。

（2）低渗性脱水：电解质的丢失多于水的丢失，血清钠 < 130 mmol/L。多见于营养不良小儿伴较长时间腹泻者，或腹泻时口服大量清水、静脉滴注大量非电解质溶液、大量利尿后等。

（3）高渗性脱水：水的丢失多于电解质的丢失，血清钠 > 150 mmol/L，多见于腹泻伴高热、饮水不足，或输入电解质液过多等。

4. 消化液的分泌与再吸收

正常人每日分泌大量消化液，其中绝大部分被再吸收，仅有少量由粪便排出。年龄越小，消化液的分泌与再吸收越快，一旦出现消化功能障碍，极易出现水电解质紊乱。

5. 肾调节能力

年龄越小，肾调节能力越差，其浓缩、稀释功能、酸化尿液和保留碱基的能力均较低，易发生水电解质、酸碱平衡紊乱，出现高钾血症、低钾血症、代谢性酸中毒、代谢性碱中毒、呼吸性酸中毒、呼吸性碱中毒。因此婴儿补液时更应注意补液量和速度，并根据病情的变化、尿量、尿比重等调整输液方案。

（三）血管方面的因素

1. 四肢静脉的解剖与走向

上肢浅静脉起于手指两侧，在手背中部互相连接汇成手背静脉网。手背静脉网逐渐合并为两条比较恒定的静脉干，即头静脉和贵要静脉（图 3-1）。

头静脉起于手背静脉网的桡侧端，向上绕过前臂桡侧缘到前臂掌侧面，上行达到肘窝处，分出一静脉支，斜向内上方与贵要静脉相连成肘正中静脉，最后注入腋静脉。贵要静脉起于手背静脉网的尺侧端，沿前臂内侧上行，在肘窝以下转入前臂掌侧，到达肘窝，继续沿肱二头肌内缘上行，到臂的中点稍下方汇入肱动脉（图 3-2）。上肢的深静脉都与同名动脉伴行，最后汇入锁骨下静脉。

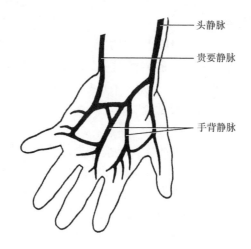

图 3-1 头静脉、贵要静脉

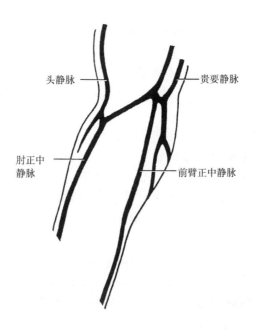

图 3-2 肘部血管

下肢静脉在足背内侧缘起于足背静脉网，经内踝前方，沿小腿及大腿的内侧上升，在腹股沟韧带下方注入股静脉（图 3-3）。

2. 静脉血管状况

静脉血管状况直接影响静脉穿刺的成败。病理性原因如极度衰竭、严重呕吐、腹泻、脱水、高热的患儿常因血液浓缩、血液循环障碍、血管萎闭致穿刺失败。生理性原因如肥胖、新生儿黄疸等也不容易穿刺成功。

3. 小儿头皮静脉的解剖和生理特点

头皮静脉与同名动脉伴行，集中流向眼静脉、颈外静脉、颈内静脉，并借导血管与颅内静脉窦相通。小儿头皮静脉极为丰富，分支多，互相沟通，交错成网，在小儿头颅沿额缝、冠缝、矢状缝、人字缝均有静脉走行。额正中静脉，颞前静脉，耳后静脉见图3-4。小儿头皮静脉一般无静脉瓣，易发生颅内感染。头皮静脉血管壁薄弹性纤维少，静脉腔内压力低，在血液较少时外形易呈扁缩状态。在行静脉穿刺时易造成穿刺失败、血肿形成或误穿动脉、神经。

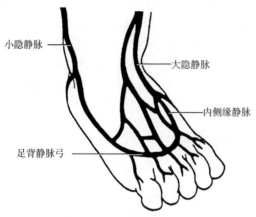

图3-3　足背静脉网

4. 小儿头皮静脉与动脉的鉴别

静脉外观呈微蓝色，无搏动，管壁薄，易被压瘪，易固定，不易滑动，血液多呈向心方向流动；动脉外观呈正常皮肤色或淡红色，有搏动，管壁厚，不易被压瘪，血管易滑动，血液呈离心方向流动。

5. 进行静脉输液的常用血管

常用的四肢浅静脉有：上肢常用手背表浅静脉、手前臂表浅静脉，下肢常用足背浅静脉、腿部浅静脉。常用头皮静脉有：额上静脉、颞浅静脉、眶上静脉、耳后静脉和枕后静脉（图3-1~图3-4）。

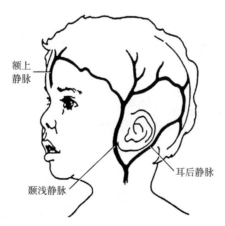

图3-4　额上静脉、颞浅静脉和耳后静脉

（四）患儿家长的心理状态

家长的心理状态对患儿和护士有直接影响。临床护士应对家长做好静脉输液治疗的解释，对家长提供心理支持，使其做好心理准备。

（五）临床护士的心理因素

静脉穿刺成功率除与临床护士娴熟的操作技术有关外，还与护士稳定的情绪和良好的心理状态有关。近年来越来越多的研究资料证明，护士不良的心理状态是导致静脉穿刺失败的原因之一。护士在进行静脉输液治疗时，来自患儿父母的压力、患儿在治疗时的不配合等因素均增加护士的心理压力，情绪的变化直接影响护士的注意力、意识状态、定势状态及思维状态，导致中枢协调偏差，出现判断、感觉失误。因此，在整个静脉输液过程中，护士应具有良好的心理素质，在遇到紧张或压力情绪时需要自我调节，排除紧张和压力的条件，在遇到突发紧急情况时要冷静，只有在情绪平稳的条件下才能提高静脉穿刺的成功率。

二、儿科静脉输液的实施与护理

（一）静脉输液治疗适应证

1. 补充水电解质以预防和纠正体液紊乱

常用于各种原因的失水，或因某些原因不能进食者，如大手术后、激烈的呕吐、腹泻等。

2. 纠正血容量不足，维持血压及微循环的灌注量

常用于治疗休克、出血、烧伤等。

3. 供给营养物质，促进组织修复、增加体重，获得正氮平衡

常用于慢性消耗性疾病、不能进食或胃肠道吸收障碍的患儿。

4. 输入药液达到解毒、控制感染、利尿和治疗疾病的目的

常用于中毒、各种感染、脑及其他组织水肿，以及各种需要静脉输入的药物治疗等。

（二）常用溶液

1. 晶体溶液

分子小，在血内存留时间短，有纠正体内电解质失调的作用。如 0.9% 氯化钠等渗液、5% 葡萄糖溶液接近等渗液、复方氯化钠等渗液、4% 碳酸氢钠为碱性溶液、0.9% 氯化铵溶液为酸性溶液等。

2. 胶体溶液

分子大，在血管内存留时间长，对维持血浆胶体渗透压，增加血容量及升高血压有显著效果。如右旋糖酐、浓缩白蛋白、氨基酸注射液等。

（三）静脉输液用具

1. 治疗车上层

（1）注射盘一套：无菌输液器一套、配药用的注射器及针头、头皮针、留置针、肝素帽、输液贴、10 mL 注射器（内盛等渗盐水）、止血带、75% 乙醇、2% 碘酒、消毒棉签、治疗碗、弯盘。

（2）输液卡、医嘱单、一次性 3M 绷带、手消毒液、一次性手套。

2. 治疗车下层

网袋、固定板、污物袋、污物盘、锐器盒。

（四）静脉输液留置针及头皮针头的选择

选择原则是在满足治疗需要的情况下，尽量选择最细最短的导管，选择与静脉大小相适应的针头，根据静脉大小及深浅部位而定，同时考虑患儿的年龄、静脉局部的条件、输液目的和种类、治疗时限及患儿的活动需要。一般头皮静脉和四肢静脉选用5.5～6.5号针头。24G留置针适用于新生儿和小儿患者。

（五）静脉输液穿刺血管的选择

1. 选择合适的穿刺血管

小儿静脉注射较成年人难度大，因为小儿不易合作，所以其血管选择具有重要的意义。根据小儿年龄、治疗目的及小儿的具体情况，选择合适的血管。从整体的解剖角度来说，小儿的头皮静脉、手足浅静脉都适合静脉注射。

（1）小儿从出生至3岁这一时期，头部皮下脂肪少，静脉清晰表浅，呈网状分布，血液可通过侧支循环回流，因此，这个时期的小儿宜选用头皮静脉穿刺。

（2）3岁以上的患儿头皮皮下脂肪增厚，头发厚密，血管不清晰，不利于头皮静脉的穿刺。宜选择四肢静脉，一般选用手背静脉、足背静脉、股静脉、肘窝静脉、踝静脉等。对慢性疾病患儿宜由远心端选用，对严重脱水、血容量不足或需快速输液及注入钙剂、50%葡萄糖注射液、甘露醇等药物宜选用肘静脉和大隐静脉，一般治疗宜选头皮静脉和四肢静脉。

（3）对肥胖儿应选择粗大或谨慎按解剖部位推测出静脉的位置。

（4）对3岁以上肥胖儿或肾疾病致全身水肿者，由于四肢血管不易看清，也应首选头皮静脉。

2. 静脉输液避免穿刺的部位

（1）关节部位。

（2）静脉已硬化者。

（3）有并发症的区域如出现静脉炎、感染、渗漏、血肿。

（4）静脉曲张影响循环的部位。

（5）禁忌部位远端或附近区域的静脉。

（6）患侧肢体及手术同侧肢体的静脉。

（7）不应在同一肢体反复穿刺。

3. 穿刺方法

穿刺前要"一看二摸"，"一看"就是仔细观察血管是否明显，看血管的深浅度。瘦的患儿多数血管较浅，肥胖的患儿多数血管较深，不易看见。突出皮肤平面的血管较浅，平或略凹于皮肤平面的血管较深。要选走向较直的血管，静脉大多呈蓝色，动脉和皮肤颜色一样或呈浅红色，因此要注意鉴别。"二摸"就是凭手感摸清血管走向和血管弹性，弹性好的血管，触摸感觉软，易被压瘪，触之无疼痛感。弹性差的血管，触摸感觉硬如条索状，不易被压瘪，触之有疼痛感。动脉可以摸到搏动。

4. 进针手法

根据进针时针头与皮肤所成角度不同分直刺法、斜刺法和挑起进针法。

（1）直刺法是指在欲穿刺的静脉上，针头与皮肤成10°～45°角，针头斜面向上，右手持针，左手绷紧皮肤，通过皮肤将针头直接穿入静脉。直刺法适合于小儿头皮静脉、手背及足背浅静脉、指（趾）间静脉。

（2）斜刺法是指在欲穿刺的静脉旁侧，距静脉 1.0 ~ 1.5 cm，针头与皮肤成 20° ~ 30° 角，将针头刺入静脉。斜刺法适用于肘静脉、大隐静脉等。

（3）挑起进针法即细心地把针头刺入血管肌层，将针放平，针尖稍微挑起，使血管壁分离，使针尖的斜面滑入血管内，这时会有一种"失阻感"及"腾空感"。即使无回血，针也已进入血管，这时即可注射。对于失血或脱水的患儿，因其血管充盈度差，血管扁平，甚至萎陷，静脉穿刺应采用挑起进针法。

（六）小儿静脉留置针操作方法

1. 用物

消毒皮肤用物，3M 无菌透明敷料，止血带、固定板，24G 静脉留置针及静脉肝素帽，输液装置。

2. 穿刺方法

（1）严格无菌技术操作。

（2）检查留置针包装完整性和有效期限，打开留置针包装，去除针套，旋转针芯 360°，以消除套管针和针芯的粘连。

（3）常规消毒穿刺部位，扎止血带，左手绷紧皮肤，右手拇指与示指握住留置针回血腔两侧，稳定穿刺手势。

（4）以 15° ~ 30° 角缓慢进针，见到回血后，降低穿刺角度，将穿刺针顺静脉走行推进少许，右手固定针翼，左手退出少许针芯，使针尖在外套管内，顺静脉走向推进穿刺针，以保证外套管在静脉内。

（5）松开止血带，右手示指和中指按压两侧针翼，左手抽出针芯。

（6）用 3M 无菌透明敷料固定留置针，并注明日期、时间及穿刺者姓名。

（7）连接静脉输液装置。

（七）头皮静脉输液法操作流程

1. 用物

消毒皮肤用物，输液贴，止血带，3M 无菌透明敷料，24G 静脉留置针及静脉肝素帽，输液装置。

2. 步骤

（1）备齐用物到床前，做好患儿及家属的解释工作，对有理解能力的患儿，说明操作方法和目的，争取合作；理解能力差或不能理解的患儿需一名助手协助，使患儿处于平卧或侧卧位，固定其躯干、肢体及头部。将内盛等渗盐水的注射器接上头皮针，排净空气。

（2）选择穿刺静脉：操作者立于患儿头端，寻找较粗、直的头皮静脉。穿刺部位备皮。

（3）穿刺：常规用 75% 乙醇消毒穿刺部位的皮肤，待干。排净头皮针内空气，操作者左手拇指、示指分开固定血管两端并绷紧皮肤。操作者的右手拇指、示指持针柄，针头与皮肤成 15° ~ 20° 角，针尖斜面向上，快速刺进皮肤后，针头与血管平行，缓慢刺入血管。穿刺时用力要均匀，当针头进入血管腔时，稍有落空感，此时可见回血。如果血管过细或患儿呕吐、腹泻丢失大量水电解质，致血容量不足，血管充盈度差，穿刺时常无回血。当有针头进入血管的落空感时，回抽注射器往往有回血。如没有回血，试推顺利，穿刺局部无肿胀，液体滴入顺畅，提示穿刺成功。

（4）固定：穿刺成功后3M透明通气胶布加强固定头皮针。用3M胶布横贴固定针柄，然后用3M透明通气胶布加强固定头皮留置针，最后用第2条3M胶布横贴固定头皮留置针，并标上留置日期、时间和操作者，固定稳妥后，取下注射器，连接预先准备好的输液器。

（5）调节滴速：接上输液器后，根据病情、年龄和药物性质调节输液速度，儿童一般每分钟20~40滴。新生儿遵医嘱调节输液速度。

（6）协助患儿取舒适卧位。整理床单位，清理用物。

3. 静脉输液注意事项

（1）对危重患儿进行静脉输液穿刺，应密切观察患儿的面色和生命体征，切不能只集中注意寻找静脉穿刺而忽略了病情的变化。

（2）严格执行无菌操作及查对制度。输液中需加药时，注意药物的配伍禁忌。

（3）严防空气进入静脉，输液前必须排空输液管内的气体，输液中及时更换输液瓶（袋）或添加药液，防止药液滴空，输完后及时拔出针头，保留静脉留置针。

（4）掌握输液原则：输液中遵循"先快后慢，先浓后淡，先盐后糖，见尿补钾"的原则。当患儿输用几种不同的晶体和胶体溶液时，应根据病情分批交替输入。

（5）根据患儿的年龄、病情、药物性质调节输液速度。一般成年人每分钟滴入40~60滴，儿童每分钟滴入20~40滴。体弱、婴幼儿、心肺疾病患者输液速度宜慢；严重脱水，心肺功能良好者速度可适当加快，当输入高渗盐水、含钾药物、升压药物等滴速宜慢。

（6）加强巡视，注意观察患儿有无全身反应，药液滴入是否通畅，针头或输液管有无漏液，针头是否脱出、阻塞、移位，输液管有无扭曲、受压。另外，注意观察输液局部有无红肿或皮肤变白、变紫、出现水疱或有明显坏死等，发现异常及时处理。

（八）小儿静脉输液全程的血管维护措施

1. 选择合适型号的静脉留置针或头皮穿刺针头

在不影响输液速度的前提下应尽量选择小号的穿刺针，以减少血管壁的损伤面，利于血管的自我修复。头皮针一般用4.5~5.5号，留置针24G，值得注意的是，选择静脉留置针时，要克服宁大勿小的误区，因为儿童血管直径小，相对小号的留置针进入机体血管后漂浮在血管中，可减少机械性摩擦及对血管内壁的损伤，从而降低机械性静脉炎及血栓性静脉炎的发生概率。

2. 选择合适的血管和合理使用血管

对于长期输液的患儿，选择血管应从远端到近端，从小静脉到大静脉，避免在同一根血管上反复多次穿刺。当输入高浓度的药液、营养液、对血管刺激性较强的药物及化疗药物时，选择较粗而直的血管穿刺，并交替使用静脉，切忌连续多次使用同一条血管，特别是进行化疗时，应每次更换血管，以保证血管有自我修复的时间。静脉留置针输液时尽量避免下肢静脉穿刺，因为下肢静脉瓣多，血流慢，输液时增加了发生静脉炎的可能性，如需下肢输液，应抬高下肢20°~30°以加快血液回流，减少对下肢静脉的刺激。

3. 选择合适的固定方法

小儿对静脉输液的反应强烈，哭闹不配合，同时自我约束力差，注射部位活动过度，易碰撞而导致针头穿破血管壁使药液渗出，局部水肿。因此，穿刺成功后应强调针尖的固定处理，避免针尖在血管内的摆动，降低针头对血管壁的损伤。如在四肢浅静脉穿刺，应用小夹板固定，松紧要适度，过松达不到目的，过紧影响肢端血液循环。手部静脉穿刺后用手板固定，置板于手心侧，手板上部超过腕关节，两条长胶布固定，一条固定于腕上，另一条固定于掌指关节处。手掌面腕部静脉穿刺时，置板于手背部，手板上部超过腕关节，必要时用手纸、手帕等柔软的物品成一定厚度垫于腕与板之间，使手腕部皮肤平直，两条长胶布用作上部位固定。足部静脉穿刺后用板固定，除大隐静脉穿刺后采用足背外侧置板上外，余足部静脉穿刺均宜采用足内侧面置板上，放柔软的物品于足底部，板上部超过踝关节，两条长胶布固定，一条固定于踝上，另一条固定于掌跖关节处。

4. 根据药物理化性质、病情、年龄和治疗要求调节输液速度

输入对血管刺激性较强的药物时应适当减慢输液速度，以保持输液速度既适合治疗的要求，又能尽量减少药物刺激对血管的损害，使患者在相对舒适的感受中和不影响治疗效果的情况下输液。新生儿、危重患儿、使用特殊药液治疗的患儿使用输液泵控制输液速度。

5. 在输液过程中

要严格遵守无菌技术操作规程，严防输液微粒进入血管。严格掌握药物配伍禁忌，每瓶药液联合用药，以不超过 3 种为宜。

6. 采用正确的拔针按压方法

切忌在按压针头时拔针，应采用先拔针后按压的方法，即在针头拔出血管壁后再迅速按压，按压时应沿血管纵行按压，这样才能按压住皮肤与血管上的两个穿刺点，避免针尖与血管的摩擦导致血管内皮损伤和皮下淤血。拔针时角度不宜过大，动作宜轻，注意不要揉搓穿刺部位。

7. 使用输液恒温器进行恒温输液

使用输液恒温器进行恒温输液能减少血管刺激症状，而减轻血管内壁的损伤。尤其是冬天，常温输液可使患者肢体发冷、血管收缩痉挛、疼痛，静脉炎的发生率增加，而恒温输液可使这个常见难题得到妥善解决。如甘露醇热溶液使血管扩张、循环加速，避免了加压输液对血管壁产生的压力，试验研究表明甘露醇在 35 ℃时对血管壁的损伤是最轻的。同时，恒温输液增加了患者的舒适度，并使输液故障明显减少。

8. 输液静脉局部涂药以促进血管损伤的修复

在输液过程中，于输液血管的表浅段皮肤上涂擦解痉止痛的药物能缓解疼痛，起到保护血管的目的，如万应止痛膏、山莨菪碱及利多卡因等。每日输液完毕后在穿刺静脉部位涂擦具有活血化瘀、消炎止痛、营养修复、软化血管的药物，如喜疗妥，具有非常好的效果，涂擦时应将药膏反复轻揉以使药物渗入皮下被血管壁吸收而发挥作用，如同时辅以局部湿热敷，则效果更佳。

9. 加强留置针留置期间的护理

保持敷料干燥、清洁，敷料受潮、污染、卷边松脱时及时更换。更换敷料时，避免手接触污染穿刺部位。连续输液者，应每日更换输液器 1 次。

10. 如果发生静脉炎

如果发生静脉炎，停止在患肢静脉输液并将患肢抬高、制动。根据情况进行局部处理。处理方法：①局部涂擦喜疗妥；②用 50% 硫酸镁行热敷，婴幼儿热敷温度不超过 40 ℃为宜，并注意观察局部皮肤；③云南白药外敷可活血、消肿、止痛、通经化瘀，用乙醇或食醋调制，可增加药物渗透性，该药具有抗凝血、抗血栓作用，可阻止损伤部位血凝和血栓形成，降低毛细血管通透性，抑制炎性渗出，促进肿胀消散而达到治疗目的；④仙人掌外敷，去掉仙人掌皮和刺，取 150 g 捣烂，加少许盐粒，调匀，敷在患处厚约 0.5 cm，上盖一层纱布加软薄膜，以防水分蒸发而降低疗效，每天 1 次，直到痊愈。

11. 加强健康教育

首先应加强护士对静脉护理的前瞻意识，在输液前、中、后有目的地对静脉进行前瞻性维护，这对保持静脉的最佳状态具有重要的临床意义。同时应加强对输液患儿及其家长的健康教育，以解除患者对输液的恐惧、紧张心理，因为患儿及家长往往对静脉护理知识知之甚少，且在输液过程中常因无知而致使静脉机械性损伤的概率增加，应加强对输液患儿及其家长进行静脉维护知识的宣教，促使其树立静脉护理的意识和能力。

（九）小儿手足及输液固定法

固定原则：①使用最少的制动装置；②不影响评估与监测；③不可以用绷带卷缠绕固定；④不妨碍治疗；⑤正确使用固定板。

（陈　伟　蔡洪鑫）

第二节　老年患者的静脉输液治疗和护理

随着社会的进步和经济的发展、世界各国人民生活水平的不断提高，人类的寿命也越来越长。根据 WHO 对老龄化社会的划分标准，1999 年底我国 60 岁以上人口已占总人口的 10.09%，全国老年人口总数已近 1.3 亿，标志着我国开始进入老龄化社会。同时，我国也是世界上人口老龄化速度最快的国家之一，1990 年，我国老年人口已占世界老年人口比例的 20%，到 2025 年将达到 24%，即世界上每 4~5 个老年人中，就有 1 个中国老年人。

由于年龄的增长，老年人全身各系统、各脏器功能发生退行性变化，其生理、心理、社会适应能力也在发生着变化。变化的特点：适应能力减退，抵抗力低下，自理能力下降。因此，老年患者常常出现多脏器功能衰竭，他们常会因一些外界的不良因素而生病，老年患者占住院患者的比例越来越高。老龄化问题已引起全社会的高度关注。

一、老年患者静脉输液概述

（一）老年患者血管的生理病理改变

1. 血管解剖

血管壁分 3 层：外膜、中膜、内膜，每一层由不同的物质组成，发挥着不同的作用。

（1）外膜：是血管最外一层，它由弹性纤维和疏松组织组成，主要作用是支持和保护血管。

（2）中膜：是静脉的主要组成部分，由弹性蛋白、胶原、平滑肌纤维组成。主要作用是维持血管壁的张力，有收缩、舒张的功能。

（3）内膜：是血管的最里层，由内皮细胞、基质膜组成，内膜非常光滑，血液能在血管内畅通无阻地流动，它能分泌肝素及前列腺素，起抗凝作用。

2. 生理病理变化

随着年龄的增加，老年人血管的结构也发生着变化。

（1）内膜：增厚、粗糙、管腔狭窄，血流速度减慢。

（2）中膜：纤维化、脂肪化、钙沉积。

（3）外膜：组织松弛，弹性纤维磨损，血管弹性降低。血管结构发生了变化，导致血管的脆性增加，弹性及韧性减弱，血管硬化，易滑动。老年人消瘦、机体功能衰竭、体胖、水肿的现象较常见，血管滑而不易固定。

3. 皮肤改变

皮肤老化，皱纹增加，皮下组织疏松，皮肤干燥，表皮菲薄。

（二）患者心理类型及应对措施

1. 精神紧张型

患者会将输液看成是一件非常重大的事情，输液前常出现紧张、焦虑的情绪。应对措施如下。

（1）希望法：直接向患者介绍通过输液治疗可以治病，使患者希望通过输液而增加康复的信心和增强对穿刺疼痛的耐受力。

（2）注意转移法：输液时护士在病床边与患者沟通、闲聊，如了解他们目前的治疗效果、生活情况等，以分散他们的注意力。

（3）遮挡法：对情绪紧张、畏惧，而眼睛又紧盯穿刺部位者，让另一名护士或患者家属遮挡患者视线，或让患者头转向另一侧以分散其注意力。

（4）鼓励法：直接鼓励患者增强对输液的耐受力。

2. 久病成医型

患者由于反复住院，对静脉输液已司空见惯，他们对输液治疗总结了不少经验，他们不但不害怕输液，可能还会干预护士的穿刺，比如指定某一只手或某一条血管让护士穿刺，并要求穿刺时不能有痛感等。

应对措施：护士应先稳定自己的情绪，相信自己的技术，做到不受患者的干扰，如穿刺时不能按照患者的要求做，要预先做好解释工作，避免不必要的误解或纠纷。

二、老年患者静脉穿刺的流程及提高穿刺成功率的方法

（一）一般情况的评估

1. 输液前

先评估患者的病情、合作程度、心理的稳定性。

2. 评估输液量、输液的性质

高渗、等渗，酸性、碱性等。

3. 评估患者的血管

大小、长度、弹性、硬度、部位、滑动度等。

4. 评估患者的痛觉

敏感、不敏感。老年患者对痛觉的敏感性差异很大，有些患者对轻微的疼痛都会反应强烈，但有些患者末梢循环差，感觉减退，即使很痛感觉也不明显。

5. 环境

灯光的明亮度、杂音、有无其他人员的干扰等。

（二）护士的心理准备

护士的自信心对静脉穿刺的成功有着直接影响，相信自己，不受外界干扰，将大大提高

静脉穿刺的成功率；如果护士的心理状态不佳会直接影响穿刺的成功率。

1. 导致静脉穿刺失败的心理表现

（1）胆怯：表现为为领导、熟人进行穿刺时担心自己不能一次成功。

（2）焦虑：表现为对自己没信心，特别是面对老年人的细、滑血管时。

（3）倔强：表现为不服输，第一次穿刺不成功后不甘心，而一针接一针反复穿刺，增加患者的痛苦。

（4）紧张：表现为手抖、手心出汗，面部发红，多见于年轻护士。

（5）烦躁：表现为心神不安，穿刺时不能集中精力，见于工作繁忙、疲劳，月经期或与其他同事关系相处不好时。

（6）骄傲轻视：表现为不重视、盲目乐观，选血管、进针时漫不经心。

2. 提高静脉穿刺成功率的方法

（1）增强自信心：对自己的技术充满信心，相信自己。

（2）稳定情绪：穿刺前忘却一切不愉快的事情，保持轻松的心情。

（3）细心：选择血管时细心、耐心，选择弹性好、较固定、无静脉瓣、较直的血管。认真细致地选好血管是穿刺成功的首要条件。

（4）排除外因的干扰：不受患者、家属、杂音、灯光等的干扰。

（5）重视、认真对待每一次穿刺：将每一次穿刺都看成是一件重大的事情。

（三）用物准备

根据评估结果，准备充足、齐全的物品是穿刺成功率的物质保障。如物品准备不全，会影响穿刺效果。

（四）老年人外周静脉的选择

1. 外周静脉选择总原则

（1）一般选择粗、直、可见、弹性好、容易固定、不易滑动、血流量较丰富的血管。

（2）先远端，后近端（留置针除外）；先上肢，后下肢（尽量不选下肢血管）。

（3）选择皮肤完整且皮肤弹性良好部位的血管。

（4）根据输液量、液体的性质选择不同的血管。例如，等渗溶液、输液量 500 mL 以内，可选择小血管；高渗溶液、输液量 1000 mL 以上，应选择前臂以上的大、中血管。

2. 选择静脉的注意事项

（1）避免选用关节部位、受局限部位的血管，避开静脉瓣。

（2）滑动、硬化、条索状的血管不宜选。

（3）外伤、受损伤未愈或不完整的血管不宜选。

（4）皮肤破损部位的血管不宜选。

（5）有疼痛感的血管不宜选。

（6）穿刺点应避开新穿刺过的进针点。

（7）偏瘫肢体或失用综合征的肢体尽量不选。

（8）有深静脉栓塞肢体的血管不宜选。

（五）老年患者静脉穿刺工具的选择

老年患者多伴有慢性病，病程长，血管壁硬化，管腔狭窄，增加了穿刺的难度，因此，外周静脉穿刺时选择合适的穿刺针显得尤为重要。针头进入血管内越长对血管壁的机械性刺激和损伤面积越大，损伤程度越严重，红细胞及其血浆成分渗出增多，血管淤血越明显，易继发血栓形成。因此，老年人宜选择针梗短、细、针尖斜面短并能满足输液需求的头皮针。

经过大量的临床实践证明，5.5 号头皮针针头在老年人输液中应用效果最佳。使用 5.5 号头皮针可减少皮肤与表皮的接触面，刺过皮肤时阻力小，容易穿刺，且对皮肤刺激小，疼痛较轻，降低患者的不适感，对血管的损伤小，并能提高穿刺成功率，减少拔针后出血和淤血，对长期输液者有保护血管的作用。

（六）穿刺角度

不同的血管可用不同的穿刺角度，静脉的深度与进针角度成正比。

（1）粗直静脉进针角度为 30°~40°，甚至可提高到 60°进针。原理：进针角度大，头皮针穿刺的皮孔与静脉血管壁针孔的水平距离越短，可减少对皮下组织及神经末梢的刺激，使痛觉降低。

（2）表浅、细静脉尤其是皮肤菲薄者进针角度宜小，一般为 10°~20°。

（3）在血管的上方进针痛觉小，在血管的侧面进针痛觉比较明显。

（七）老年滑动血管的穿刺方法

在穿刺点上方固定血管，穿刺点下方绷紧皮肤，穿刺皮肤后，头皮针先随血管移动，将滑动血管逼到一边使其不能动后，快速进针，成功率高。

（八）穿刺注意事项

（1）选择合适的穿刺针：较短、较细，能满足输液要求。

（2）针头/导管应固定牢固，必要时给予小木板加固。

（3）输注高渗溶液、刺激性溶液选大血管。

（4）扎止血带时间不超过 2 分钟，不宜扎得过紧。

（5）输注溶液不宜过冷，宜接近室温，保持在 25~35 ℃。

（6）穿刺时绷紧皮肤。

（7）扎止血带后不宜拍打血管（因为扎止血带后血液回流受阻，管腔充盈，拍打引起血液振动，刺激管壁神经末梢引起疼痛，患者心理不愿意接受）。

（九）固定方法

老年人外周静脉穿刺的固定方法与成年人基本相同，头皮针三条胶布固定法：第一条固定针翼；第二条固定穿刺点（固定于小纱布上，如使用输液贴为带纱布的一条）；第三条固定头皮针软管或输液管。

输液过程中如需移动、如厕、检查等，先检查针头位置及固定情况，再检查连接是否牢固，活动时最好有人陪伴，并定时检查输液部位及连接管，防脱管、堵管或渗漏。

（十）提高穿刺成功率的其他有效方法

1. 扎两根止血带法

（1）适应证：适用于消瘦、血管不固定、不充盈的老年人。

（2）方法：①手背，一根于腕关节上方，另一根于第 2~5 指的第一指节处；②足背，一根于踝关节上方，另一根于足部 1~5 跖骨处。

2. 易见回血法

（1）调节器高调法：调节器置于紧贴墨菲滴管下端，一般情况适用。

（2）调节器高调输液瓶低位法：调节器如上法高调，但输液瓶低于穿刺点。这样，头皮针斜面一进入血管，血液很容易回到针管内，见到回血。

（3）输液瓶低位法：常规排气后夹紧调节器，另一人一手拿输液瓶并低于穿刺部位，当穿刺针进入皮下后，另一手放开调节器，进入血管后血液立即回流入针管。

（4）手捏输液器下段法：护士将输液器下段反折，穿刺针进入皮下后立即松开反折处，刺入血管可马上见回血。

3. 局部血管扩张法

适用于因消瘦、血管不固定、不充盈、不显露、肌张力低下、衰竭及无力握拳的患者。

（1）外涂血管扩张药法。①将1%硝酸甘油涂在手背上，并湿热敷局部3分钟。使表浅小静脉迅速充盈。②用棉签蘸阿托品注射液适量，涂擦穿刺皮肤8～12次，2～5分钟。小静脉迅速充盈。③2%山莨菪碱，擦拭皮肤4次：适用于血管弹性差、脆性大、血管细、看不清的血管。

（2）热敷法：使局部组织温度升高，改善血液循环，使血管扩张，静脉充盈暴露。主要适应于循环差、静脉塌陷、难以穿刺的血管。

4. 非握拳穿刺法

被穿刺手自然放松，护士左手将患者的手固定成背隆掌空的握杯状手。目的是充分暴露手背各部位血管，提高穿刺成功率。

5. 手指推、压法

用大拇指轻按欲穿刺的静脉，近心端向远心端轻按，推行3～5 cm，再由远心端向近心端推行。目的是让静脉充盈，易于穿刺。

6. 穿破血管后的补救法

适用于血管难找的老年患者。扎穿血管后，针头缓慢往外撤，当见有回血停止，松止血带，立即用手指重压扎穿部位1分钟，然后打开调节器输液；或在往外撤见回血时，将针头再往前送少许，使针头超过原来扎穿部位，这样可顺利输液，并可避免渗漏。

三、老年静脉输液的其他要点

（一）拔针方法

评估患者为输液结束，方可拔针。拔针流程如下。

（1）固定针翼，撕开固定软管或输液管的胶布。

（2）撕开固定小纱的胶布或覆盖于穿刺点上的输液贴（带有纱棉）。

（3）撕开固定针翼的胶布，关调节器。

（4）右/左手持针翼，左/右手拿棉签轻放于穿刺点上方，纵向放置（与血管平行），当针头即将拔出血管壁时，快速拔出，另一手纵行向下压，按压力量以皮肤不出现凹陷为准。这样可大大减少拔针的疼痛。

（5）按压点：两点同时按，即进皮肤点和进血管点。注意：针头未拔出血管就用力按压血管，会使针头与血管壁发生摩擦，形成剪切力，造成血管机械性损伤。

（二）血管预防性保护方法

（1）根据病情、药物的量和性质，有计划、分步骤地选择穿刺血管。

（2）由远端至近端，由细至粗。

（3）长期输液患者：如化疗、ICU 患者或需输注高渗液体者，宜选用中大静脉，并经常更换不同血管。

（4）导管留置时间不宜过长。

（5）凡穿刺过的血管，无论有无血肿、硬化、静脉炎等，每天用喜疗妥软膏少许外揉 1~2 次，能使血管快速恢复。

（三）预防液体外渗的方法

输液过程中如观察、巡视不及时，会发生药液渗漏；拔针后由于按压的位置、时间、手法等不正确也可导致液体或血液外渗，造成穿刺部位青紫、瘀斑等局部并发症。为防止这些情况的发生，可采用下列方法。

（1）提高护士的穿刺技术，避免反复进退针头。

（2）加强护士责任心，加强巡视观察，发现问题及时解决。

（3）避免药物浓度过高和输液速度过快对血管的损伤，输注对血管刺激性大的药物，如高渗液体、红霉素、化疗药物时，应选择粗大血管，注意控制适当的滴速。

（4）拔针后避免发生药液渗漏的方法如下。①平卧举手曲肘 90°：拔针后输液侧上肢在平卧体位时，曲肘 90°并举手 2~3 分钟。坐位及站立位：将输液侧上肢举起，手超过头顶水平维持 2~3 分钟。②按压部位正确：进皮肤点和进血管点。③不宜马上活动：如上洗手间、检查等。

（四）输液局部并发症的处理方法

由于老年患者生理功能处于退行状态，输液肢体有时会出现不自主的活动，且静脉输液时间较长，故出现局部渗漏、红、肿、热、痛等静脉炎症反应的概率较高。处理方法除上述介绍外，还可采用以下方法。

1. 喜疗妥霜剂外揉法

喜疗妥霜剂是一种外用型药物，含有黏多糖类物质，能有效地控制炎症，改善患处的血液循环，吸收渗液，治疗水肿。其药性温和，易于吸收，对皮肤及其他组织无刺激作用，可反复应用。

用法：将少许喜疗妥涂于患处，再轻轻按摩 1~2 分钟，每天可涂擦 3~5 次。注意：不要在开放性伤口、黏膜或眼睛上直接涂药。

2. 马铃薯片外敷法

马铃薯（又称土豆），性味甘，具有和胃调中，益气健脾、消炎、活血、消肿之效。冷敷可使表皮毛细血管收缩，并可提高痛阈。

用法：新鲜马铃薯洗净后切成 1~2 mm 的薄片，直接敷于患处，根据外渗的面积，选择一片或多片马铃薯片将该部位完全覆盖，30 分钟更换一次，至患处不适感消失。每天可敷 2~3 次。

3. 冷敷

主要用于抗肿瘤药物及对组织有强烈刺激药物的外渗治疗。

方法：冰敷或冬天直接用自来水湿敷，每天敷 2 ~ 3 次，每次 20 ~ 30 分钟。

4. 热敷

主要用于比较平和的药物和血管收缩剂的外渗治疗。

方法：40 ~ 50 ℃的水湿敷，用热水袋热敷，每天 2 ~ 3 次，每次 20 ~ 30 分钟。

5. 75% 乙醇外敷

适用于急性期的渗出、红肿等局部症状。

方法：纱布沾 75% 乙醇均匀地覆盖在患处，每天 2 次，每次 20 ~ 30 分钟。

（陈　伟　鲍银平）

第四章

呼吸内科疾病的护理

第一节 肺炎

一、概述

肺炎是指终末气道、肺泡和肺间质等在内的肺实质的炎症。常见症状为咳嗽、咳痰或原有呼吸道症状加重，并出现脓性痰或血痰，伴或不伴胸痛。大多数患者有发热，早期肺部体征无明显异常，重症者可有呼吸困难、呼吸窘迫。可由病原微生物、理化因素、免疫损伤、过敏及药物所致，其中以感染因素最多见，是呼吸系统多发病、常见病。肺炎可以是原发病，也可以是其他疾病的并发症。老年人、儿童、伴有基础疾病或免疫功能低下者，如COPD、心力衰竭、肿瘤、应用免疫抑制剂、器官移植、久病体衰、糖尿病、尿毒症、艾滋病等并发肺炎时病死率高。

（一）分类及特点

1. 按病因分类

（1）细菌性肺炎：此病最为常见，致病菌如下。①需氧革兰阳性球菌，如肺炎链球菌、金黄色葡萄球菌、甲型溶血性链球菌等；②需氧革兰阴性杆菌，如肺炎克雷伯杆菌、流感嗜血杆菌、铜绿假单胞菌等；③厌氧杆菌，如梭形杆菌、棒状杆菌等。

（2）病毒性肺炎：如冠状病毒、腺病毒、呼吸道合胞病毒、流感病毒、麻疹病毒、巨细胞病毒等。

（3）非典型病原体所致的肺炎：如支原体、衣原体、军团菌等。

（4）真菌性肺炎：如白念珠菌、曲霉菌、放线菌等。

（5）其他病原体所致的肺炎：如立克次体（如Q热立克次体）、弓形虫、寄生虫（如肺包虫、肺吸虫、肺血吸虫）、原虫等。

（6）理化因素所致的肺炎：如放射性损伤引起的放射性肺炎，胃酸吸入引起的化学性肺炎，吸入刺激性气体、液体等化学物质引起的化学性肺炎等。

2. 按解剖学分类

（1）大叶性（肺泡性）肺炎：病原体先在肺泡引起炎症，经肺泡间孔（Cohn孔）向其他肺泡扩散，致使部分肺段或整个肺段、肺叶发生炎症改变。典型者表现为肺实质炎症，通常不累及支气管，致病菌以肺炎链球菌最为常见。X线胸片显示肺叶或肺段的实质阴影。

（2）小叶性（支气管性）肺炎：病变起于支气管或细支气管，继而累及终末细支气管和肺泡。支气管腔内有分泌物，故常可闻及湿啰音，无实变的体征。病原体有肺炎链球菌、葡萄球菌、病毒、肺炎支原体等。X线显示沿肺纹理分布的不规则斑片阴影，边缘密度浅而模糊，无实变征象。

（3）间质性肺炎：以肺间质炎症为主，累及支气管壁、支气管周围间质组织及肺泡壁。因病变仅在肺间质，故呼吸道症状较轻，异常体征较少。可由细菌、支原体、衣原体、病毒或肺孢子菌等引起。X线表现为一侧或双侧肺下部的不规则条索状阴影，从肺门向外伸展，可呈网状，其间可有小片肺不张阴影。

3. 按患病环境和宿主状态分类

由于病因学分类在临床上应用及实施较为困难，而在不同环境和不同宿主所发生的肺炎病原体分布及临床表现各有不同特点，目前多按肺炎的获得环境分成两类。

（1）社区获得性肺炎（CAP）：CAP也称院外肺炎，是指在医院外罹患的感染性肺实质炎症，包括有明确潜伏期的病原体感染而在入院后平均潜伏期内发病的肺炎。肺炎链球菌是CAP最主要的病原体，流感嗜血杆菌和卡他莫拉菌也是CAP的重要病原体，特别是合并COPD基础病者。非典型病原体所占比例增加，与肺炎链球菌合并存在，肺炎衣原体尤其多见。

（2）医院获得性肺炎（HAP）：HAP也称医院内肺炎，是指患者在入院时既不存在也不处于潜伏期，而是在住院48小时后在医院内（包括老年护理院、康复院等）发生的肺炎，也包括在医院内发生感染而于出院后48小时内发生的肺炎。多发生在老年、体弱、慢性病或危重症患者，临床症状常不典型、治疗困难、预后差、病死率高。常见病原体为革兰阴性杆菌，如铜绿假单胞菌、大肠杆菌肺炎、肺炎克雷伯杆菌等。

（二）发病机制

正常的呼吸道免疫防御机制（支气管内黏液—纤毛运载系统、肺泡巨噬细胞等细胞防御的完整性等）使气管隆嵴以下的呼吸道保持无菌。是否发生肺炎决定于两个因素：病原体和宿主因素。

1. 病原体的侵入

①吸入，即直接吸入或通过人工气道吸入空气中的致病菌；②误吸，包括上呼吸道定植菌及胃肠道的定植菌误吸（胃食管反流）；③血行播散；④邻近感染部位蔓延。

2. 机体的防御功能降低

各种因素使宿主呼吸道局部和全身免疫防御系统损害，即可发生肺炎。这些因素通常称为肺炎的易患因素，包括吸烟、酗酒、年老体弱、长期卧床，长期使用糖皮质激素或免疫抑制剂，接受机械通气及胸腹部大手术的患者。

（三）诊断

1. 肺炎的诊断

根据症状和体征、胸部X线检查、血液和病原学等实验室检查来确定肺炎的诊断，见表4-1。

表 4-1　常见肺炎的症状、体征和 X 线特征

病原体	病史、症状和体征	X 线征象
肺炎链球菌	起病急、寒战、高热、咳铁锈色痰、胸痛、肺实变体征	肺叶或肺段实变，无空洞，可伴胸腔积液
金黄色葡萄球菌	起病急、寒战、高热、脓血痰、气急、毒血症症状、休克	肺叶或小叶浸润，早期空洞，脓胸，可见液气囊腔
肺炎克雷伯杆菌	起病急、寒战、高热、全身衰竭、咳砖红色胶冻状痰	肺叶或肺段实变，蜂窝状脓肿，叶间隙下坠
铜绿假单胞菌	毒血症状明显，脓痰，可呈蓝绿色	弥漫性支气管炎，早期肺脓肿
大肠埃希菌	原有慢性病，发热、脓痰、呼吸困难	支气管肺炎，脓胸
流感嗜血杆菌	高热、呼吸困难、呼吸衰竭	支气管肺炎、肺叶实变、无空洞
厌氧菌	吸入病史，高热、腥臭痰、毒血症症状明显	支气管肺炎，脓胸、脓气胸、多发性肺脓肿
军团菌	散发或小流行，有供水系统污染史。缓慢起病，反复寒战、高热，常伴腹痛、呕吐、腹泻	下叶斑片浸润，进展迅速，无空洞
支原体	起病缓，可小流行、乏力、肌痛、头痛	下叶间质性支气管肺炎或大片浸润
念珠菌	慢性病史、畏寒、高热、黏液痰	双下肺纹理增多，支气管肺炎或大片浸润，可有空洞
曲霉菌	免疫力严重低下，发热、干咳或棕黄色痰、胸痛、咯血、喘息	两肺中下叶纹理增粗，空洞内可有球影，可随体位移动；以胸腔为基底的楔形影，内有空洞；晕轮征和新月体征

2. 评估严重程度

评价肺炎病情的严重程度对于决定患者在门诊或入院治疗甚至 ICU 治疗至关重要。肺炎的严重性决定于三个主要因素：局部炎症程度、肺部炎症的播散和全身炎症反应程度。重症肺炎目前还没有普遍认同的诊断标准，许多国家制定了重症肺炎的诊断标准，虽有所不同，但均注重肺部病变的范围、器官灌注和氧合状态。我国制定的重症肺炎标准为：①意识障碍；②呼吸频率 > 30 次/分；③$PaO_2 < 60$ mmHg、$PaO_2/FiO_2 < 300$，需行机械通气治疗；④血压 < 90/60 mmHg；⑤胸片显示双侧或多肺叶受累，或入院 48 小时内病变扩大 ≥ 50%；⑥少尿。尿量 < 20 mL/h，或 < 80 mL/4 小时或急性肾衰竭需要透析治疗。

3. 确定病原体

痰标本做涂片镜检和细菌培养可帮助确定致病菌，必要时可同时做血液和胸腔积液细菌培养，以帮助确定病原菌。

（四）治疗

抗感染治疗是肺炎治疗的最主要环节。一旦怀疑为肺炎应尽早给予首剂抗生素，病情稳定后可从静脉途径转为口服治疗。选用抗生素应遵循抗生素治疗原则，针对性用药。可根据本地区肺炎病原体的流行病学资料，按社区获得性肺炎或医院感染肺炎选择抗生素进行经验性治疗，再根据病情演变和病原学检查结果进行调整。肺炎抗生素治疗至少为 5 天，大多数患者需要 7 ~ 10 天或更长疗程。如体温正常 48 ~ 72 小时，无肺炎任何一项临床不稳定征象可停用抗生素。肺炎临床稳定标准为：①体温 ≤ 37.8 ℃；②心率 ≤ 100 次/分；③呼吸频

率≤24 次/分；④收缩压≥90 mmHg；⑤呼吸室内空气条件下动脉血氧饱和度≥90% 或 PaO_2≥60 mmHg；⑥能够经口进食；⑦精神状态正常。

抗生素治疗后 48～72 小时应对病情进行评价，治疗有效表现为体温下降、症状改善、血白细胞逐渐降低或恢复正常，而 X 线胸片病灶吸收较迟。

（五）护理评估

1. 病史

（1）患病及治疗经过：询问本病的有关病因，如有无着凉、淋雨、劳累等诱因，有无上呼吸道感染史；有无 COPD、糖尿病等慢性病史；是否使用过抗生素、激素、免疫抑制剂等；是否吸烟，吸烟量多少。

（2）目前病情与一般状况：日常活动与休息、饮食、排便是否规律，如是否有食欲减退、恶心、呕吐、腹泻等表现。

2. 身体评估

（1）一般状态：意识是否清楚，有无烦躁、嗜睡、反复惊厥、表情淡漠等；有无急性病容、鼻翼翕动；有无生命体征异常，如血压下降、体温升高或下降等。

（2）皮肤、淋巴结：有无面颊绯红、口唇发绀、皮肤黏膜出血、浅表淋巴结肿大。

（3）胸部：有无三凹征；有无呼吸频率、节律异常；胸部压痛、有无叩诊实音或浊音；有无肺泡呼吸音减弱或消失、异常支气管呼吸音、干湿啰音、胸膜摩擦音等。

3. 辅助检查

（1）血常规：有无白细胞计数升高、中性粒细胞核左移、淋巴细胞升高。

（2）X 线检查：有无肺纹理增粗、炎性浸润影等。

（3）痰培养：有无细菌生长，药敏试验结果如何。

（4）血气分析：是否有 PaO_2 减低和（或）$PaCO_2$ 升高。

（六）护理问题

1. 体温过高

与肺部感染有关。

2. 清理呼吸道无效

与胸痛、气管、支气管分泌物增多、黏稠及疲乏有关。

3. 气体交换受损

与肺实质炎症，呼吸面积减少有关。

4. 胸痛

与肺部炎症累及壁层胸膜有关。

5. 潜在并发症

感染性休克、呼吸衰竭、中毒性肠麻痹。

（七）护理目标

（1）患者体温降至正常范围。

（2）有效咳嗽、咳痰后呼吸平稳，呼吸音清。

（3）发生休克时能被及时发现和得到处理，减轻其危害。

（八）护理措施

1. 体温过高

（1）生活护理：发热患者应卧床休息，高热者绝对卧床休息；躁动、惊厥、抽搐者加床栏，必要时使用约束带，以防坠床。为患者提供安静、整洁、舒适的病房，室温 18 ～ 20 ℃，湿度 50% ～ 60%，保持室内空气新鲜，每天通风 2 次，每次 15 ～ 30 分钟。做好口腔护理，每天两次，鼓励患者经常漱口。

（2）饮食护理：提供足够热量、蛋白质和维生素的流质饮食或半流质饮食，以补充高热引起的营养物质消耗，避免油腻、辛辣刺激性食物。轻症且能自行进食者无需静脉补液，鼓励患者多饮水，1 ～ 2 L/d；失水明显，尤其是食欲差或不能进食者可遵医嘱静脉补液，补充因发热而丢失较多的水和盐，加快毒素排泄和热量散发。心脏病或老年人应注意补液速度，避免过快导致急性肺水肿和心力衰竭。

（3）对症护理。①高热：可采用酒精擦浴、温水擦浴、冰袋、冰帽等措施物理降温，以逐渐降温为宜，防止虚脱。寒战时注意保暖，适当增加被褥。患者出汗时，应及时补充水分，协助擦汗、更换衣服，避免受凉。有惊厥病史者要预防高热惊厥。慎用阿司匹林或其他解热药，以免大汗脱水和干扰热型的观察。②咳嗽、咳痰。③胸痛：可采取病侧卧位，患者胸痛剧烈难以忍受时可遵医嘱使用止痛药。④发绀：有发绀、低氧血症者协助取半卧位或端坐位，并给予氧疗。⑤口唇疱疹：可涂液体石蜡或抗病毒软膏，防止继发感染。

（4）病情观察。①定时测血压、体温、脉搏和呼吸，观察热度及热型，注意咳嗽、咳痰及胸痛的变化。②重症或老年患者密切观察神志、血压及尿量变化，早期发现休克征象。③协助医生做好相关检查，并注意观察检查结果报告，如血常规、血气分析等的变化。

（5）用药护理：遵医嘱使用抗生素，观察疗效和不良反应。应用头孢唑啉钠可出现发热、皮疹、胃肠道不适等不良反应，偶见白细胞减少和丙氨酸转氨酶增高；喹诺酮类药（氧氟沙星、环丙沙星）偶见皮疹、恶心等；氨基糖苷类抗生素有肾、耳毒性，老年人或肾功能减退者，应特别注意观察是否有耳鸣、头晕、唇舌发麻等不良反应的出现。

2. 潜在并发症（感染性休克）

（1）病情监测。①生命体征：有无心率加快、脉搏细速、血压下降、脉压变小、体温不升或高热、呼吸困难等，必要时进行心电监护。②精神和意识状态：有无精神萎靡、表情淡漠、烦躁不安、神志模糊等。昏迷者观察瞳孔大小、对光反射情况。③皮肤、黏膜：有无发绀、肢端湿冷、体表静脉塌陷及皮肤花斑。④出入量：有无尿量减少，疑有休克应留置导尿管，测量每小时尿量及尿比重。⑤实验室检查：有无血气分析等指标的异常。

（2）实施抢救。①体位：患者取仰卧中凹位，抬高头胸 20°、抬高下肢 30°，有利于呼吸和静脉血回流。体温不升时注意保暖。避免不必要的搬动，上护栏，防止患者坠床。②吸氧：高流量吸氧，必要时使用面罩吸氧，维持 $PaO_2 > 60$ mmHg。③保持呼吸道通畅：呼吸困难时，配合医生做好气管插管、气管切开及呼吸机辅助呼吸。④补充血容量：扩容是抗休克最关键的措施，应快速建立两条静脉通道，遵医嘱给予右旋糖酐或平衡液以维持有效血容量，降低血液黏稠度，防止弥散性血管内凝血。⑤纠正酸中毒：有明显酸中毒可应用 5% 碳酸氢钠静滴，因其配伍禁忌较多，宜单独输入。⑥血管活性药物：在补充血容量和纠正酸中毒后，末梢循环仍无改善时可遵医嘱输入多巴胺、间羟胺等血管活性药物，但应根据血压调整滴速，以维持收缩压在 90 ～ 100 mmHg 为宜，保证重要器官的血液供应，改善微循环。

输注过程中要防止药液外渗，避免引起局部组织坏死和影响疗效。⑦控制感染：联合使用抗生素控制感染时，应注意按时输注药物，保证抗生素的血药浓度。⑧密切观察病情：随时监测患者一般情况、血压、尿量、血细胞比容等；监测中心静脉压，作为调整补液速度的指标，中心静脉压达到 10 cmH$_2$O 时输液应慎重，不宜过快，以免诱发急性心力衰竭。下列证据提示血容量已补足：口唇红润、肢端温暖、收缩压 > 90 mmHg，尿量 > 30 mL/h。如血容量已补足，尿量 < 400 mL/d，比重 < 1.018，应怀疑急性肾衰竭，需及时报告医生。

（九）护理评价

（1）患者体温恢复至正常，无胸痛不适，能进行有效咳嗽，痰容易咳出。

（2）发生休克时能被及时发现和得到处理，减轻其危害。

（十）健康教育

1. 指导预防疾病

向患者及其家属讲解肺炎的病因及诱因。加强体育锻炼，增强体质，减少危险因素如吸烟、酗酒、受凉、淋雨。注意休息，劳逸结合，避免过度疲劳，感冒流行时少去公共场所，尽早防治上呼吸道感染。对年龄大于 65 岁或不足 65 岁，但有心血管、肺疾病、糖尿病、酗酒、肝硬化和免疫抑制者（如 HIV 感染、肾功能衰竭、器官移植受者等）可注射肺炎疫苗。慢性病、长期卧床、年老体弱者，应注意经常改变体位、翻身、拍背，咳出气道痰液。对吸烟患者说明吸烟的危害性，劝其戒烟。

2. 疾病知识指导

遵医嘱按时服药，了解药物的作用、用法、疗程和不良反应，定期随访。出现发热、心率增快、咳嗽、咳痰、胸痛等症状时应及时就诊。给予高营养饮食，鼓励多饮水，病情危重、高热者可给予清淡、易消化的半流质饮食。注意保暖，尽可能卧床休息。

二、肺炎链球菌肺炎

肺炎链球菌肺炎或称肺炎球菌肺炎，由肺炎链球菌（肺炎球菌）引起，为临床上最常见的肺炎，占社区获得性肺炎的半数以上。本病以冬季与初春为高发季节，常与呼吸道病毒感染并行。通常急骤起病，以寒战、高热、咳嗽、血痰及胸痛为特征。因抗生素的广泛应用，发病多不典型。本病一般预后良好，但年老体弱、有慢性病、病变广泛且有严重并发症如感染性休克者，则预后较差。

（一）病因与发病机制

肺炎链球菌是革兰阳性双球菌，有荚膜，其毒力大小与荚膜中的多糖结构及含量有关。它在干燥痰中能存活数月，但阳光直射 1 小时，或加热至 52 ℃，10 分钟即可杀灭，对石炭酸（苯酚）等消毒剂也十分敏感。肺炎链球菌是上呼吸道的一种正常寄生菌群，机体免疫功能正常时，其带菌率常随年龄、季节及免疫状态的变化而有差异。当机体免疫功能受损时，有毒力的肺炎链球菌入侵下呼吸道而致病。

进入下呼吸道的肺炎链球菌在肺泡内繁殖，首先引起肺泡壁水肿，出现白细胞与红细胞渗出，含菌的渗出液经 Cohn 孔向肺的中央部扩展，甚至累及几个肺段或整个肺叶，因病变开始于肺的外周，故叶间分界清楚。易累及胸膜，引起渗出性胸膜炎。

典型病理改变有充血期、红色肝变期、灰色肝变期及消散期，发展过程为肺组织充血水肿，肺泡内浆液渗出及红、白细胞浸润，白细胞吞噬细菌，继而纤维蛋白渗出溶解、吸收、肺泡重新充气。因早期使用抗生素治疗，此典型病理分期已很少见。病变后肺组织结构多无损坏，不留纤维瘢痕。极个别患者肺泡内纤维蛋白吸收不完全，甚至有成纤维细胞形成，产生机化性肺炎。

（二）临床表现

1. 症状

发病前常有受凉、淋雨、疲劳、醉酒、病毒感染史，多有上呼吸道感染的前驱症状。起病多急骤，高热、寒战、全身肌肉酸痛，体温通常在数小时内升至 $39 \sim 40$ ℃，高峰在下午或傍晚，或呈稽留热。咳嗽，痰少，可带血丝，典型者呈铁锈色，与肺泡内浆液渗出和红细胞、白细胞渗出有关，现已不多见。可有患侧胸痛，放射到肩部或腹部，咳嗽或深呼吸时加剧，患者常取患侧卧位。还可伴有食欲减退，恶心、呕吐、腹痛或腹泻，特别是腹痛明显时易被误诊为急腹症。

2. 体征

患者呈急性热病容，面颊绯红，鼻翼翕动，皮肤灼热、干燥，口角及鼻周有单纯疱疹，心率增快，有时心律不齐，病变广泛时可出现发绀。早期肺部体征无明显异常，仅有胸廓呼吸运动幅度减少，叩诊稍浊，听诊可有呼吸音减低及胸膜摩擦音。肺实变时叩诊浊音、触觉语颤增强并可闻及支气管呼吸音。消散期可闻及湿啰音。重症患者有肠胀气，上腹部压痛多与炎症累及膈胸膜有关。重症感染时可伴休克、急性呼吸窘迫综合征及神经精神症状，表现为神志模糊、烦躁、呼吸困难、谵妄、嗜睡、昏迷等。累及脑膜时有颈抵抗及出现病理性反射。

本病自然病程为 $1 \sim 2$ 周。发病 $5 \sim 10$ 天，体温可自行骤降或逐渐消退。使用有效的抗生素后可使体温在 $1 \sim 3$ 天内恢复正常，患者的其他症状与体征也随之逐渐消失。

3. 并发症

近年来已很少见。严重败血症或毒血症患者易发生感染性休克（中毒性肺炎），尤其是老年人，表现为神志模糊、烦躁，血压降低、四肢厥冷、多汗、发绀、心动过速、心律失常等，而高热、胸痛、咳嗽等症状并不突出。其他并发症有胸膜炎、脓胸、心包炎、脑膜炎和关节炎等。

（三）辅助检查

1. 血常规

白细胞计数升高，可达 $(20 \sim 30) \times 10^9/L$，中性粒细胞升高，多在 80% 以上，并有核左移，细胞内可见中毒颗粒。老年体弱、酗酒、免疫功能低下者的白细胞计数可不增高，但中性粒细胞比例仍增高。

2. 胸部 X 线检查

早期仅见肺纹理增粗，或受累的肺段稍模糊。典型表现为与肺叶、肺段分布一致的片状均匀致密阴影。

3. 病原学检查

痰涂片、痰培养可找到肺炎球菌。聚合酶链反应（PCR）检测及荧光标记检测可提高病原学诊断率。$10\% \sim 20\%$ 的患者合并菌血症，故重症肺炎可做血培养，血培养应在抗生素治疗前采样。

（四）治疗

1. 抗生素治疗

一经诊断即用抗生素治疗，不必等待细菌培养结果。抗生素标准疗程一般为 14 天，或在热退后 3 天停药或由静脉用药改为口服，维持数天。首选青霉素 G，用药剂量和途径视病情、有无并发症而定。对青霉素过敏者，或耐青霉素菌株感染者，可用红霉素或克林霉素；重症者可改用头孢菌素类抗生素，如头孢噻肟或头孢曲松等，或喹诺酮类药物；多重耐药菌株感染者可用万古霉素、替考拉宁等。

2. 支持治疗

卧床休息，避免劳累，补充足够蛋白质、热量及维生素，多饮水，鼓励每天饮水 1 ~ 2 L。

3. 对症治疗

剧烈胸痛者，可酌情用少量镇痛药，如可待因。重症患者，$PaO_2 < 60$ mmHg 或有发绀，应给氧。有明显麻痹性肠梗阻或胃扩张者，应暂时禁食、禁饮和胃肠减压，直至肠蠕动恢复。烦躁不安、谵妄、失眠者酌情给予小剂量镇静剂，如安定肌内注射或水合氯醛保留灌肠，禁用抑制呼吸的镇静药。

4. 并发症治疗

高热者在抗生素治疗 3 天后，若体温持续不降或降而复升时，应考虑肺外感染，如脓胸、心包炎或关节炎等，给予相应治疗；有感染性休克者按抗休克治疗。并发胸腔积液者，若治疗不当，约 5% 并发脓胸，应积极排脓引流。

三、葡萄球菌肺炎

葡萄球菌肺炎是由葡萄球菌引起的急性化脓性炎症。在糖尿病、颅脑外伤、ICU 住院患者中常见，儿童患流感或麻疹时也易罹患。医院获得性肺炎中葡萄球菌感染比例高，耐甲氧西林金葡菌（MRSA）感染的肺炎治疗更困难，病死率甚高。

（一）病因与发病机制

葡萄球菌为革兰阳性球菌，其中金黄色葡萄球菌（简称金葡菌）的致病力最强，是化脓感染的主要原因。其致病物质主要是毒素和酶，具有溶血、坏死、杀白细胞及血管痉挛等作用。凝固酶可在菌体外形成保护膜以抗吞噬细胞的杀灭作用，而各种酶的释放可导致肺组织的坏死和脓肿形成。病变侵及或穿透胸膜则可形成脓胸或脓气胸，并可形成支气管胸膜瘘。病变消散时可形成肺气囊。

（二）临床表现

1. 症状

急骤起病，寒战、高热，体温多高达 39 ~ 40 ℃，胸痛，痰呈脓性或脓血性，量多。毒血症状明显，全身肌肉、关节酸痛，体质衰弱，精神萎靡，病情严重者早期可出现周围循环衰竭。血源性葡萄球菌肺炎常有皮肤伤口、疖痈和中心静脉导管置入等，或静脉吸毒史，咳脓性痰较少见。院内感染者一般起病隐匿，体温逐渐上升，咳少量脓痰。

2. 体征

肺部体征早期不明显，常与严重的中毒症状和呼吸道症状不平行，其后可出现两肺散在性湿啰音。病变较大或融合时可有肺实变征，有脓胸或脓气胸者则有相应体征。血源性葡萄球菌肺炎应注意肺外病灶，静脉吸毒者多有皮肤针口和三尖瓣赘生物，可闻及心脏杂音。

（三）辅助检查

1. 血常规

白细胞计数增高，中性粒细胞比例增加并核左移，有中毒颗粒。

2. 胸部 X 线

显示肺段或肺叶实变，可形成空洞，或呈小叶状浸润，其中有单个或多发的液气囊腔。另一特征是 X 线阴影的易变性，表现为一处炎性浸润消失而在另一处出现新的病灶，或很小的单一病灶发展为大片阴影。治疗有效时，病变消散，阴影密度逐渐减低，2～4 周后病变完全消失，偶可见遗留少许条索状阴影或肺纹理增多等。

（四）治疗

治疗原则是早期清除原发病灶，选用敏感的抗生素，强有力抗感染治疗，加强支持疗法，预防并发症。本病抗生素治疗总疗程较其他肺炎长，常采取早期、联合、足量、静脉给药，不宜频繁更换抗生素。近年来，金黄色葡萄球菌对青霉素 G 的耐药率已高达 90% 左右，因此首选耐药青霉素酶的半合成青霉素或头孢菌素，如苯唑西林钠、头孢呋辛钠、联合氨基糖苷类等，可增强疗效；青霉素过敏者可选用红霉素、林可霉素、氯林可霉素等；MRSA 感染宜选用万古霉素或替考拉宁。患者宜卧床休息，饮食补充足够热量、蛋白质，多饮水，有发绀者给予吸氧。对气胸或脓气胸应尽早引流治疗。

四、其他肺炎

（一）革兰阴性杆菌肺炎

革兰阴性杆菌肺炎常见于肺炎克雷伯杆菌（又称肺炎杆菌）、铜绿假单胞菌、流感嗜血杆菌、大肠杆菌等感染，是医院内获得性肺炎的常见致病菌，其中肺炎克雷伯杆菌是医院内获得性肺炎的主要致病菌，且耐药株不断增加，病情危险、病死率高，成为防治中的难点。革兰阴性杆菌肺炎的共同点是肺实变或病变融合，易形成多发性脓肿，双侧肺下叶均可受累。

1. 肺炎克雷伯杆菌肺炎

此病多见于中年以上男性，长期酗酒、久病体弱，尤其有慢性呼吸系统疾病、糖尿病、恶性肿瘤、免疫功能低下或全身衰竭的住院患者。起病急骤，有寒战、高热，体温波动在 39 ℃上下，咳嗽、咳痰，典型痰液为黏稠脓性、痰量多、带血，呈砖红色、胶冻状或灰绿色，无臭味。常伴呼吸困难、发绀，早期可出现全身衰竭。胸部常有肺实变体征。

2. 铜绿假单胞菌肺炎

易感人群为有基础疾病或免疫功能低下者，包括 COPD、多脏器功能衰竭、白血病、糖尿病、住监护室、接受人工气道或机械通气的患者。中毒症状明显，常有发热、伴有菌血症；咳嗽、咳痰，脓性或绿色；体温波动大，高峰在早晨；心率相对缓慢；有神志模糊等精神症状。病变范围广泛或剧烈炎症反应易导致呼吸衰竭。

3. 流感嗜血杆菌肺炎

本病有两个高发年龄组，6个月~5岁的婴幼儿和有基础疾病的成人组。起病前常有上呼吸道感染症状。婴幼儿组发病多急骤，有寒战、高热、咽痛、咳脓痰、呼吸急促、发绀，迅速出现呼吸衰竭和周围循环衰竭，常并发菌血症，以易并发脑膜炎为特点。发生于慢性肺部疾病者，起病缓慢，有发热、咳嗽加剧、咳脓痰或痰中带血，严重者可出现气急、呼吸衰竭。免疫功能低下者起病，临床表现与肺炎链球肺炎相似。

治疗要点：在营养支持、补充水分、痰液引流的基础上，早期合理使用抗生素是治愈的关键。给予有效抗生素治疗，采用剂量大、疗程长的联合用药，静脉滴注为主。常见治疗有：①肺炎克雷伯杆菌肺炎，常用第二、第三或第四代头孢菌素联合氨基糖苷类，如头孢曲松钠、阿米卡星静脉滴注；或氨基糖苷类和β-内酰胺类合用；也可使用喹诺酮类；②铜绿假单胞菌肺炎，有效抗生素是β-内酰胺类、氨基糖苷类和喹诺酮类，或联合使用第3代头孢菌素加阿米卡星；③流感嗜血杆菌肺炎的治疗首选氨苄西林，但耐药菌株较多见，可选择新型大环内酯类抗生素如阿奇霉素、克林霉素等或第二、第三、第四代头孢菌素。

（二）肺炎支原体肺炎

肺炎支原体肺炎是由肺炎支原体引起的呼吸道和肺部的急性炎症改变，常同时有咽炎、支气管炎和肺炎。是社区获得性肺炎的重要病原体。全年均可发病，多见于秋冬季节。好发于学龄儿童及青少年。婴儿间质性肺炎也应考虑本病的可能。

1. 病因与发病机制

支原体是大小介于细菌和病毒之间、兼性厌氧、能独立生活的最小微生物。主要通过呼吸道传播，患者的口、鼻分泌物具有传染性，发病前2~3天直至病愈数周，皆可在呼吸道分泌物中发现肺炎支原体。其致病性可能是病原体侵入后的直接组织反应或自身免疫介导的过程。

2. 临床表现

潜伏期为2~3周，通常起病较缓慢。主要症状为乏力、咽痛、头痛、咳嗽、发热、食欲不振、腹泻、肌痛、耳痛等。咳嗽多呈阵发性刺激性呛咳，夜间为重，咳少量黏液痰。一般为中等发热，可持续2~3周，体温正常后仍有咳嗽，偶伴有胸骨后疼痛。肺外表现更为常见，如皮炎（斑丘疹和多形红斑）等。胸部体检与肺部病变程度不相称，可无明显体征。偶可见到的体征有咽部和鼓膜充血，颈淋巴结肿大。

3. 辅助检查

胸部X线显示肺部多种形态的浸润影，节段性分布，以肺下野多见。病变可于3~4周后自行消散。血白细胞总数正常或略增高，以中性粒细胞为主。发病2周后冷凝集试验多阳性，滴定效价超过1：32，若滴度逐渐升高，更有诊断价值。血清支原体IgM抗体的测定可进一步确诊。

4. 治疗要点

本病有自限性，多数病例不经治疗可自愈。早期使用适当抗生素可减轻症状及缩短病程。因肺炎支原体无细胞壁，青霉素或头孢菌素类等抗生素无效。首选药物为大环内酯类抗生素，以阿奇霉素和克拉霉素效果较好。氟喹诺酮类如左氧氟沙星、莫昔沙星等，四环素类如多西环素也用于肺炎支原体肺炎的治疗，但儿童不推荐使用。对剧烈呛咳者，应适当给予镇咳药物。家庭中发病应注意呼吸道隔离，避免密切接触。

（三）肺炎衣原体肺炎

肺炎衣原体肺炎是由肺炎衣原体引起的急性肺部炎症，常累及上下呼吸道，可引起咽炎、喉炎、扁桃体炎、鼻窦炎、支气管炎和肺炎。在社区获得性肺炎中，肺炎衣原体常与其他病原体混合感染。常在聚居场所的人群中流行，如军队、学校、家庭，通常感染所有的家庭成员，但3岁以下的儿童较少患病。

1. 病因与发病机制

肺炎衣原体是一种人类致病原，属于人—人传播，主要是通过呼吸道的飞沫传染，也可能通过污染物传染。年老体弱、营养不良、COPD、免疫力功能低下者易被感染，感染后免疫力很弱，易于反复。

2. 临床表现

起病多隐匿，早期表现为上呼吸道感染症状，如咽痛、声嘶、流涕或咽炎、喉炎、鼻窦炎，其中以咽痛最常见。1～4周后出现发热、咳嗽，以干咳为主。病程较长，可出现持续性咳嗽和不适。体检肺部可闻及干湿啰音，随肺炎病变加重湿啰音可变得明显。肺炎期间可以出现其他肺外症状，如心内膜炎、心肌炎、心包炎、脑膜炎、脑炎等。

3. 辅助检查

血白细胞正常或稍高，红细胞沉降率加快。虽然咽拭子分离出肺炎衣原体是诊断的金标准，但肺炎衣原体培养要求高，因此目前用于诊断的为血清学试验，微量免疫荧光试验双份血清效价4倍升高有确诊意义。原发感染者，早期可检测血清IgM。X线胸片表现以单侧、下叶肺泡渗出为主。可有少到中量的胸腔积液，多在疾病早期出现。肺炎衣原体肺炎常可发展成双侧，表现为肺间质和肺泡渗出混合存在，病变可持续几周。

（四）病毒性肺炎

病毒性肺炎是由病毒侵犯肺实质而造成的肺部炎症。常由上呼吸道病毒感染向下蔓延所致，也可由体内潜伏病毒或各种原因如输血、器官移植等引起的病毒血症进而导致肺部病毒感染。多发生于冬春季，散发或爆发流行，免疫低下患者全年均可发病。占社区获得性肺炎的5%～15%。

1. 病因与发病机制

引起肺炎的病毒甚多，常见病毒为甲、乙型流感病毒、副流感病毒、腺病毒、呼吸道合胞病毒和冠状病毒等，也可为肠道病毒，如柯萨奇病毒、埃可病毒等，以流感病毒导致的病毒性肺炎多见。患者可同时受一种以上病毒感染，并常继发细菌感染，免疫抑制宿主还常继发真菌感染。病毒性肺炎为吸入性感染，病毒可通过飞沫和直接接触传播，传播广泛而迅速。

2. 临床表现

各种病毒感染起始症状各异。一般起病缓慢，临床症状通常较轻，病程多在2周左右。大多数患者先有鼻塞、流涕、咽痛、发热、头痛、全身肌肉酸痛等上呼吸道感染症状，累及肺部时出现咳嗽、少量痰液、胸痛等。少数可急性起病，肺炎进展迅速。小儿、老年人和存在免疫缺陷的患者病情多较重，有持续性高热、剧烈咳嗽、血痰、心悸、气促、神志异常等，可伴休克、心力衰竭、氮质血症。由于肺泡间质和肺泡内水肿，严重者会发生急性呼吸窘迫综合征。体征一般不明显，偶可闻及下肺湿啰音。重症病毒性肺炎可有呼吸频率加快、发绀、肺部干湿啰音、心动过速等。

3. 辅助检查

白细胞计数正常、也可稍高或偏低，继发细菌感染时白细胞总数和中性粒细胞均增高。红细胞沉降率、C 反应蛋白多正常。痰涂片见白细胞，以单核细胞为主。痰培养常无致病菌生长。胸部 X 线见肺纹理增多，小片状或广泛浸润，病情严重者显示双肺弥漫性结节性浸润，病灶多在两肺的中下 2/3 肺野。不同病毒所致的肺炎 X 线征象具有不同的特征。

4. 治疗要点

以对症治疗为主，鼓励患者卧床休息，注意保暖，保持室内空气流通，注意消毒隔离，预防交叉感染。提供含足量的维生素及蛋白质的软食，少量多餐、多饮水，必要时给予输液和吸氧。保持患者呼吸道通畅，指导其有效咳嗽咳痰。选用已确认较有效的病毒抑制剂，如利巴韦林、阿昔洛韦、更昔洛韦等。也可辅助具有免疫治疗作用的中医药和生物制剂。对明确继发细菌或真菌感染者，应及时选用敏感抗生素。

（五）真菌性肺炎

引起原发性真菌性肺炎的大多是皮炎芽生菌、荚膜组织胞浆菌或粗球孢子菌，其次是申克孢子丝菌、隐球菌、曲菌或毛霉菌等菌属。健康人对真菌有高度的抵抗力，真菌性肺炎多为机会性感染，在抵抗力下降时发病，在此以肺念珠菌感染为例。

肺念珠菌感染常见的危险因素有：新生儿、老年人、长期住 ICU 的患者和慢性病致抵抗力下降者；免疫功能低下如粒细胞缺乏、糖尿病、艾滋病、肾功能不全等；长期使用抗生素、糖皮质激素、免疫抑制剂、细胞毒性药物；手术或创伤性操作，如长期静脉留置导管、机械通气、腹部大手术等。

肺念珠菌病感染途径主要是血源性感染，大多见于免疫抑制或全身状况极度衰竭者，常出现念珠菌败血症或休克。吸入性（原发）感染多因定植于口腔和上呼吸道的念珠菌在机体防御机制减弱时吸入下呼吸道和肺泡而发病。

1. 临床表现

肺念珠菌病的症状、体征、X 线检查均缺乏特征性表现，临床表现常为无法解释的持续发热、呼吸道症状，而体征轻微。通常肺念珠菌病按感染部位和临床表现分为支气管炎型、支气管—肺炎型及肺炎型。支气管炎型全身情况相对较好，症状较轻，一般不发热，主要表现为剧咳，咳少量白色黏痰或脓痰。体检可发现口咽部、支气管黏膜上被覆散在点状白膜。胸部偶闻及干性啰音。支气管—肺炎型及肺炎型则呈急性肺炎或败血症表现，出现畏寒、发热、咳嗽咳白色黏液胶冻状痰或脓痰，常带血丝或坏死组织，呈酵母臭味，甚至咯血、呼吸困难等。可有肺实变体征，听诊闻及湿啰音。

2. 治疗要点

临床上凡易感或高危者出现支气管肺部感染，或原有感染经足量抗生素治疗反见恶化，或一度改善但又加重，以及胸部 X 线或 CT 检查的结果不能用细菌性肺炎、病毒性肺炎解释者，都应考虑本病的可能。在积极治疗基础疾病或祛除诱发因素基础上，选用抗真菌药物，如两性霉素对多数肺部真菌感染有效，也可用氟康唑、氟胞嘧啶等药物。

3. 预防

（1）严格掌握广谱抗生素、皮质类固醇、细胞毒性药物、免疫抑制药及抗代谢药物的使用指征、时间和剂量。

（2）及时发现和治疗局灶性真菌感染。

（3）对可疑病例做详细的体格检查，必要时可做咽拭子、大小便、血液等的真菌培养。

（4）长期输液、静脉插管、输注高营养液、气管插管等均应严格按无菌操作进行。

（5）免疫功能低下者应加强营养支持治疗。

（魏　巍　王萨仁）

第二节　肺结核

肺结核是结核杆菌引起的慢性传染病，可累及全身多个脏器，但以肺结核最为多见。结核的病理特点是结核结节、干酪样坏死和空洞形成。临床上呈慢性过程，但少数可急性起病，常有低热、乏力、咳嗽、咯血等表现。中青年患病多，肺结核是全国十大死亡病因之一。

一、临床表现

1. 全身症状

表现为午后低热、乏力、食欲减退、消瘦、盗汗等全身毒性症状。若肺部病灶进展播散时，可有不规则高热、畏寒等症状，妇女有月经失调或闭经。

2. 呼吸系统症状

（1）咳嗽，多为干咳或有少量黏液痰，继发感染时，痰呈黏液脓性且量增多。

（2）不同程度的咯血，小量咯血（24 小时咯血量 < 100 mL）；中等量以上的咯血（24 小时咯血量为 100 ~ 500 mL）；重者可大量咯血（24 小时咯血量 > 500 mL，或一次咯血量 > 300 mL），甚至发生失血性休克。大咯血时若血块阻塞大气道可引起窒息。

（3）病变累及壁层胸膜时有胸壁刺痛，并随呼吸和咳嗽而加重。一般肺结核无呼吸困难，若有大量胸腔积液、自发气胸、慢性纤维空洞型肺结核，或发生并发症时，常有呼吸困难，甚至发绀。

3. 体征

病灶小或位置深者，多无异常体征。病变范围较大者可见患侧呼吸运动减弱，听诊呼吸音减弱或有支气管肺泡呼吸音。湿啰音往往有助于肺结核病的诊断。

二、护理评估

1. 一般情况

观察生命体征有无异常，患者的过敏史、吸烟史、个人史、家族史及传染病接触史。

2. 专科情况

（1）全身症状：有无疲乏、午后潮热、食欲减退、体重减轻、盗汗及高热，妇女有无月经失调或闭经。

（2）呼吸系统症状：有无咳嗽、咳痰、咯血、胸痛、呼吸困难。有无呼吸运动减低及听诊呼吸音减低，咳嗽后是否闻及湿啰音。

3. 实验室及其他检查

（1）痰液检查：直接涂片找到结核菌，培养可做药物敏感试验和菌型鉴定。

（2）结核菌素（PPD）试验强阳性。红细胞沉降率增快。

（3）胸部 X 线检查：可判断病变部位、范围、性质、有无空洞等。

三、护理问题

1. 体温过高

与结核杆菌感染有关。

2. 有窒息的危险

与血管损伤、空洞内血管破裂有中等量咯血、空洞壁上大血管破裂引起大咯血引流不畅有关。

3. 焦虑、恐惧

与被诊断为结核病且当严重症状出现时感到生命受到死亡的威胁有关。

4. 知识缺乏

与缺乏结核病防治知识有关。

5. 营养失调：低于机体需要量

与机体消耗增加、食欲减退有关。

四、护理措施

1. 心理支持

帮助患者了解疾病并正确对待，解除心理负担，消除恐惧、焦虑、情绪不稳定的心理。培养自我护理的生活能力。

2. 保持呼吸道通畅

（1）指导患者深呼吸，将痰咳出。患侧卧位，减少患侧肺的活动，有利于愈合。分泌物多时可采用体位引流法。

（2）咯血时绝对卧床，安静休息，给予小剂量镇静剂。大咯血时迅速清除口腔内血块，防止血块引起窒息；可在患侧胸部以冰囊冰敷或用沙袋压迫止血，吸入高浓度氧，迅速给予垂体后叶素，并注意观察出血量及生命体征变化。

3. 预防并发症

（1）鼓励患者将痰液咳出，每次咳痰后漱口，以去除口腔内的血腥味，保持口腔清洁。

（2）高热时除给少量退热药物外，可行物理降温，如温水擦浴、乙醇浴。

（3）保持室内空气流通，阳光充足，减少尘埃。嘱患者充分休息，有规律生活，避免疲劳。

4. 合理饮食

（1）给予高热量、高蛋白饮食，选择清凉、水分多、易入口的新鲜蔬菜及水果。避免烟、酒、辛辣及过于油腻、易产气的刺激性食物。

（2）退热大量出汗时，应多饮水，及时补充水分。大咯血时应禁食，停止后可给予半流质饮食。

5. 用药知识指导

对活动性肺结核的治疗必须坚持早期、规律、联合用药、适量、全程的原则。指导患者有关服药的知识与方法，并注意观察药物的不良反应。

五、健康教育

（1）指导患者及其家属了解结核病的防治知识、治疗方法及用药原则，反复强调坚持规律、全程、合理用药的重要性，说明用药过程中可能出现的不良反应、注意事项。

（2）嘱患者戒烟、戒酒，注意保证营养的补充，避免劳累、情绪波动及呼吸道感染，合理安排休息。

（3）呼吸道隔离，注意个人卫生，不随地吐痰；实行分餐制，对餐具、用物定期消毒；衣物、书籍可放阳光下暴晒。

（4）定期复查胸片和肝、肾功能，以了解病情变化，及时调整治疗方案。

（魏　巍　杨鑫鑫）

第三节　肺血栓栓塞

肺血栓栓塞症（pulmonary thromboembolism，PTE）是指来自静脉系统或右心的血栓阻塞肺动脉或其分支所致的疾病，以肺循环和呼吸功能障碍为主要临床表现和病理生理特征。肺栓塞（pulmonary embolism，PE）是以各种栓子阻塞肺动脉系统为其发病原因的一组疾病或临床综合征的总称，包括PTE、脂肪栓塞综合征、羊水栓塞、空气栓塞等。肺动脉发生栓塞后，若其支配区的肺组织因血流受阻或中断而发生坏死，称为肺梗死（pulmonary infarction，PI）。引起PTE的血栓主要来源于深静脉血栓形成（deep venous thrombosis，DVT）。PTE常为DVT的并发症。PTE与DVT共属于静脉血栓栓塞症，是一种疾病过程在不同部位、不同阶段的表现，两者合称为静脉血栓栓塞症（venous thromboembolism，VTE）。

一、病因与发病机制

PTE的血栓由来源于上、下腔静脉径路或右心腔，其中大部分来源于下肢深静脉。近年来，由于颈内和锁骨下静脉留置导管和静脉内化疗的增加，使来源于上腔静脉径路的血栓较以前有所增多。

1. 危险因素

①任何可以导致静脉血液淤滞、静脉系统内皮损伤和血液高凝状态的因素都可使DVT和PTE发生的危险性增加。原发性危险因素由遗传变异引起；继发性危险因素是指后天获得的易发生DVT和PTE的多种病理和病理生理改变；②年龄可作为独立的危险因素，随着年龄的增长，DVT和PTE的发病率逐渐增加。

2. 发病机制

外周静脉血栓形成后，如果血栓脱落，即可随静脉血流移行至肺动脉内，形成PTE。急性肺栓塞发生后，血栓机械性堵塞肺动脉及由此引发的神经、体液因素的作用，可导致呼吸和循环功能的改变，如出现低氧血症、代偿性过度通气（低碳酸血症）或相对性低肺泡通气等。

二、临床表现

1. 症状

（1）呼吸困难：不明原因的呼吸困难和气促，活动后明显，为PTE最常见的症状。

（2）其他表现：胸痛、突发的一过性晕厥、咳嗽、咯血，也可有心悸、腹痛、烦躁不安、惊恐甚至濒死感。

2. 体征

患者可有发热以及呼吸系统和循环系统相关体征。

3. 深静脉血栓形成的表现

若存在 DVT，则主要表现为患肢肿胀、周径增粗、疼痛或压痛、皮肤色素沉着，行走后患肢易疲劳或肿胀加重，但约半数以上的下肢 DVT 患者无自觉症状和明显体征。

4. 临床分型

可按发病缓急分为急性肺血栓栓塞症和慢性肺血栓栓塞症，急性肺血栓栓塞症主要表现为循环系统功能衰竭，慢性肺血栓栓塞症主要表现为肺动脉高压相关临床表现。

三、辅助检查

1. 实验室检查

若血浆 D-二聚体（D-dimer）低于 500 μg/L，对 PTE 有重要的鉴别诊断价值。动脉血气分析表现为低氧血症、低碳酸血症。

2. 影像学检查

首选多排 CT 肺血管造影，造影剂过敏者可选用放射性核素肺通气/灌注扫描、磁共振成像（MRI）。X 线胸片、超声心动图、下肢血管超声等检查也有辅助作用。不明原因的 PTE 患者，应进行隐源性肿瘤筛查。

四、治疗要点

急症给予对症处理、呼吸循环支持治疗，如无禁忌证给予抗凝治疗，大面积 PTE 病例给予溶栓治疗。常用抗凝药物为肝素和华法林；常用的溶栓药物有尿激酶（UK）、链激酶（SK）、重组组织型纤溶酶原激活剂（rt-PA）等。还可使用肺动脉血栓摘除术、肺动脉导管碎解和抽吸血栓、放置腔静脉滤器等。

五、护理措施

1. 一般护理

（1）休息：指导患者绝对卧床休息，协助患者翻身、饮水、进食及大小便等；指导患者采用深慢呼吸和放松等方法减轻恐惧心理，保证患者休息，以降低患者氧耗量。

（2）卧位：呼吸困难的患者，可给予床头抬高30°，使膈肌下降，增加通气。高度疑诊或确诊 PTE 患者注意不要过度屈曲下肢。急性肺栓塞溶栓后，下肢深静脉血栓松动，极易脱落，要绝对卧床 2 周，不能做双下肢用力的动作及双下肢按摩。

2. 病情观察

对高度疑诊或确诊 PTE 的患者，可收入重症监护病房进行严密监测，包括①意识状态；②呼吸状态；③心电活动：肺动脉栓塞时可导致心电图的改变，持续、动态的心电监测，有利于肺栓塞的诊断，以及溶栓治疗效果的观察；④循环状态：并注意保持 24 小时出入液量的平衡。

3. 对症护理

（1）低氧的护理：有低氧血症的患者，保持氧气供需平衡可经鼻导管或面罩吸氧。

（2）疼痛的护理：胸痛严重者可以适当使用镇痛药物，但如果存在循环障碍，应避免使用具有血管扩张作用的阿片类制剂，如吗啡。

（3）消除再栓塞的危险因素。①急性期：除绝对卧床外，患者还需避免下肢过度屈曲。一般在充分抗凝的前提下卧床时间为2~3周，患者大小便也需在床上解决，外出检查时要用平车运送。保持大便通畅，避免便秘、咳嗽等，以免增加腹腔压力，影响下肢静脉血液回流。指导患者及其家属严禁挤压、按摩、热敷患肢，以防止下肢血管压力突然升高，使血栓再次脱落，形成新的危及生命的栓塞。②恢复期：溶栓后为避免栓子脱落，造成再栓塞，患者仍需卧床休息。护士可指导患者进行适当的下肢运动或被动关节活动，穿抗血栓袜，避免加重下肢循环障碍的因素。③观察下肢深静脉血栓形成的征象：局部皮肤有无颜色改变，每天测量和记录双侧下肢周径，以观察溶栓和抗凝治疗的效果。④检查是否存在Homan征阳性（轻轻按压膝关节并取屈膝、踝关节急速背曲时出现腘窝部、腓肠肌疼痛），及早发现血栓性静脉炎。

4. 用药护理

（1）溶栓制剂。

1）溶栓治疗的主要并发症是出血，最常见的出血部位为血管穿刺处，严重的出血包括腹膜后出血和颅内出血，一旦发生，预后差，近半数死亡。故应注意：①用药前应充分评估出血的危险性，必要时应抽血交叉备血，做好输血准备，备好急救药品和器材；溶栓前留置外周静脉套管针，以方便溶栓中取血监测，避免反复穿刺血管；溶栓开始前加压包扎已经进行血管穿刺的部位；静脉穿刺部位压迫止血应加大力量并延长按压时间；②在溶栓治疗过程中和治疗结束后均应严密观察患者的意识状态、血氧饱和度的变化，血压过高或偏低都应及时报告医生给予适当处理；③观察皮肤及黏膜、尿液等是否有出血征象；血管穿刺的部位是否有血肿形成；患者有无头痛、腹部或背部的疼痛等；④溶栓结束后，应每2~4小时测定1次PT或APTT，当其水平降至正常值的2倍时，应开始肝素抗凝治疗。

2）过敏反应及抗体形成：SK对人体具有抗原性，应用后可发生过敏反应，用药之前应预防性地应用糖皮质激素。

3）再栓塞：治疗期间绝对卧床，保持大便通畅，防止栓子再次脱落形成再栓塞。

（2）抗凝药物。

1）肝素或低分子肝素：肝素的主要并发症如下。①出血：为抗凝治疗最重要的并发症，可表现为皮肤紫斑、咯血、血尿或穿刺部位、胃肠道、阴道出血等，故用药前应评估出血的危险性。抗凝过程中APTT宜维持在正常值的1.5~2.5倍。②肝素诱导的血小板减少症（heparin-induced thrombocytopenia, HIT）：治疗第1周应每1~2天、第2周起每3~4天监测血小板计数，若出现血小板迅速或持续降低达30%以上，或血小板计数$< 100 \times 10^9/L$，应停用肝素。低分子肝素与普通肝素的抗凝作用相仿，但低分子肝素引起出血和HIT的发生率低，只需根据体重给药，无须监测APTT和调整剂量。③肝素为糖类制品，偶有过敏反应，有报道称，早期大量使用可出现骨质疏松。

2）华法林：华法林的疗效主要通过监测国际标准化比率（INR），INR未达到治疗水平时每天监测，达到治疗水平时每周监测2~3次，共监测2周，以后每周监测1次或更少。

华法林的主要不良反应是出血，发生出血时可用维生素 K 拮抗。在用华法林治疗的前几周还可能引起血管性紫癜，导致皮肤坏死，需注意观察。

5. 心理护理

PTE 急性发病，症状的出现较突然，并迅速达到较严重的程度，加之要绝对卧床休息和反复抽血化验，患者会出现紧张、焦虑、恐惧等心理反应，应对患者进行心理护理。

6. 健康指导

（1）住院指导。①指导患者严格按病情需要进行卧床休息；抬高下肢、避免下肢弯曲，使用加压弹力袜、下肢间歇序贯加压充气泵和腔静脉滤器增进下肢静脉的血液回流；要避免腹压增加的因素，以免造成血栓脱落。②鼓励患者适当增加液体摄入，防止血液浓缩。③若突然出现胸痛、呼吸困难、一侧肢体疼痛、肿胀等，或出现皮肤瘀斑、牙龈出血、眼结膜出血、血尿等，应及时通知医护人员。

（2）出院指导。①指导患者遵医嘱严格按剂量服用抗凝治疗药物，并指导患者学会自我观察出血征象，如皮肤瘀斑、牙龈出血、眼结膜出血、血尿等；②养成良好的生活习惯，平时生活中注意下肢的活动，有下肢静脉曲张者可穿弹力袜等，避免下肢深静脉血液滞留，血栓复发；如长时间垂腿静坐如乘长途车、乘飞机也应经常活动下肢，或适当走动，以减轻下肢血液淤滞，促进回流；卧床时应抬高患肢至心脏以上水平可促进下肢静脉血液回流。

（**魏　巍　杨鑫鑫**）

第五章

心血管内科疾病的护理

第一节　冠状动脉粥样硬化性心脏病

冠状动脉粥样硬化性心脏病是冠状动脉粥样硬化后造成管腔狭窄、阻塞和（或）冠状动脉功能性痉挛，导致心肌缺血、缺氧引起的心脏病，简称冠心病，又称缺血性心脏病，是动脉硬化引起器官病变的最常见类型，也是严重危害人们健康的常见病。本病发病多在 40 岁以后，早期男性发病率多于女性。

根据本病的病理解剖和病理生理变化的不同和临床表现特点，1979 年世界卫生组织将冠状动脉粥样硬化性心脏病分为：隐匿型冠心病、心绞痛型冠心病、心肌梗死型冠心病、缺血性心肌病及猝死型冠心病五种临床类型。

近年来，临床专家将冠状动脉粥样硬化性心脏病分为急性冠状动脉综合征和慢性缺血综合征两大类。急性冠状动脉综合征类型中包括不稳定型心绞痛、非 ST 段抬高性心肌梗死、ST 抬高性心肌梗死、猝死型冠心病。慢性缺血综合征类型中包括稳定型心绞痛、冠状动脉正常的心绞痛（X 综合征）、无症状性心肌缺血、缺血性心肌病。

一、心绞痛

心绞痛临床分型分为稳定型心绞痛和不稳定型心绞痛。稳定型心绞痛是指在冠状动脉粥样硬化的基础上，由于心肌负荷增加，发生冠状动脉供血不足，导致心肌急剧暂时的缺血、缺氧所引起的临床综合征。

（一）病因与发病机制

当冠状动脉的供血与心肌需血量之间发生矛盾时，冠状动脉血流量不能满足心肌细胞代谢需要，造成心肌暂时的出现缺血、缺氧，心肌在缺血、缺氧情况下产生的代谢产物，刺激心脏内的传入神经末梢，颈$_{1\sim5}$胸交感神经节和相应的脊髓段，传入大脑，再与自主神经进入水平相同脊髓段的脊神经所分布的区域，即胸骨后、胸骨下段、上腹部、左肩、左臂前内侧与小指，产生疼痛感觉。由于心绞痛不是躯体神经传入，因此不能准确定位，常不是锐痛。

正常心肌耗氧的多少主要取决心肌张力、心肌收缩强度、心率，因此常用"心率×收缩压"作为评估心肌耗氧的指标。心肌能量的产生需要心肌细胞将血液中大量的氧摄入，因此，当氧供需增加的时候，就难从血液中摄入更多的氧，只能增加冠状动脉的血流量提供。在正常情况下，冠状动脉血流量是随机体生理需要而变化，在剧烈体力活动、缺氧等情况时，冠状动脉就要扩张，使血流量增加，满足机体需要。

当冠状动脉粥样硬化所致的冠脉管腔狭窄和（或）部分分支闭塞时，冠状动脉扩张能力减弱，血流量减少，对心肌供血处于相对固定状态，一般休息状态可以无症状。当心脏负荷突然增加时，如劳累、情绪激动等，使心肌张力增加、心肌收缩力增加、心率增快，都可以引起心肌耗氧量增加，冠状动脉不能相应扩张以满足心肌需血量，引起心绞痛发作。另外如主动脉瓣膜病变、严重贫血、肥厚型心肌病等，由于血液携带氧的能力降低或是肥厚的心肌使心肌耗氧增加，或是心排血量过低/舒张压过低，均可造成心肌氧的供需失衡，心肌缺血、缺氧，引发心绞痛。各种原因引起冠状动脉痉挛，不能满足心肌需血量，也可引发心绞痛。

稳定型心绞痛常发生于劳累、激动的当时，典型心绞痛在相似的情况下可重复出现，但是同样的诱因情况，可以只是在早晨而不在下午出现心绞痛，提示与早晨交感神经兴奋性增高等昼夜节律变化有关。当发作的规律有变化或诱因强度降低仍诱发心绞痛发作，常提示患者发生不稳定型心绞痛。

（二）临床表现

1. 症状

阵发性胸痛或心前区不适是典型心绞痛的特点。

（1）疼痛部位：胸骨体中上段、胸骨后可波及心前区，甚至整个前胸，边界表达不清。可放射至左肩、左臂内侧，甚至可达左手环指和小指，也可向上放射至颈、咽部和下颌部，也可放射至上腹部甚至下腹部。

（2）疼痛性质：常为压迫感、发闷、紧缩感也可为烧灼感，偶可伴有濒死、恐惧感。患者可因疼痛而被迫停止原来的活动，直至症状缓解。

（3）持续时间：1~5分钟，一般不超过15分钟。

（4）缓解方式：休息或含服硝酸甘油后几分钟内缓解。

（5）发作频率：发作频率不固定，可数天或数周发作1次，也可1天内多次发作。

（6）诱发因素：有体力劳动、情绪激动、饱餐、寒冷、吸烟、休克等情况。

2. 体征

发作时可有心率增快，暂时血压升高。有时出现第四或第三心音奔马律。也可有心尖部暂时性收缩期杂音，出现交替脉。

（三）辅助检查

1. 心电图检查

心电图检查是发现心肌缺血、诊断心绞痛最常用的检查方法。

（1）静息心电图检查：缓解期可无任何表现。心绞痛发作期特征性的心电图可见 ST 段压低 >0.1 mV，T 波低平或倒置，ST 段改变比 T 波改变更具有特异性。少部分患者发作时有低平、倒置的 T 波变为直立，也可以诊断心肌缺血。T 波改变对于心肌缺血诊断的特异性不如 ST 段改变，但发作时的心电图与发作前的心电图进行比较有明显差别，而且发作之后心电图有所恢复，有时具有诊断意义。

部分患者发作时可出现各种心律失常，最常见的是左束支传导阻滞和左前分支传导阻滞。

（2）心电图负荷试验：心电图负荷试验是最常用的运动负荷试验。心绞痛患者在运动中出现典型心绞痛，心电图有 ST 段水平型或下斜型压低≥0.1 mV，持续 2 分钟即为运动负荷试验阳性。

2. 超声心动图

缓解期可无异常表现，心绞痛发作时可发现节段性室壁运动异常，可有一过性心室收缩、舒张功能障碍的表现。

超声心动图负荷试验是诊断冠心病的方法之一，敏感性和特异性高于心电图负荷试验，可以识别心肌缺血的范围和程度。

3. 放射性核素检查

^{201}TI（铊）静息和负荷心肌灌注显像，在静息状态可以见到心肌梗死后瘢痕部位的铊灌注缺损的显像。负荷心肌灌注显像是在运动诱发心肌缺血时，显示出冠状动脉供血不足而导致的灌注缺损。

4. 冠状动脉造影

冠状动脉造影目前是诊断冠心病的金标准。可发现冠状动脉系统病变的范围和程度，当管腔直径缩小75%以上时，将严重影响心肌供血。

（四）治疗

心绞痛治疗的主要目的，一是预防心肌梗死及猝死，改善预后；二是减轻症状，提高生活质量。

1. 心绞痛发作期治疗

（1）休息：发作时立刻休息，一般在停止活动后 3~5 分钟症状即可消失。

（2）应用硝酸酯类药物：硝酸酯类药物是最有效、作用最快终止心绞痛发作的药物，如舌下含化硝酸甘油 0.3~0.6 mg，1~2 分钟开始起效，作用持续 30 分钟左右，或舌下含化硝酸异山梨酯 5~10 mg，2~5 分钟起效，作用持续 2~3 小时。

2. 缓解期治疗

（1）去除诱因：尽量避免已确知的诱发因素，保持体力活动，调整活动量，避免过度劳累；保持平和心态，避免心情紧张、情绪激动；调整饮食结构，严禁烟酒，避免饱餐。

控制血压，将血压控制在 130/80 mmHg 以下；改善生活方式，控制体重；积极治疗糖尿病，控制糖化血红蛋白≤7%。

（2）应用硝酸酯制剂：硝酸酯制剂可以扩张容量血管，减少静脉回流，同时对动脉也有轻度扩张，降低心脏后负荷，进而降低心肌耗氧量。硝酸酯制剂可以扩张冠状动脉，增加心肌供血，改善需血氧与供血氧的矛盾，缓解心绞痛症状。①硝酸甘油：舌下含服，起效快，常用于缓解心绞痛发作。②硝酸甘油气雾剂：也常可用于缓解心绞痛发作，作用方式如同舌下含片。③2%硝酸甘油贴剂：适用于预防心绞痛发作，贴在胸前或上臂，缓慢吸收。④二硝酸异山梨酯：口服，每次 5~20 mg，3 次/天，服用后 30 分钟起效，作用维持 3~5 小时。舌下含服 2~5 分钟起效，每次可用 5~10 mg，维持时间为 2~3 小时。

硝酸酯制剂不良反应有头晕、头部跳痛感、面红、心悸等，静脉给药还可有血压下降。硝酸酯制剂持续应用可以产生耐药性。

（3）应用 β 受体阻滞剂：β 受体阻滞剂是冠心病二级预防的首选药，应终身服用。如普萘洛尔、阿替洛尔、美托洛尔等。使用剂量应个体化，在治疗过程中以清醒时静息心率不低于 50 次/分为宜。从小剂量开始，逐渐增加剂量，以达到缓解症状，改善预后目的。如果必须停药应逐渐减量，避免突然停药引起症状反跳，甚至诱发急性心肌梗死。心动过缓、房室传导阻滞的患者不宜使用。慢性阻塞性肺疾病、支气管哮喘、心力衰竭、外周血管病患者均应慎用。

（4）应用钙离子拮抗剂：钙离子拮抗剂抑制心肌收缩，扩张周围血管，降低动脉压，降低心脏后负荷，减少心肌耗氧量。还可以扩张冠状动脉，缓解冠状动脉痉挛，改善心内膜下心肌的供血。临床常用制剂有硝苯地平、地尔硫草等。

常见不良反应有胫前水肿、面色潮红、头痛、便秘、嗜睡、心动过缓、房室传导阻滞等。

（5）应用抑制血小板聚集的药物：冠状动脉内血栓形成是急性冠心病事件发生的主要特点，抑制血小板功能对于预防事件、降低心血管死亡具有重要意义。临床常用肠溶阿司匹林 75～150 mg/d，主要不良反应是胃肠道症状，严重程度与药物剂量有关，引发消化道出血的年发生率为 1‰～2‰。如有消化道症状及不能耐受、过敏、出血等情况，可应用氯吡格雷和质子泵抑制剂如奥美拉唑，替代阿司匹林。

（五）护理

1. 一般护理

发作时应立即休息，同时舌下含服硝酸甘油。缓解期可适当活动，避免剧烈运动，保持情绪稳定。秋、冬季外出应注意保暖。对吸烟患者应鼓励戒烟，以免加重心肌缺氧。

2. 病情观察

了解患者发生心绞痛的诱因，发作时疼痛的部位、性质、持续时间、缓解方式、伴随症状等。发作时应尽可能描记心电图，以明确心肌供血情况。如症状变化应警惕急性心肌梗死的发生。

3. 用药护理

应用硝酸甘油时，嘱咐患者舌下含服，或嚼碎后含服，应在舌下保留一些唾液，以利于药物迅速溶解而吸收。含药后应平卧，以防低血压的发生。服用硝酸酯类药物后常有头胀、面红、头晕、心悸等血管扩张的表现，一般持续用药数天后可自行好转。对于心绞痛发作频繁或含服硝酸甘油效果不好的患者，可静脉滴注硝酸甘油，但注意滴速，需监测血压、心率变化，以免造成血压降低。青光眼、低血压者禁用。

4. 饮食护理

给予低热量、低脂肪、低胆固醇、少糖、少盐、适量蛋白质、丰富的维生素饮食，宜少食多餐，不饮浓茶、咖啡，避免辛辣刺激性食物。

5. 健康教育

（1）饮食指导：告诉患者宜摄入低热量、低动物脂肪、低胆固醇、少糖、少盐、适量蛋白质食物，饮食中应有适量的纤维素和丰富的维生素，宜少食多餐，不宜过饱，不饮浓茶、咖啡，避免辛辣刺激性食物。肥胖者控制体重。

（2）预防疼痛：寒冷可使冠状动脉收缩，加重心肌缺血，故冬季外出应注意保暖。告诉患者洗澡不要在饱餐或饥饿时进行，洗澡水温不要过冷或过热，时间不宜过长，不要锁门，以防意外。有吸烟习惯的患者应戒烟，因为吸烟产生的一氧化碳影响氧合，加重心肌缺氧，引发心绞痛。

（3）活动与休息：合理安排活动和休息缓解期可适当活动，但应避免剧烈运动（如快速登楼、追赶汽车），保持情绪稳定，避免过劳。

（4）定期复查：定期检查心电图、血脂、血糖情况，积极治疗高血压、控制血糖和血脂。如出现不适疼痛加重，用药效果不好，应到医院就诊。

（5）按医嘱服药：平时要随身携带保健药盒（内有保存在深色瓶中的硝酸甘油等药物）以备急用，并注意定期更换。学会自我监测药物的不良反应，自测脉率、血压，密切观察心率血压变化，如发现心动过缓应到医院调整药物。

二、急性心肌梗死

急性心肌梗死是在冠状动脉硬化的基础上，冠状动脉血供应急剧减少或中断，使相应的心肌发生严重持久的缺血导致心肌坏死。临床表现为持久的胸前区疼痛、发热、血白细胞计数增多、血清心肌坏死标志物增多和心电图变化，还可发生心律失常、休克或心力衰竭三大并发症，也属于急性冠状动脉综合征的严重类型。

（一）病因与发病机制

基本病因是冠状动脉粥样硬化，造成一支或多支血管狭窄，在侧支循环未建立时，使心肌供血不足。也有极少数患者由于冠状动脉栓塞、炎症、畸形、痉挛和冠状动脉口阻塞为基本病因。

在冠状动脉严重狭窄的基础上，一旦心肌需血量猛增或冠状动脉血供锐减，使心肌缺血达20~30分钟或以上，即可发生急性心肌梗死。

研究证明，多数心肌梗死是由于粥样斑块破溃、出血、管腔内血栓形成，使管腔闭塞。还有部分患者是由于冠状动脉粥样斑块内或其下出血或血管持续痉挛，也可使冠状动脉完全闭塞。

促使粥样斑块破裂、出血、血栓形成的诱因有：①机体交感神经活动增高，应激反应性增强，心肌收缩力加强、心率加快、血压增高；②饱餐，特别在食用大量脂肪后，使血脂升高，血液黏稠度增高；③剧烈活动、情绪过分紧张或过分激动、用力排便或血压突然升高，均可使左心室负荷加重；④脱水、出血、手术、休克或严重心律失常，可使心排血量减少，冠状动脉灌注减少。

急性心肌梗死发生并发症，均可使冠状动脉灌注量进一步降低，心肌坏死范围扩大。

（二）临床表现

1. 先兆表现

50%以上的患者发病数日或数周前有胸闷、心悸、乏力、恶心、大汗、烦躁、血压波动、心律失常、心绞痛等前驱症状。以新发生的心绞痛，或原有心绞痛发作频繁且程度加重、持续时间长、服用硝酸甘油效果不好为常见。

2. 主要症状

（1）疼痛：为最早、最突出的症状，其性质和部位与心绞痛相似，但程度更剧烈，伴有烦躁、大汗、濒死感。一般无明显的诱因，疼痛可持续数小时或数天，经休息和含服硝酸甘油无效。少数患者症状不典型，疼痛可位于上腹部或颈背部，甚至无疼痛表现。

（2）全身症状：一般在发生疼痛 24 ~ 48 小时或以后，出现发热、心动过速。一般发热体温在 38 ℃左右，多在 1 周内恢复正常。可有胃肠道症状如恶心、呕吐、上腹胀痛，重者可有呃逆。

（3）心律失常：有 75% ~ 95% 的患者发生心律失常，多发生于病后 1 ~ 2 天，前 24 小时内发生率最高，以室性心律失常最多见，如频发室性期前收缩，成对出现或呈短阵室性心动过速，常是出现室颤的先兆。室颤是急性心肌梗死早期患者死亡的主要原因。

（4）心源性休克：疼痛时常见血压下降，如疼痛缓解，收缩压 < 80 mmHg（10.7 kPa），同时伴有烦躁不安、面色苍白或发绀、皮肤湿冷、脉搏细速、尿量减少、反应迟钝，则为休克表现，约 20% 的患者常于心肌梗死后数小时至 1 周内发生。

（5）心力衰竭：约 50% 的患者在起病最初几天，疼痛或休克好转后，出现呼吸困难、咳嗽、发绀、烦躁等左侧心力衰竭的表现，重者可发生急性肺水肿，随后可出现颈静脉怒张、肝大、水肿等右侧心力衰竭的表现。右心室心肌梗死患者可发病开始即可出现右侧心力衰竭表现，同时伴有血压下降。

3. 体征

多数患者心率增快，但也有少数患者心率变慢，心尖部第一心音减低，出现第三、第四心音奔马律。有 10% ~ 20% 的患者在发病的 2 ~ 3 天，由于反应性纤维性心包炎，可出现心包摩擦音。可有各种心律失常。

除极早期血压可增高外，随之几乎所有患者血压下降，发病前高血压患者血压可降至正常，而且多数患者不再恢复起病前血压水平。

可有与心律失常、休克、心力衰竭相关的体征。

4. 其他并发症

乳头肌功能不全或断裂、心室壁瘤、栓塞、心脏破裂、心肌梗死后综合征等。

（三）辅助检查

1. 心电图改变

（1）特征性改变：①面向坏死区的导联，出现宽而深的异常 Q 波；②在面向坏死区周围损伤区的导联，出现 ST 段抬高呈弓背向上；③在面向损伤区周围心肌缺氧区的导联，出现 T 波倒置；④在背向心肌梗死的导联则出现 R 波增高、ST 段压低、T 波直立并增高。

（2）动态性改变：起病数小时后 ST 段弓背向上抬高，与直立的 T 波连接成单向曲线；2 天内出现病理性 Q 波，R 波减低；数日后 ST 段恢复至基线水平，T 波低平、倒置或双向；数周后 T 波可倒置，病理性 Q 波永久遗留。

2. 实验室检查

（1）肌红蛋白：肌红蛋白敏感性高但特异性不高，起病后 2 小时内升高，12 小时内达到高峰，24 ~ 48 小时恢复正常。

（2）肌钙蛋白：肌钙蛋白 I 或肌钙蛋白 T 起病后 3 ~ 4 小时升高。肌钙蛋白 I 11 ~ 24 小时达到高峰，7 ~ 10 天恢复正常。肌钙蛋白 T 24 ~ 48 小时达到高峰，10 ~ 14 天恢复正常。这些心肌结构蛋白含量增加是诊断心肌梗死的敏感指标。

（3）血清心肌酶：出现肌酸激酶同工酶（CK-MB）、磷酸肌酸激酶、天冬氨酸转氨酶、乳酸脱氢酶升高，其中磷酸肌酸激酶是出现最早、恢复最早的酶，肌酸激酶同工酶诊断敏感性和特异性均极高，起病 4 小时内增高，16 ~ 24 小时达到高峰，3 ~ 4 天恢复正常。增高程度与梗死的范围成正相关，其高峰出现时间是否提前有助于判断溶栓治疗是否成功。

（4）血细胞：发病 24 ~ 48 小时后白细胞升高（10 ~ 20）× 10^9/L，中性粒细胞增多，嗜酸性粒细胞减少；红细胞沉降率增快；C 反应蛋白增高。

（四）治疗

急性心肌梗死治疗原则是尽快恢复心肌血流灌注，挽救心肌，缩小心肌缺血范围，防止梗死面积扩大，保护和维持心功能，及时处理各种并发症。

1. 一般治疗

（1）休息：急性期卧床休息 12 小时，若无并发症，24 小时内应鼓励患者床上活动肢体，第 3 天可床边活动，第 4 天起逐步增加活动量，1 周内可达到每日 3 次步行 100 ~ 150 m。

（2）监护：急性期进行心电图、血压、呼吸监护，密切观察生命体征变化和心功能变化。

（3）吸氧：急性期持续吸氧 4 ~ 6 L/min，如发生急性肺水肿，按其处理原则处理。

（4）抗凝治疗：无禁忌证患者嚼服肠溶阿司匹林 150 ~ 300 mg，连服 3 天，以后改为 75 ~ 150 mg/d，长期服用。

2. 解除疼痛

哌替啶 50 ~ 100 mg 肌内注射或吗啡 5 ~ 10 mg 皮下注射，必要时 1 ~ 2 小时可重复使用 1 次，以后每 4 ~ 6 小时重复使用，用药期间要注意防止呼吸抑制。疼痛轻的患者可应用可待因或罂粟碱 30 ~ 60 mg 肌内注射或口服。也可用硝酸甘油静脉滴注，但需注意心率、血压变化，防止心率增快、血压下降。

3. 心肌再灌注

心肌再灌注是一种积极治疗措施，应在发病 12 小时内，最好在 3 ~ 6 小时进行，使冠状动脉再通，心肌再灌注，使濒临坏死的心肌得以存活，坏死范围缩小，减轻梗死后心肌重塑，改善预后。

（1）经皮冠状动脉介入治疗（PCI）：实施 PCI 首先要具备实施介入治疗的条件，并建立急性心肌梗死急救的绿色通道，患者到院明确诊断之后，即要对患者给予常规治疗，又要做好术前准备，同时将患者送入心导管室。

1）直接 PCI 适应证：①ST 段抬高和新出现左束支传导阻滞；②ST 段抬高性心肌梗死并发休克；③非 ST 段抬高性心肌梗死，但梗死的动脉严重狭窄；④有溶栓禁忌证，又适宜再灌注治疗的患者。

注意事项：①发病 12 小时以上的患者不宜实施 PCI；②对非梗死相关的动脉不宜实施 PCI；③心源性休克需先行主动脉球囊反搏术，待血压稳定后方可实施 PCI。

2）补救 PCI：溶栓治疗后仍有胸痛，抬高的 ST 段降低不明显者，应实施补救 PCI。

3）溶栓治疗再通后 PCI：溶栓治疗再通后，在 7 ~ 10 天行冠状动脉造影，对残留的狭窄血管并适宜的行 PCI，可进行 PCI。

（2）溶栓疗法：对于由于各种原因没有进行介入治疗的患者，在无禁忌证情况下，可尽早行溶栓治疗。

1）适应证：①两个以上（包括两个）导联 ST 段抬高或急性心肌梗死伴左束支传导阻

滞，发病 < 12 小时，年龄 < 75 岁；②ST 段抬高明显的心肌梗死患者，> 75 岁；③ST 段抬高性心肌梗死发病已达 12 ~ 24 小时，但仍有胸痛、广泛 ST 段抬高者。

2）禁忌证：①既往病史中有出血性脑卒中；②近 1 年内有过缺血性脑卒中、脑血管病；③颅内肿瘤；④近 1 个月有过内脏出血或已知出血倾向；⑤正在使用抗凝药；⑥近 1 个月有创伤史、超过 10 分钟的心肺复苏，近 3 周来有外科手术史，近 2 周内有在不能压迫部位的大血管行穿刺术；⑦未控制高血压，> 180/110 mmHg；⑧未排除主动脉夹层。

3）常用溶栓药物：尿激酶（UK）在 30 分钟内静脉滴注 150 万 ~ 200 万 U；链激酶（SK）、重组链激酶（rSK）在 1 小时内静脉滴注 150 万 U。应用链激酶须注意有无过敏反应，如寒战、发热等。重组组织型纤溶酶原激活药（rt-PA）在 90 分钟内静脉给药 100 mg，先静脉注射 15 mg，继而在 30 分钟内静脉滴注 50 mg，随后 60 分钟内静脉滴注 35 mg。另外，在用 rt-PA 前后均需静脉滴注肝素，应用 rt-PA 前需用肝素 5000 U，用 rt-PA 后需每小时静脉滴注肝素 700 ~ 1000 U，持续使用 2 天。之后 3 ~ 5 天，每 12 小时皮下注射肝素 7500 U 或使用低分子肝素。

血栓溶解指标：①抬高的 ST 段 2 小时内回落 50%；②2 小时内胸痛消失；③2 小时内出现再灌注性心律失常；④血清 CK-MB 酶峰值提前出现。

4. 心律失常处理

室性心律失常常可引起猝死，应立即处理，首选给予利多卡因静脉注射，反复出现可使用胺碘酮治疗，发生室颤时立即实施电复律；对房室传导阻滞，可用阿托品、异丙肾上腺素等药物，严重者需安装人工心脏起搏器。

5. 控制休克

补充血容量，应用升压药物及血管扩张药，纠正酸碱平衡紊乱。如处理无效时，应选用在主动脉内球囊反搏术的支持下，积极行经皮冠状动脉成形术或支架置入术。

6. 治疗心力衰竭

主要是治疗急性左侧心力衰竭。急性心肌梗死 24 小时内禁止使用洋地黄制剂。

7. 二级预防

预防动脉粥样硬化、冠心病的措施属于一级预防，对于已经患有冠心病、心肌梗死患者预防再次梗死，防止发生心血管事件的措施属于二级预防。

二级预防措施有：①应用阿司匹林或氯吡格雷等药物，抗血小板集聚，应用硝酸酯类药物，抗心绞痛治疗；②预防心律失常，减轻心脏负荷。控制血压在 140/90 mmHg 以下，合并糖尿病或慢性肾功能不全应控制在 130/80 mmHg 以下；③戒烟、控制血脂；④控制饮食，治疗糖尿病，糖化血红蛋白应低于 7%，体重指数应控制在标准体重之内；⑤对患者及其家属普及冠心病相关知识教育，鼓励患者有计划、适当地运动。

（五）护理

1. 身心休息

急性期绝对卧床，减少心肌耗氧，避免诱因。保持安静，减少探视避免不良刺激，保证睡眠。陪伴和安慰患者，操作熟练，有条不紊，理解并鼓励患者表达恐惧。

2. 改善活动耐力

改善活动耐力，帮助患者制订逐渐活动计划。对于有固定时间和情境出现疼痛的患者，可预防性给药。若患者在活动后出现呼吸加快或困难、脉搏过快或停止后 3 分钟未恢复，血压异常、胸痛、眩晕应停止活动，并以此作为限制最大活动量的指标。

3. 病情观察

监护 5~7 天，监测心电图、心率、心律、血压、血流动力学，有并发症应延长监护时间。如心率、心律和血压变化，出现心律失常，特别是室性心律失常和严重的房室传导阻滞、休克的发生，及时报告医师处理。观察尿量、意识改变，以帮助判断休克的情况。

4. 吸氧

前 3 天给予高流量吸氧 4~6 L/min，而后可间断吸氧。如发生急性肺水肿，按其处理原则护理。

5. 镇痛护理

遵医嘱给予哌替啶、吗啡、杜冷丁等镇痛药物，对于烦躁不安的患者可给予地西泮肌内注射。观察疼痛性质及其伴随症状的变化，注意有无呼吸抑制、心率加快等不良反应。

6. 防止便秘护理

向患者强调预防便秘的重要性，食用富含纤维食物。注意饮水，1500 mL/d。遵医嘱长期服用缓泻药，保证排便通畅。必要时应用润肠药、低压灌肠等。

7. 饮食护理

给予低热量、低脂、低胆固醇和高维生素饮食，少量多餐，避免刺激性食品。

8. 溶栓治疗护理

溶栓前要建立并保持静脉通道畅通。仔细询问病史，除外溶栓禁忌证；溶栓前需检查血常规、凝血时间、血型，配血备用。

溶栓治疗中观察患者有无寒战、皮疹、发热等过敏反应。应用抗凝药物如阿司匹林、肝素，使用过程中应严密观察有无出血倾向。应用溶栓治疗时应严密监测出凝血时间和纤溶酶原，防止出血，注意观察有无牙龈、皮肤、穿刺点出血，观察尿、粪便的颜色。出现大出血时需立即停止溶栓、输鱼精蛋白、输血。

溶栓治疗后应定时记录心电图、检查心肌酶谱，观察胸痛有无缓解。

9. 经皮冠状动脉介入治疗后护理

防止出血与血栓形成，停用肝素 4 小时后，复查全血凝固时间，凝血时间在正常范围之内，拔除动脉鞘管，压迫止血，加压包扎，患者继续卧床 24 小时，术肢制动。同时，严密观察生命体征，有无胸痛。观察足背动脉搏动情况，鞘管留置部位有无出血、血肿。

10. 预防并发症

（1）预防心律失常及护理：急性期要持续心电监护，发现频发室性期前收缩，成对的、多源性的、呈 RonT 现象的室性期前收缩或发现房室传导阻滞时，应及时通知医师处理，遵医嘱应用利多卡因等抗心律失常药物，同时要警惕发生室颤、猝死。

电解质紊乱、酸碱失衡也是引起心律失常的重要因素，要监测电解质和酸碱平衡状态，准备好急救药物和急救设备如除颤器、起搏器等。

（2）预防休克及护理：遵医嘱给予扩容、纠酸、血管活性药物，避免脑缺血、保护肾功能，让患者平卧位或头低足高位。

（3）预防心力衰竭及护理：在起病最初几天甚至在心肌梗死演变期内，急性心肌梗死的患者可以发生心力衰竭，多表现左侧心力衰竭。因此要严密观察患者有无咳嗽、咳痰、呼吸困难、尿少等症状，观察肺部有无湿性啰音。避免情绪烦躁、饱餐、用力排便等加重心脏负荷的因素。如发生心力衰竭，即按心力衰竭护理进行护理。

11. 健康教育

（1）养成良好生活习惯：调整生活方式，缓解压力，克服不良情绪，避免饱餐、寒冷刺激。洗澡时应注意：不在饱餐和饥饿时洗，水温和体温相当，时间不要过长，卫生间不上锁，必要时有人陪同。

（2）积极治疗危险因素：积极治疗高血压、高血脂、糖尿病、控制体重于正常范围，戒除烟酒。自觉落实二级预防措施。

（3）按时服药：了解所服药物作用、不良反应，随身带药物和保健卡。按时服药、定期复查，终身随诊。

（4）合理饮食：食用低热量、低脂、低胆固醇，总热量不宜过高的饮食，以维持正常体重为度。清淡饮食，少量多餐。避免大量刺激性食品。多食含纤维素和果胶的食物。

（李艳伟　姚　瑶）

第二节　原发性高血压

原发性高血压是以血压升高为主要临床表现伴或不伴有多种血管危险因素的综合征，通常简称为高血压病。原发性高血压是临床最常见的心血管疾病之一，也是多种心、脑血管疾病的重要危险因素，长期高血压状态可影响重要脏器如心、脑、肾的结构与功能，最终导致这些器官的功能衰竭。原发性高血压应与继发性高血压相区别，后者约占5%，其血压升高只是某些疾病的临床表现之一，如能及时治疗原发病，血压可恢复正常。

一、流行病学

高血压患病率有地域、年龄、种族的差别，总体上发达国家高于发展中国家。我国流行病学调查显示，高血压患病率呈明显上升趋势，估计我国每年新增高血压病患者1000万。城市高于农村，北方高于南方。男、女患病率差别不大，女性更年期以前略低于男性，更年期以后高于男性，两性原发性高血压患病率均与年龄成正比。近年来，我国高血压人群的知晓率、治疗率、控制率虽略有提高，但仍处于较低水平，尤其是城市与农村存在较大差别。

二、病因与发病机制

原发性高血压为多因素疾病，是在一定的遗传易感性基础上，多种后天环境因素综合作用的结果。一般认为遗传因素占40%，环境因素约占60%。

1. 病因

（1）遗传因素：本病有较明显的家族聚集性，约60%的高血压患者可有高血压家族史。双亲均有高血压的正常血压子女，成年后发生高血压的比例增高。这些均提示本病是一种多基因遗传病，有遗传学基础或伴有遗传生化异常。

（2）环境因素。

1）饮食：人群中钠盐（氯化钠）摄入量与血压水平和高血压患病率成正相关，而钾盐摄入量与血压水平成负相关。高钠、低钾膳食是我国大多数高血压患者发病的主要危险因素。但改变钠盐摄入并不能影响所有患者的血压水平，摄盐过多导致血压升高主要见于对盐敏感的人群中。低钙、高蛋白质摄入、饮食中饱和脂肪酸或饱和脂肪酸与不饱和脂肪酸比值较高也属于升压饮食。吸烟、过量饮酒或长期少量饮酒也与血压水平成线性相关。

2）超重与肥胖：超重与肥胖是血压升高的另一重要危险因素。身体脂肪含量、体重指数（BMI）与血压水平成正相关。BMI $\geqslant 24$ kg/m² 者发生高血压的风险是正常体重指数者的 $3\sim4$ 倍。身体脂肪的分布与高血压发生也相关，腹部脂肪聚集越多，血压水平就越高。腰围男性 $\geqslant 90$ cm，女性 $\geqslant 85$ cm，发生高血压的危险比正常腰围者大 4 倍以上。

3）精神应激：人在长期精神紧张、压力、焦虑或长期环境噪声、视觉刺激下也可引起高血压，因此，城市脑力劳动者高血压患病率超过体力劳动者，从事精神紧张度高的职业和长期噪声环境中工作者患高血压较多。

（3）其他因素：服用避孕药、阻塞性睡眠呼吸暂停综合征（SAHS）也与高血压的发生有关。口服避孕药引起的高血压一般为轻度，并且停药后可逆转。50% 的 SAHS 患者有高血压。

2. 发病机制

高血压的发病机制，即遗传与环境通过什么途径和环节升高血压，至今还没有一个完整统一的认识。高血压的血流动力学特征主要是总外周阻力相对或绝对增高。从总外周血管阻力增高出发，目前高血压的发病机制较集中在以下几个环节。

（1）交感神经系统亢进：长期反复的精神应激使大脑皮质兴奋、抑制平衡的功能失调，导致交感神经系统活性亢进，血浆儿茶酚胺浓度升高，从而使小动脉收缩，周围血管阻力增强，血压上升。

（2）肾性水钠潴留：各种原因引起肾性水钠潴留，机体为避免心排血量增高使器官组织过度灌注，则通过血流自身调节机制使全身阻力小动脉收缩增强，而致总外周血管阻力和血压升高。也可能通过排钠激素分泌释放增加，例如内源性类洋地黄物质，在排泄水钠同时使外周血管阻力增高。

（3）肾素—血管紧张素—醛固酮系统（RAAS）激活：肾脏球旁细胞分泌的肾素可激活肝脏合成的血管紧张素原（AGT）转变为血管紧张素 Ⅰ（AT Ⅰ），后者经过肺、肾等组织时在血管紧张素转换酶（ACE，又称激肽酶Ⅱ）的活化作用下转化成血管紧张素 Ⅱ（AT Ⅱ）。后者还可在酶的作用下转化成AT Ⅲ。此外，脑、心脏、肾、肾上腺、动脉等多种器官组织可局部合成 AT Ⅱ、醛固酮，成为组织 RAAS 系统。AT Ⅱ是 RAAS 的主要效应物质，它作用于血管紧张素Ⅱ受体，使小动脉平滑肌收缩；可刺激肾上腺皮质球状带分泌醛固酮，引起水钠潴留；通过交感神经末梢突触前膜的正反馈使去甲肾上腺素分泌增加而升高血压。总之，RAAS 过度激活将导致高血压的产生。

（4）细胞膜离子转运异常：血管平滑肌细胞有许多特异性的离子通道、载体和酶，组成细胞膜离子转运系统，维持细胞内外钠、钾、钙离子浓度的动态平衡。遗传性或获得性细胞离子转运异常，可导致细胞内钠、钙离子浓度升高，膜电位降低，激活平滑肌细胞兴奋—收缩偶联，使血管收缩反应性增强和平滑肌细胞增生与肥大，血管阻力增高。

（5）胰岛素抵抗：大多数高血压患者空腹胰岛素水平增高，而糖耐量有不同程度降低，提示有胰岛素抵抗现象。胰岛素抵抗致血压升高的机制可能是胰岛素水平增高：①肾小管对钠的重吸收增加；②增强交感神经活动；③使细胞内钠、钙浓度增加；④刺激血管壁增生肥厚。

三、病理

小动脉病变是本病最重要的病理改变，早期是全身小动脉痉挛，长期反复的痉挛最终导致血管壁的重构，即管壁纤维化，变硬，管腔狭窄，导致重要靶器官如心、脑、肾、视网膜组织缺血损伤。高血压后期可促进动脉粥样硬化的形成及发展，该病变主要累及体循环大、中动脉而致主动脉夹层或冠心病。全身小动脉管腔狭窄导致外周血管阻力持续上升引起的心脏结构改变主要是左心室肥厚和扩大。

四、临床表现

根据起病和病情进展的缓急及病程的长短，原发性高血压可分为两型：缓进型和急进型。前者又称良性高血压，绝大部分患者属于此型，后者又称恶性高血压，仅占患病率的1%~5%。

1. 缓进型（或良性）高血压

（1）临床特点：缓进型高血压多在中年以后起病，有家族史者发病可较早。起病多数隐匿，病情发展慢，病程长。早期患者血压波动，血压时高时正常，在劳累、精神紧张、情绪波动时易有血压升高。休息、去除上述因素后，血压常可降至正常。随着病情的发展，血压可趋向持续性升高或波动幅度变小。患者的主观症状和血压升高的程度可不一致，约半数患者无明显症状，只是在体检或因其他疾病就医时才发现有高血压，少数患者则在发生心、脑、肾等器官的并发症时才明确高血压的诊断。

（2）症状：早期患者由于血压波动幅度大，可有较多症状。而在长期高血压后即使在血压水平较高时也可无明显症状。因此，无论有无症状，都应定期检测患者的血压。

1）神经精神系统表现：头痛、头晕和头胀是高血压常见的神经系统症状，也可有头枕部或颈项扳紧感，高血压直接引起的头痛多发生在早晨，位于前额、枕部或颞部。经降压药物治疗后头痛可减轻。高血压引起的头晕可为暂时性或持续性，伴有眩晕者较少，与内耳迷路血管障碍有关，经降压药物治疗后症状可减轻。但要注意有时血压下降得过快过多也可引起头晕。部分患者有乏力、失眠、工作能力下降等。

2）靶器官受损的并发症。①脑血管病：包括缺血性脑梗死、脑出血。②心脏：出现高血压性心脏病（左心室肥厚、扩张）、冠心病、心力衰竭。③肾脏：长期高血压致肾小动脉硬化，肾功能减退，称为高血压肾病，晚期出现肾功能衰竭。④其他：主动脉夹层、眼底损害。

（3）体征：听诊可闻及主动脉瓣区第二心音亢进、主动脉瓣区收缩期杂音（主动脉扩张致相对主动脉瓣狭窄）。长期高血压可有左心室肥厚，体检心界向左下扩大。左心室扩大致相对二尖瓣关闭不全时心尖区可闻及杂音及第四心音。

2. 急进型（或恶性）高血压

此型多见于年轻人，起病急骤，进展迅速，典型表现为血压显著升高，舒张压持续≥130 mmHg。头痛且较剧烈、头晕、视物模糊、心悸、气促等。肾损害最为突出，有持续蛋白尿、血尿与管型尿。眼底检查示出血、渗出和视神经盘水肿。如不及时有效降压治疗，预后很差，常死于肾衰竭，少数因脑卒中或心力衰竭死亡。

3. 高血压危象

因紧张、疲劳、寒冷、嗜铬细胞瘤发作、突然停服降压药等诱因下，全身小动脉发生暂时性强烈痉挛，周围血管阻力明显增加，血压急剧上升，累及靶器官缺血而产生一系列急诊临床症状，称为高血压危象。在高血压早期与晚期均可发生。临床表现血压显著升高，以收缩压突然升高为主，舒张压也可升高。心率增快，可大于110次/分。患者出现头痛、烦躁、多汗、尿频、眩晕、耳鸣、恶心、呕吐、心悸、气急及视物模糊等症状。每次发作历时短暂，持续几分钟至数小时，偶可达数日，祛除诱因或及时降压，症状可逆转，但易复发。

4. 高血压脑病

产生的机制可能是由于过高的血压突破了脑血流自动调节范围，导致脑部小动脉由收缩转为被动性扩张，脑组织血流灌注过多引起脑水肿。临床表现除血压升高外，有脑水肿和颅内压高表现，表现为弥漫性剧烈头痛、呕吐、继而烦躁不安、视物模糊、黑矇、心动过缓、嗜睡甚至昏迷。如发生局限性脑实质损害，可出现定位体征，如失语，偏瘫和病理反射等。眼底检查示视神经盘水肿、渗出和出血。颅部 CT 检查无出血灶或梗死灶。经积极降压治疗后临床症状和体征消失，一般不会遗留脑损害的后遗症。

五、辅助检查

1. 实验室检查

检查血常规、尿常规、肾功能、血糖、血脂分析、血尿酸等，可发现高血压对靶器官损害情况。

2. 心电图

可见左心室肥大、劳损。

3. X 线检查

可见主动脉弓迂曲延长，左心室增大，出现心力衰竭时肺野可有相应的变化。

4. 超声心动图

了解心室壁厚度、心腔大小、心脏收缩和舒张功能、瓣膜情况等。

5. 眼底检查

有助于对高血压严重程度的了解，目前采用 Keith-Wagener 分级法，其分级标准如下。Ⅰ级：视网膜动脉变细，反光增强；Ⅱ级：视网膜动脉狭窄，动静脉交叉压迫；Ⅲ级：眼底出血或棉絮状渗出；Ⅳ级：视神经盘水肿。

6. 24 小时动态血压监测

有助于判断高血压的严重程度，了解其血压变异性和血压昼夜节律；指导降压治疗和评价降压药物疗效。

六、诊断

1. 高血压诊断

主要依据诊室血压，采用经核准的水银柱或电子血压计，测量安静休息坐位时上臂肱动脉部位血压。在未使用降压药的情况下，非同日（一般间隔2周）3次测量血压，收缩压≥140 mmHg 和（或）舒张压≥90 mmHg 即诊断为高血压。收缩压≥140 mmHg 和舒张压 <

90 mmHg为单纯收缩期高血压。患者既往有高血压病史，目前正在使用降压药，血压虽然低于140/90 mmHg，也诊断为高血压。

根据血压升高的水平，可进一步分为高血压1、2、3级（表5-1）。排除继发性高血压。

表5-1　血压水平的定义和分类

类别	收缩压/mmHg	关系	舒张压/mmHg
正常血压	<120	和	<80
正常高值	120～139	和（或）	80～89
高血压	≥140	和（或）	≥90
1级高血压（轻度）	140～159	和（或）	90～99
2级高血压（中度）	160～179	和（或）	100～109
3级高血压（重度）	≥180	和（或）	≥110
单纯收缩期高血压	≥140	和	<90

注：以上分类适用于男、女性和18岁以上的成人。当收缩压与舒张压分属于不同级别时，则以较高的作为定级标准。单纯收缩期高血压也可按照收缩压水平分为1、2、3级。

2. 高血压的危险分层

高血压病的严重程度并不单纯与血压的高度成正比，必须结合患者所具有的心血管疾病危险因素、靶器官的损害及并存的临床情况作出全面的评价（表5-2）。

表5-2　中国高血压防治指南对高血压患者的危险分层

其他危险因素和病史	血压/mmHg		
	1级（收缩压140～159或舒张压90～99）	2级（收缩压160～179或舒张压100～109）	3级（收缩压≥180或舒张压≥110）
Ⅰ.无其他危险因素	低危	中危	高危
Ⅱ.1～2个其他危险因素	中危	中危	极高危
Ⅲ.≥3个危险因素或靶器官损害	高危	高危	极高危
Ⅳ.并存临床情况	极高危	极高危	极高危

（1）心血管疾病危险因素：①高血压1～3级；②吸烟；③男性>55岁，女性>65岁；④糖耐量异常和（或）空腹血糖升高；⑤血脂异常；⑥早发心血管疾病家族史（一级亲属发病年龄女性<50岁）；⑦腹型肥胖（腰围：男性≥90 cm，女性≥85 cm）或肥胖（BMI≥28 kg/m²）。

（2）靶器官损害：①左心室肥厚（心电图或超声心动图）；②蛋白尿和（或）血肌酐轻度升高（106～177 μmol/L）；③超声或X线证实有动脉粥样硬化斑块（颈、髂、股或主动脉）；④视网膜动脉局灶或广泛狭窄；⑤颈、股动脉脉搏波速度>12 m/s（选择使用）；⑥踝/臂血压指数<0.9（选择使用）。

（3）并存临床情况：①心脏疾病，心肌梗死、心绞痛、冠状动脉血运重建术后、心力衰竭；②脑血管疾病，脑出血、缺血性脑卒中、短暂性脑缺血发作；③肾脏疾病，糖尿病肾病、肾功能受损（血肌酐，男性>133 μmol/L，女性>124 μmol/L；蛋白尿>300 mg/24h）；

④血管疾病，主动脉夹层、外周血管病；⑤视网膜病变，出血或渗出、视神经盘水肿；⑥糖尿病，空腹血糖≥7.0 mmol/L；餐后血糖≥11.1 mmol/L。

七、治疗

1. 治疗目的

高血压治疗的最终目的是降低高血压水平，减少高血压患者心、脑血管病的发病率和病死率。

2. 血压控制目标

采取综合治疗措施（干预患者存在的危险因素或并存的临床情况），将血压降到患者能耐受的水平，目前主张一般高血压患者血压控制目标值至 140/90 mmHg 以下，血压达标时间 4～12 周。65 岁或以上的老年人单纯收缩期高血压的降压目标水平是收缩压（SBP）140～150 mmHg，舒张压（DBP）＜90 mmHg 但不低于 65～70 mmHg。老年人对药物耐受性差，血压达标时间可适当延长。伴有糖尿病、慢性肾脏病、病情稳定的冠心病或脑血管疾病的高血压患者，治疗更应个体化，一般血压控制目标值＜130/80 mmHg。

3. 治疗内容

包括非药物治疗和药物治疗两大类。

（1）非药物治疗：即改变不良的生活方式，是治疗高血压的首要和基本措施，对全部高血压病患者均适用。

（2）药物治疗：凡高血压 2 级或以上患者；高血压合并糖尿病，或者已有心、脑、肾靶器官损害和并发症的患者；血压持续升高 6 个月以上，非药物治疗手段仍不能有效控制血压者，必须使用降压药物治疗。

1）常用降压药：目前常用降压药物可归纳为 5 类，即利尿剂、β 受体阻滞剂、钙通道阻滞剂、血管紧张素转换酶抑制剂及血管紧张素 II 受体拮抗剂。α 受体阻滞剂或其他中枢性降压药有时也可用于某些高血压患者。

2）用药原则：概括为"小剂量开始，联合用药，优先选用长效降压药，个体化降压，降压达标，长期维持"。

小剂量：选用的降压药应从小剂量开始，逐步递增剂量，达到满意血压水平所需药物的种类与剂量后进行长期维持降压治疗。

推荐应用长效制剂：可以有效控制夜间血压和晨峰血压，减少血压的波动，降低主要心血管事件的发生危险和防治靶器官损害，并提高用药的依从性。

联合用药：以增强降压疗效又减少不良反应，在低剂量单药降压效果不理想时，可以采用两种或多种药物联合治疗。

个体化：根据患者具体情况和耐受性及个人意愿或长期经济承受能力，选择适合患者的降压药。

3）常见药物组合：目前优先推荐的 2 种降压药物联合治疗方案是二氢吡啶类钙通道阻滞剂（D-CCB）与 ARB/ACEI；ARB/ACEI/D-CCB 与噻嗪类利尿剂；D-CCB 与 β 受体阻滞剂。3 种降压药物合理的联合治疗方案除有禁忌证外必须包含利尿剂。

4）有合并症和并发症的降压治疗（表5-3）。

表5-3　高血压有合并症和并发症的降压治疗

合并症、并发症	降压药物
合并脑血管病	ARB、长效钙通道阻滞剂、ACEI 或利尿剂
合并心肌梗死	β 受体阻滞剂和 ACEI
合并稳定型心绞痛	β 受体阻滞剂和钙通道阻滞剂
并发心力衰竭	ACEI 或 ARB、β 受体阻滞剂和利尿剂
并发慢性肾衰竭	3 种或 3 种以上降压药
合并糖尿病	ACEI 或用 ARB，必要时用钙通道阻滞剂和小剂量利尿剂

（3）高血压急症的治疗：高血压急症是指短时期内（数小时或数天）血压急骤升高，收缩压 >200 mmHg 和（或）舒张压 >130 mmHg，同时伴有心、脑、肾、视网膜等重要的靶器官功能损害的一种严重危及生命的临床综合征，其发生率占高血压患者的 5% 左右。①一般处理：见高血压急症的护理措施内容。②迅速降压：静脉给予适宜有效的降压药物，并加强血压监测。③控制性降压：短时间血压骤降，可能造成重要器官的血流灌注明显减少，应采取逐步控制性降压的方式，即开始的 24 小时内血压降低 20% ~ 25%，再将血压逐步降到适宜水平，48 小时内血压不低于 160/100 mmHg。④降压药物选择：a. 硝普钠为首选药物，适用于大多数高血压急症。为动脉和静脉扩张剂，可即刻起效，静滴停止后作用持续时间 1 ~ 2 分钟。剂量 0.25 ~ 10 μg/（kg·min）；b. 其他如硝酸甘油、尼卡地平、地尔硫䓬、拉贝洛尔、乌拉地尔、肼屈嗪、酚妥拉明，可根据病情选择使用。⑤降低颅内压：有高血压脑病时宜给予脱水剂，如甘露醇；或选择快速利尿剂如呋塞米静脉注射。⑥镇静止痉：伴烦躁、抽搐者应用地西泮、巴比妥类药物肌内注射或水合氯醛灌肠。

八、护理问题

1. 头痛

与血压升高有关。

2. 有受伤的危险

与头晕、视物模糊、意识改变或发生直立性低血压有关。

3. 潜在并发症

高血压急症。

4. 营养失调：高于机体需要量

与摄入过多、缺少运动有关。

5. 焦虑

与血压控制不满意、已发生并发症有关。

6. 知识缺乏

缺乏疾病预防、保健知识和高血压用药知识。

九、护理措施

1. 休息与活动

高血压初期可不限制一般的体力活动，但应避免重体力劳动，保证充足的睡眠。血压较高、症状频繁或有并发症的患者应多卧床休息，避免体力或脑力过度兴奋。

2. 病情观察

观察患者头痛情况，如疼痛程度、持续时间，是否伴有头晕、耳鸣、恶心、呕吐等症状。一旦发现血压急剧升高、剧烈头痛、呕吐、大汗、视物模糊、面色及神志改变、肢体运动障碍等症状，立即通知医生。

3. 对症护理

（1）头痛：及时进行头痛原因解释，指导使用放松方法，如听柔和音乐法、缓慢呼吸等。协助患者卧床休息，抬高床头，改变体位的动作应缓慢。保持病室安静，减少声光刺激，限制探视人员。遵医嘱使用降压药，并半小时后监测血压。症状缓解后告知患者平时避免劳累、情绪激动、精神紧张、环境嘈杂等不良因素；教会患者及其家属采取肩颈部按摩及放松等技巧，以改善头痛。

（2）视物模糊：保证患者安全，应清除活动范围内的障碍物，保持地面干燥、室内光线良好。外出时有人陪伴。

（3）直立性低血压：又称直立性低血压，是由于体位的改变，如从平卧位突然转为直立，或长时间站立发生的脑供血不足引起的低血压。通常认为，在改变体位为直立位的 3 分钟内，收缩压下降 >20 mmHg 或舒张压下降 >10 mmHg，同时伴有肢软乏力、头晕目眩、站立不稳、视物模糊、心悸、出汗、恶心、呕吐等，即为直立性低血压。措施如下。①告知患者直立性低血压的表现。应特别注意在联合用药、服首剂药物或加量时容易发生直立性低血压，服药后不要突然站起，最好静卧 1~2 小时再缓慢起床活动。②指导患者预防直立性低血压的方法。避免长时间站立，尤其在服药后最初几个小时；改变姿势，特别是从卧、坐位起立时，动作宜缓慢；服药时间可选在平静休息时，服药后继续休息片刻再活动；如有睡前服药，夜间起床排尿时应注意直立性低血压的发生；大量出汗、热水浴或蒸汽浴、饮酒等都是发生直立性低血压的诱因，应该注意避免。③发生直立性低血压时可平卧并抬高下肢，以促进下肢血液回流。

（4）高血压急症：①患者绝对卧床休息，抬高床头，避免一切不良刺激和不必要的活动，协助生活护理；②保持呼吸道通畅，有抽搐者用牙垫置于上下磨牙间防止舌咬伤；呕吐时头偏向一侧，以防止误吸；呼吸道分泌物较多但患者无法自行排出时，应及时用吸引器吸出；③吸氧 4~5 L/min，连接床边心电监护仪，实时监测心电、血压、呼吸；④安定患者情绪，必要时用镇静剂；⑤迅速建立静脉通路，遵医嘱应用降压药物，尽早将血压降至安全范围；⑥严密观察病情，定时观察并记录生命体征、神志、瞳孔、尿量，特别注意避免出现血压骤降；观察患者头痛、烦躁等症状有无减轻，有无肢体麻木、活动不灵、语言不清、嗜睡等情况；⑦使用硝普钠，本药对光敏感，溶液稳定性较差，滴注溶液应现配现用并注意避光；新配溶液为淡棕色，如变为黯棕色、橙色或蓝色应弃去重新配制；溶液内不宜加入其他药品，应单独使用一条静脉通路，以微量泵控制注入滴速，若静脉滴注已达 10 μg/（kg·min），经 10 分钟降压仍不满意，应通知医生考虑停用本药，更换降压药；持续静脉滴注一般不超过 72 小时，以免发生氰化物中毒。

4. 用药护理

遵医嘱应用降压药物，测量血压的变化以判断疗效，观察药物不良反应。

十、健康教育

高血压病病程很长，发展也不平衡，为了使患者血压控制在适当水平，应教育患者严格遵循自我护理计划，从而延缓或逆转高血压所造成的靶器官损害。具体如下。

1. 改变生活方式

合理膳食、限盐少脂、戒烟限酒；适量运动、控制体重；注意心理平衡（表 5-4）。

表 5-4　高血压治疗中生活方式的改善措施及成效

措施	推荐方法	相当的收缩压降低范围
减轻体重	保持正常体重	5～10 mmHg/减轻 10 kg 体重
采用 DASH 饮食计划	选用富含水果、蔬菜、低脂肪（低饱和脂肪酸和总脂肪含量）饮食	8～14 mmHg
低钠饮食	减少每日钠摄入量不超过 2.4 g 钠或 6 g 氯化钠水平	2～8 mmHg
体育锻炼	规律的有氧体育运动，如慢跑（每天至少 30 分钟，每周不少于 3 次）	4～9 mmHg
限酒	男性每日饮酒不超过 2 杯（白酒小于 1 两、葡萄酒小于 2 两、啤酒小于 5 两），女性和体重较轻者每日饮酒不超过 1 杯	2～4 mmHg

（1）食物的选择建议：以控制总热量为原则。①主食：提倡三餐中有两餐吃未精制的全谷类，如糙米饭、全麦面包、全麦馒头等。豆类和根茎淀粉类食物可搭配食用，如红豆粥、绿豆粥、地瓜、马铃薯等。少吃葡萄糖、果糖及蔗糖，这类糖属于单糖，易引起血脂升高。②钠盐：尽量减少烹调用盐，建议使用可定量的盐勺，每日食盐量以不超过 6 g 为宜。减少味精、酱油等含钠盐的调味品。少食或不食含钠盐较高的加工食品，如各种腌制品或各类炒货。肾功能良好者可使用含钾的烹饪盐。③蔬菜水果、奶类：可保证充足的钾、钙摄入。每天吃新鲜蔬菜、水果可预防便秘，以免用力排便使血压上升，诱发脑血管破裂。奶类以低脂或脱脂奶及乳制品为好，可单独饮用或搭配其他食物，如蔬菜、果汁食用。油菜、芹菜、蘑菇、木耳、虾皮、紫菜等食物含钙量较高，可适度选食。④脂肪：烹调时选用植物油，如橄榄油、麻油、花生油、茶油等，动物油、奶油尽量不用。尽量不吃油炸食物，有条件者可吃深海鱼油，其含有较多的亚油酸，对增加微血管的弹性，防止血管破裂，防止高血压并发症有一定的作用。⑤蛋白质：以豆制品、鱼、不带皮的家禽为主，少吃红肉（即家畜类）。鱼以外的海产品、动物内脏、蛋类胆固醇含量高，尽量避免食用或少食。

（2）控制体重：适当降低升高的体重，减少体内脂肪含量，可显著降低血压。最有效的减重措施是控制能量摄入和增加体力活动。减重的速度因人而异，体重以每周减重 0.5～1.0 kg 为宜。重度肥胖者还可在医生指导下选用减肥药降低体重。

（3）合理运动：根据年龄和血压水平选择适宜的运动方式，对中老年人应包括有氧、伸展及增强肌力 3 类运动，具体项目可选择步行、慢跑、太极拳等。运动强度因人而异，常用的运动强度指标为运动时最大心率 =170－年龄，如 50 岁的人运动心率为 120 次/分，运动频率一般每周 3～5 次，每次持续 30～60 分钟。注意劳逸结合，运动强度、时间和频度以不出现不适反应为度，避免竞技性和力量型运动。

（4）心理平衡：情绪激动、精神紧张、精神创伤等可使交感神经兴奋，血压上升，故应指导患者减轻精神压力，保持心态平和。工作时保持轻松愉快的情绪，避免过度紧张，在工作 1 小时后最好能休息 5~10 分钟，可做操、散步等调节自己的神经。心情郁怒时，要学会转移注意力，通过轻松愉快的方式来松弛自己的情绪。忌情绪激动、暴怒，防止发生脑出血。生活环境应安静，避免噪声刺激和引起精神过度兴奋的活动。

2. 自我病情监测

（1）定时测量血压：家庭测量血压多用上臂式全自动或半自动电子血压计，应教会患者及其家属正确的测量血压方法及测压时注意事项。家庭血压值一般低于诊室血压值，高血压的诊断标准为 ≥135/85 mmHg，与诊室血压的 140/90 mmHg 相对应。建议每天早晨和晚上测量血压，每次 2~3 遍，取平均值。血压控制平稳者，可每周测量 1 次。详细记录每次测量的日期、时间及血压读数，每次就诊携带记录，作为医生调整药量或选择用药的依据。对于精神高度焦虑的患者，不建议自测血压。

（2）测量血压时的注意事项：①血压计要定期检查，以保持其准确性，并应放置平稳，切勿倒置或震荡；②应尽量做到四定，定时间、定部位、定体位、定血压计；③对偏瘫患者，应在健侧手臂上测量；④选择合适的测压环境，应在安静、温度适当的环境里休息 5~10 分钟后进行血压测量，避免在应激状态下如膀胱充盈或吸烟、受寒、喝咖啡后测压。

3. 用药指导

①合理降压：尽量将血压降至目标血压水平，但应注意温和降压，而非越快越好。②坚持服药：强调长期药物治疗的重要性，用降压药物使血压降至理想水平后，应继续服用维持量，以保持血压相对稳定，对无症状者更应强调。告知有关降压药物的名称、剂量、用法、作用及不良反应，并提供书面材料。③遵医嘱服药：指导患者必须遵医嘱按时按量服药，不要随意增减药物、漏服或频繁更换降压药，更不能擅自突然停药，以免引起血压波动，诱发高血压危象。高血压伴有冠心病的患者若突然停用 β 受体阻滞剂还可诱发心绞痛、心肌梗死。④长期用药要注意药物不良反应的观察。

4. 定期复诊

根据患者的总危险分层及血压水平决定复诊时间。危险分层属低危或中危者，可安排患者每 1~3 个月随诊 1 次；若为高危者，则应至少每 1 个月随诊 1 次。

（李艳伟　贾环宇）

第六章

消化内科疾病的护理

第一节 反流性食管炎

一、概述

由胃和十二指肠内容物，主要是酸性胃液或酸性胃液加胆汁反流至食管，引起食管黏膜的炎症、糜烂、溃疡和纤维化等病变。其中胃食管反流病（gastroesophageal reflux disease，GERD）常并发反流性食管炎（reflux esophagitis，RE）。

反流性食管炎是由胃食管反流引起的食管黏膜损伤，其发病机制主要为：食管抗反流防御机制减弱，包括反流屏障、食管对反流物的清除及黏膜对反流物攻击的抵抗力；反流物对食管黏膜的攻击作用增强。社会心理因素也可以通过精神内分泌途径影响食管和胃的动力。老年患者食管黏膜逐渐萎缩、食管的蠕动功能下降、食管下括约肌松弛导致食管结构和功能改变使反流性食管炎的发病率增加。老年人户外活动减少，体重增加。食物中脂肪含量增多，使胃排空时间延长，饮酒、吸烟均可增加反流机会。老年人心血管病发生率较高，服用一些刺激消化道黏膜及影响食管胃动力药物的机会较多，糖尿病患者常伴有胃肠动力障碍，易引起排空延迟；随着年龄的增长，老年人外分泌腺逐渐萎缩，唾液量、重碳酸分泌量减少，中和酸、强化黏膜屏障的能力下降；此外，老年人脊柱后弯及便秘较常见，诸多因素都可能促进老年人反流性食管炎的发生发展。

二、护理评估

了解患者有无焦虑、抑郁等不良情绪，有无生命体征异常。患者胃灼热、反酸、胸痛、吞咽困难及困难程度，是否服用 NSAID 或抗胆碱能药物等。是否有饮咖啡的习惯。有无上腹部疼痛和恶心反胃、咳嗽、哮喘等；是否出现食管狭窄、出血、穿孔、溃疡、气管炎、吸入性肺炎等并发症。有无进食困难、体重下降、营养不良。

三、护理要点及措施

1. 一般护理

抬高床头，半卧位休息，保持病房整洁，定时通风。

2. 饮食护理

常规给予低脂肪饮食，出现吞咽困难给予半流质或流质饮食，必要时禁食。

3. 病情观察

观察剑突后烧灼感出现的时间、规律、放射部位、疼痛程度、反流物颜色和性质。

4. 胃灼热、反酸的护理

①指导肥胖患者减肥。②指导患者戒烟、酒、咖啡、巧克力。③睡眠时，可将头侧床脚垫高 15~20 cm，这对减轻平卧反流是行之有效的办法。要改变不良睡姿，如将两上臂上举或枕于头下，这样可引起膈肌抬高，胃内压力增加，从而使胃液反流而上。④要避免过度弯腰、快速行走等。⑤穿着宽松舒适衣物。⑥加强口腔护理，反流后及时漱口，防止口腔溃疡发生。

5. 吞咽困难护理

（1）观察吞咽困难是否进行性加重等，如同时发现患者有食物反流、食物由鼻孔流出、呕血及呛咳等伴随症状，应通知医师并嘱其取侧卧位，以防反流物吸入呼吸道，发生肺部感染或窒息。

（2）轻度吞咽困难患者可适当活动；重度因不能进食而致失水、营养不良、酸碱失衡等全身不适的患者应卧床休息，并给予生活照顾。

（3）饮食护理：根据吞咽困难的程度选择饮食，轻者给无渣软饭；中度者给流质饮食，采取少量多餐供给；重度者应禁食，提供肠外高能量营养如优质蛋白、糖类、多种维生素、微量元素等。禁食刺激性强的食物，如辣椒、咖啡等，忌烟、酒。

6. 用药护理

（1）制酸药：常用的药物有奥美拉唑、兰索拉唑、法莫替丁、复方氢氧化铝、氧化镁、雷尼替丁等，饭前半小时服用。

（2）胃动力药：常用的药物有多潘立酮、西沙比利、枸橼酸莫沙比利，饭前半小时服用。

（3）黏膜保护药：嚼碎服用可缓解症状。

（4）忌服有降低食管括约肌肌力、促进食物反流作用的药物，如茶碱、异丙肾上腺素、多巴胺、安定和钙通道阻滞剂如硝苯地平、维拉帕米等。

7. 注意生活规律，要起居有常

保持良好心态，避免情绪紧张、激动。适当参加家务劳动，但要注意劳逸结合，避免劳累过度。

8. 心理护理

由于该病反复发作，且老年患者常合并其他疾病如呼吸道、心血管疾病等，常导致患者营养不良、抵抗力下降、情绪低落、烦躁、对治疗丧失信心。根据患者的社会背景、个性、对疾病的认知程度，对每个患者提供个体化心理支持，并给予心理疏导和安慰，以增强战胜疾病的信心。

四、健康教育

（1）在患者出院前，为患者讲解继续治疗与预防复发的注意事项，将有关资料交给患者或家属，告知患者定期复查。

（2）指导患者少量多餐，避免过饱；宜清淡，应少饮含气或酸性饮料和刺激性饮品，如橘汁、柠檬汁、汽水、浓茶、咖啡等；少食甜品和高脂饮食，如巧克力、肥肉、煎鸡蛋等；禁吸烟、饮烈酒。

（3）告知患者适当锻炼身体，肥胖者适当减肥，以增强体质。

（4）指导患者遵医嘱按时服药，向患者详细讲解所用药物的作用、有效剂量、维持量、使用方法、治疗特点及药物不良反应等，提高患者的用药依从性，避免和减少由于患者对药理机制及作用认识不足而导致的不遵医嘱服药和随意要求医生停药的现象。

（5）应根据患者的文化程度、接受能力和知识需求，对疾病相关知识选择不同的教育内容。

（李艳伟　杨玉娥）

第二节　非酒精性脂肪性肝病

非酒精性脂肪性肝病（NAFLD）是指排除过量饮酒和其他明确的损肝因素，以弥漫性肝细胞大泡性脂肪变为病理特征的临床综合征。包括非酒精性单纯性脂肪肝（NAFL）、非酒精性脂肪性肝炎（NASH）及其相关肝硬化和肝细胞癌，其发病和胰岛素抵抗及遗传易感性关系密切。以40~50岁最多见，男女患病率基本相同。

NAFLD的危险因素包括高脂肪高热量膳食结构、多坐少动的生活方式、代谢综合征及其他（肥胖、高血压、血脂紊乱和2型糖尿病）。全球脂肪肝的流行主要与肥胖症患病率迅速增长密切相关。我国近年发病率呈上升趋势，明显超过病毒性肝炎及酒精性肝病的发病率，成为最常见的慢性肝病之一。

一、临床表现

本病起病隐匿，发病缓慢。

1. 症状

NAFLD常无症状。少数患者可有乏力、右上腹轻度不适、肝区隐痛或上腹胀痛等非特异症状。严重脂肪性肝炎可有食欲减退、恶心、呕吐等。发展至肝硬化失代偿期的临床表现与其他原因所致的肝硬化相似。

2. 体征

严重脂肪性肝炎可出现黄疸，部分患者可有肝肿大。

二、辅助检查

1. 血清学检查

血清转氨酶和γ-谷氨酰转肽酶（GGT）水平正常或轻、中度升高，通常以丙氨酸转氨酶（ALT）升高为主。

2. 影像学检查

B超、CT和MRI检查对脂肪性肝病的诊断有重要的实用价值，其中B超敏感性高，CT特异性强，MRI在局灶性脂肪肝与肝内占位性病变鉴别时价值较大。

3. 病理学检查

肝穿刺活组织检查是确诊NAFLD的主要方法。

三、诊断标准

（1）无饮酒史或每周饮酒折合乙醇量 <40 g。

（2）除病毒性肝炎、全胃肠外营养等可导致脂肪肝的特定疾病。

（3）血清转氨酶可升高，以 ALT 升高为主，常伴有 GGT 和三酰甘油升高。

（4）除原发病临床表现外，可有乏力、腹胀、肝区隐痛等症状，体检可发现肝、脾肿大。

（5）影像学检查或肝活体组织学检查有特征性改变。

四、治疗原则

治疗主要针对不同的病因和危险因素，包括病因治疗、饮食控制、运动疗法和药物治疗。

（1）合理饮食，改善不良习惯，合理运动，提倡中等量的有氧运动。

（2）控制危险因素：控制饮食，控制体重在正常范围，改善胰岛素抵抗，调整血脂紊乱，合并高脂血症的患者可采用降血脂治疗，选择对肝细胞损害较小的降血脂药，如贝特类、他汀类或普罗布考类药。维生素 E 具抗氧化作用，可减轻氧化应激反应，建议常规用于脂肪性肝炎治疗。

（3）促进非酒精性脂肪性肝病的恢复。

（4）手术治疗：肝移植。

五、护理问题

1. 营养失调：高于机体需要量

与饮食失调、缺少运动有关。

2. 焦虑

与病情进展、饮食受限有关。

3. 活动无耐力

与肥胖有关。

六、护理措施

1. 饮食护理

调整饮食结构，低糖、低脂为饮食原则。在满足基础营养需求的基础上，减少热量的摄入，维持营养平衡，维持正常血脂、血糖水平，降低体重至标准水平。指导患者避免高脂肪食物，如动物内脏，甜食（包括含糖饮料），尽量食用含有不饱和脂肪酸的油脂（如橄榄油、菜籽油、茶油等）。多食青菜、水果和富含纤维素的食物，以及瘦肉、鱼肉、豆制品等；多食有助于降低血脂的食物，如燕麦、绿豆、海带、茄子、芦笋、核桃、枸杞、黑木耳、山楂、苹果、葡萄、猕猴桃等。不吃零食，睡前不加餐。避免辛辣刺激性食物。可制作各种减肥食谱小卡片给患者，以增加患者的健康饮食知识，提高其依从性。

2. 适当运动

适当增加运动可以有效地促进体内脂肪消耗。合理安排工作，做到劳逸结合，选择合适的锻炼方式，避免过度劳累。每天安排进行体力活动的量和时间，按减体重目标计算，对于需要亏空的能量，一般多采用增加体力活动量和控制饮食相结合的方法，其中50%应该由增加体力活动的能量消耗来解决，其他50%可由减少饮食总能量和减少脂肪的摄入量以达到需要亏空的总能量。不宜在饭后立即进行运动，也应避开凌晨和深夜运动，以免扰乱人体生物节奏；合并糖尿病者应于饭后1小时进行锻炼。

3. 控制体重

合理设置减肥目标，逐步接近理想体重，防止体重增加或下降过快。用体重指数（BMI）和腹围等作为监测指标，以肥胖度控制在0~10%［肥胖度=（实际体重-标准体重）/标准体重×100%］为度。

4. 改变不良生活习惯

吸烟、饮酒均可致血清胆固醇升高，应督促患者戒烟、戒酒；改变长时间看电视、用计算机、上网等久坐的不良生活方式，增加有氧运动时间。

5. 病情监测

每半年监测体重指数、腹围、血压、肝功能、血脂和血糖，每年做肝、胆、脾B超检查。

七、健康教育

1. 疾病预防指导

让健康人群了解NAFLD的病因，建立健康的生活方式，改变各种不良的生活、行为习惯。

2. 疾病知识指导

教育患者保持良好的心理状态，注意情绪的调节和稳定，鼓励患者随时就相关问题咨询医护人员。让患者了解本病治疗的长期性和艰巨性，增强治疗信心，持之以恒，提高治疗的依从性。

3. 饮食指导

指导患者建立合理的饮食结构及习惯，戒除烟酒。实行有规律的一日三餐。无规律的饮食方式，如不吃早餐，或三餐饥饱不均，会扰乱机体的营养代谢。避免过量摄食、吃零食、夜食，以免引发体内脂肪过度蓄积。此外，进食过快不易发生饱腹感，常使能量摄入过度。适宜的饮食可改善胰岛素抵抗，促进脂质代谢和转运，对脂肪肝的防治尤为重要。

4. 运动指导

运动应以自身耐力为基础、循序渐进、保持安全心率（中等强度体力活动时心率为100~120次/分，低强度活动为80~100次/分）及持之以恒的个体化运动方案，采用中、低强度的有氧运动，如慢跑、游泳、快速步行等。睡前进行床上伸展、抬腿运动，可改善睡眠质量。每天运动1~2小时优于每周2~3次剧烈运动。

（李艳伟　杨玉娥）

第三节 酒精性肝病

酒精性肝病是长期大量饮酒所致的肝脏损害。初期通常表现为脂肪肝，进而可发展成酒精性肝炎、酒精性肝纤维化和酒精性肝硬化，严重酗酒时可诱发广泛肝细胞坏死甚至急性肝功能衰竭。本病在欧美等国多见，近年我国的发病率也有上升。多见于男性，我国发病率仅次于病毒性肝炎。

许多因素可影响嗜酒者肝病的发生和发展：①性别；②遗传易感性；③营养状态；④嗜肝病毒感染；⑤与肝毒物质并存；⑥吸烟和咖啡。

一、临床表现

患者的临床表现因饮酒的方式、个体对酒精的敏感性及肝组织损伤的严重程度不同而有明显的差异。症状一般与饮酒的量和酗酒的时间长短有关，患者可在长时间内没有任何肝脏的症状和体征。

1. 酒精性脂肪肝

一般情况良好，常无症状或症状轻微，可有乏力、食欲缺乏、右上腹隐痛或不适。肝脏有不同程度的肿大。患者有长期饮酒史。

2. 酒精性肝炎

临床表现差异较大，与组织学损害程度相关。常发生在近期（数周至数月）大量饮酒后，出现全身不适、食欲缺乏、恶心、呕吐、乏力、肝区疼痛等症状。可有发热（一般为低热），常有黄疸，肝肿大并有触痛。严重者可并发急性肝衰竭。

3. 酒精性肝硬化

发生于长期大量饮酒者，其临床表现与其他原因引起的肝硬化相似，可以门静脉高压为主要表现。可伴有慢性酒精中毒的其他表现，如精神神经症状、慢性胰腺炎等。

二、辅助检查

1. 血常规及生化检查

酒精性脂肪肝可有血清天冬氨酸转氨酶（AST）、丙氨酸转氨酶（ALT）轻度升高。酒精性肝炎具有特征性的酶学改变，即 AST 升高比 ALT 升高明显，AST/ALT 常 >2，但 AST 和 ALT 值很少 >500 U/L，否则应考虑是否合并其他原因引起的肝损害。γ-谷氨酰转肽酶（GGT）、总胆红素（TBIL）、凝血酶原时间（PT）和平均红细胞容积（MCV）等指标也可有不同程度的改变，联合检测有助于诊断酒精性肝病。

2. 影像学检查

B 型超声检查可见肝实质脂肪浸润的改变，多伴有肝脏体积增大。CT 平扫检查可准确显示肝脏形态改变及分辨密度变化。重度脂肪肝密度明显降低，肝脏与脾脏的 CT 值之比 <1，诊断准确率高。影像学检查有助于酒精性肝病的早期诊断。发展至酒精性肝硬化时各项检查发现与其他原因引起的肝硬化相似。

3. 病理学检查

肝活组织检查是确定酒精性肝病及分期、分级的可靠方法，是判断其严重程度和预后的重要依据。但很难与其他病因引起的肝脏损害相鉴别。

三、诊断标准

（1）长期饮酒史，男性日平均饮酒折合乙醇量≥40 g，女性≥20 g，连续 5 年；或 2 周

内有 >80 g/d 的大量饮酒史。

（2）禁酒后血清 ALT、AST 明显下降，4 周内基本恢复正常，即 2 倍正常上限值。如禁酒前 ALT、AST <2.5 倍正常上限值者禁酒后应降至 1.25 倍正常上限值以下。

（3）下列 2 项中至少 1 项阳性：①禁酒后肿大的肝 1 周内缩小，4 周内基本恢复正常；②禁酒后 GGT 活性明显下降，4 周后降至 1.5 倍正常上限值以下，或小于禁酒前 40%。

（4）除病毒感染、药物、自身免疫、代谢等引起的肝损害。

四、治疗原则

1. 戒酒

戒酒是治疗酒精性肝病的关键。如果仅为酒精性脂肪肝，戒酒 4~6 周后脂肪肝可停止进展，最终可恢复正常。彻底戒酒可使轻、中度酒精性肝炎的临床症状、血清转氨酶升高乃至病理学改变逐渐减轻，而且酒精性肝炎、纤维化及肝硬化患者的存活率明显提高。但对临床上出现肝衰竭表现（凝血酶原时间明显延长、腹腔积液、肝性脑病等）或病理学有明显的炎症浸润或纤维化者，戒酒未必可阻断病程发展。

2. 营养支持

长期嗜酒者酒精取代了食物所提供的热量，故蛋白质和维生素摄入不足引起营养不良。所以酒精性肝病患者需要良好的营养支持，在戒酒的基础上应给予高热量、高蛋白、低脂饮食，并补充多种维生素（如维生素 B、维生素 C、维生素 K 及叶酸）。

3. 药物治疗

多烯磷脂酰胆碱可稳定肝窦内皮细胞膜和肝细胞膜，降低脂质过氧化，减轻肝细胞脂肪变性及其伴随的炎症和纤维化。美他多辛有助于改善酒精中毒。糖皮质激素用于治疗酒精性肝病尚有争论，但对重症酒精性肝炎可缓解症状，改善生化指标。其他药物（如 S-腺苷甲硫氨酸）有一定的疗效。

4. 肝移植

严重酒精性肝硬化患者可考虑肝移植，但要求患者肝移植前戒酒 3~6 个月，并且无严重的其他脏器的酒精性损害。

五、护理评估

1. 健康史

评估患者饮酒的种类、每天摄入量、持续时间和饮酒方式等。

2. 身体状况

根据饮酒史、临床表现及有关实验室及其他检查的结果，评估患者是否患有酒精性肝病及其临床病理阶段，是否合并其他肝病等。

六、护理问题

1. 自我健康管理无效

与长期大量饮酒有关。

2. 营养失调：低于机体需要量

与长期大量饮酒、蛋白质和维生素摄入不足有关。

3. 焦虑

与病情进展、戒酒有关。

七、护理措施

1. 戒酒

戒酒是关键，戒酒能明显提高肝硬化患者 5 年生存率。酒精依赖者戒酒后可能会出现戒断综合征，应做好防治。

2. 心理疏导

调整心态，积极面对。

3. 饮食护理

以低脂肪、高蛋白、高维生素和易消化饮食为宜。做到定时、定量、有节制。早期可多食豆制品、水果、新鲜蔬菜，适当进食糖类、鸡蛋、鱼类、瘦肉；当肝功能显著减退并有肝昏迷征兆时，应避免高蛋白质摄入；忌辛辣刺激和坚硬生冷食物，不宜进食过热食物以防并发出血。

4. 动静结合

肝硬化代偿功能减退，并发腹水或感染时应绝对卧床休息。代偿期时病情稳定可做轻松工作或适当活动，进行有益的体育锻炼，如散步、做保健操、太极拳等。活动量以不感觉疲劳为宜。

5. 重视对原发病的防治

积极预防和治疗慢性肝炎、血吸虫病、胃肠道感染，避免接触和应用对肝有毒的物质，减少致病因素。

八、健康教育

（1）提供宣传饮酒危害的教育片或书刊，供患者观看或阅读。

（2）宣传科学饮酒的知识，帮助患者认识大量饮酒对身体健康的危害。

（3）协助患者建立戒酒的信心，培养健康的生活习惯，积极戒酒和配合治疗。

（李艳伟　杨玉娥）

第七章

内分泌科疾病的护理

第一节　甲状腺功能亢进症

甲状腺功能亢进症（简称甲亢）是指多种病因导致甲状腺激素分泌增多而引起的临床综合征。

一、病因

（一）病因分类

见表7-1。

表7-1　甲亢病因分类

---

1. 甲状腺性甲亢

①格雷夫斯病

②自主性高功能甲状腺结节或腺瘤（普卢默病）

③多结节性甲状腺肿伴甲亢

④滤泡性甲状腺癌

⑤碘甲亢

⑥新生儿甲亢

2. 垂体性甲亢

3. 异源性 TSH 综合征

①绒毛膜上皮癌伴甲亢

②葡萄胎伴甲亢

③肺癌和胃肠道癌伴甲亢

4. 卵巢甲状腺肿伴甲亢

5. 仅有甲亢症状而甲状腺功能不增高

①甲状腺炎甲亢：亚急性甲状腺炎；慢性淋巴细胞性甲状腺炎；放射性甲状腺炎

②药源性甲亢

（二）格雷夫斯病（简称 GD）病因

又称毒性弥漫性甲状腺肿或巴泽多病，是一种伴甲状腺激素分泌增多的器官特异性自身免疫病，占甲亢的80% ~85%。

1. 遗传因素

GD 的易感基因主要包括人类白细胞抗原（如 *HLA-B8*、*DR3* 等）、*CTLA-4* 基因和其他一些与 GD 特征性相关的基因（如 *GD-1*，*GD-2*）。

2. 环境因素（危险因素）

细菌感染（肠耶森杆菌）、精神刺激、雌激素、妊娠与分娩、某些 X 染色体基因等。

3. GD 的发生与自身免疫有关

遗传易感性、感染、精神创伤等诱因，导致免疫系统功能紊乱，Ts 功能缺陷，对 Th 细胞（T 辅助细胞）抑制作用减弱，B 淋巴细胞产生自身抗体，TSH 受体抗体（TRAb）与 TSH 受体结合而产生类似于 TSH 的生物学效应，使 GD 有时表现出自身免疫性甲状腺功能减退症的特点。

二、临床表现

（一）一般临床表现

多见于女性，男：女为 1:（4~6），20~40 岁多见。

1. 高代谢综合征

患者可表现为怕热多汗，皮肤、手掌、面、颈、腋下皮肤红润多汗。常有低热，严重时可出现高热。患者常有心动过速、心悸、胃纳明显亢进，但体重下降，疲乏无力。

2. 甲状腺肿

不少患者以甲状腺肿大为主诉，呈弥漫性、对称性肿大，质软，吞咽时上下移动。少数患者的甲状腺肿大不对称，或肿大不明显。

3. 眼征

眼征有以下几种：①睑裂增宽，上睑挛缩（少眨眼睛和凝视）；②默比乌斯征，双眼看近物时，眼球辐辏不良（眼球内侧聚合困难或欠佳）；③冯·格雷费征，眼向下看时，上眼睑因后缩而不能跟随眼球下落，出现白巩膜；④若弗鲁瓦征，眼向上看时，前额皮肤不能皱起；⑤施特尔瓦格征，瞬目减少，炯炯发亮。

4. 神经系统

神经过敏，易于激动，烦躁多虑，失眠紧张，多言多动，有时思想不集中，但偶有神情淡漠、寡言抑郁者。

5. 心血管系统

心率快，心排血量增多，脉压加大，多数患者诉心悸、胸闷、气促，活动后加重，可出现各种期前收缩及心房纤颤等。

6. 消化系统

食欲亢进，但体重明显减轻为本病特征。腹泻，一般大便呈糊状。肝可稍大，肝功能可不正常，少数可有黄疸及维生素 B 族缺乏的症状。

7. 肌肉骨骼

甲亢性肌病、肌无力、肌萎缩、周期性瘫痪。

8. 生殖系统

女性月经减少或闭经，男性阳痿，偶有乳腺增生。

9. 造血系统

白细胞总数减少，周围血淋巴细胞比例增高，单核细胞增加，血容量增大。

（二）特殊临床表现

（1）甲亢危象：甲状腺功能亢进症在某些应激因素作用下，导致病情突然恶化，出现高热（39 ℃以上）、烦躁不安、大汗淋漓、恶心、呕吐、心房颤动等，严重者出现虚脱、休克、谵妄、昏迷等全身代谢功能严重紊乱，并危及患者生命安全。对甲亢患者应提高警惕，从预防着手，一旦发生危象，应立即采取综合措施进行抢救。

（2）甲亢性心脏病：心脏增大、严重心律失常、心力衰竭。

（3）淡漠型甲亢：神志淡漠、乏力、嗜睡、反应迟钝、明显消瘦。

（4）T_3 型甲亢、T_4 型甲亢。

（5）亚临床型甲亢：T_3、T_4 正常，TSH 降低。

（6）妊娠期甲亢：体重不随妊娠相应增加，四肢近端肌肉消瘦，休息时心率 > 100 次/分。

（7）胫前黏液性水肿。

（8）甲状腺功能正常的格雷夫斯眼病。

（9）甲亢性周期性瘫痪。

（三）辅助检查

1. 血清甲状腺激素测定

①血清总甲状腺素（TT_4）：是判断甲状腺功能最基本的筛选指标。TT_4 受甲状腺结合球蛋白（TBG）的结合蛋白量和结合力变化的影响，又受妊娠、雌激素、急性病毒性肝炎等的影响而升高。受雄激素、低蛋白血症、糖皮质激素等的影响而下降。②血清总三碘甲状腺原氨酸（TT_3）：也受 TBG 影响。③血清游离甲状腺素（FT_4）、游离三碘甲状腺原氨酸（FT_3）：是诊断甲亢的首选指标，其中 FT_4 敏感性和特异性较高。

2. 促甲状腺激素测定（TSH）

TSH 是反映甲状腺功能的最敏感的指标。ICMA（免疫化学发光法）是第三代 TSH 测定法，灵敏度达到 0.001 mU/L，取代 TRH 兴奋试验成为诊断亚临床型甲状腺功能亢进症和亚临床型甲状腺功能减退症的主要指标。

3. TRH 兴奋试验

正常人 TSH 水平较注射前升高 3～5 倍，高峰出现在 30 分钟，并且持续 2～3 小时。静脉注射 TRH 后 TSH 无升高则支持甲亢。

4. 甲状腺摄 ^{131}I 率

总摄取量增加，高峰前移。

5. T_3 抑制试验

鉴别甲状腺肿伴摄碘增高由甲亢或单纯性甲状腺肿所致。

6. 其他

促甲状腺激素受体抗体（TRAb）、甲状腺刺激抗体（TSAb）测定。

三、诊断要点

(一) 检测甲状腺功能

确定有无甲状腺毒症：有高代谢症状、甲状腺肿等临床表现者，常规进行 TSH、FT_4 和 FT_3 检查。如果血中 TSH 水平降低或者测不到，伴有 FT_4 和（或）FT_3 升高，可诊断为甲状腺毒症。当发现 FT_4 升高反而 TSH 正常或升高时，应注意有垂体 TSH 腺瘤或甲状腺激素不敏感综合征的可能。

(二) 病因诊断

甲状腺毒症的诊断确立后，应结合甲状腺自身抗体、甲状腺摄[131]I 率、甲状腺超声、甲状腺核素扫描等检查具体分析其是否由甲亢引起及甲亢的原因。

(三) GD 的诊断标准

（1）甲亢诊断成立。
（2）甲状腺呈弥漫性肿大或者无肿大。
（3）TRAb 和 TSAb 阳性。
（4）其他甲状腺自身抗体如 TPPAb、TGAb 阳性。
（5）浸润性突眼。
（6）胫前黏液性水肿。
具备前 2 项者诊断即可成立，其他 4 项进一步支持诊断确立。

四、治疗要点

(一) 一般治疗

情绪不稳定、精神紧张者可服用一些镇静药，如地西泮、氯氮䓬等；心悸及心动过速者可用普萘洛尔、阿替洛尔等药；保证足够的休息；增加营养，包括糖类、蛋白质、脂肪和维生素等摄入量较正常人增加。

(二) 甲亢的特征性治疗

1. 抗甲状腺药物

常用的抗甲状腺药物分为硫脲类和咪唑类两类。硫脲类包括甲硫氧嘧啶或丙硫氧嘧啶；咪唑类包括甲巯咪唑、卡比马唑。比较常用的是丙硫氧嘧啶和甲巯咪唑。

（1）适应证：①病情轻、中度患者；甲状腺轻、中度肿大，较小的毒性弥漫性甲状腺肿；②年龄在 20 岁以下；③手术前或放射碘治疗前的准备；④甲状腺手术后复发且不能做放射性核素[131]碘治疗；⑤作为放射性核素[131]碘治疗的辅助治疗。

（2）不良反应：①粒细胞减少，发生率约为 10%，治疗开始后 2 ~ 3 个月内，或 WBC $< 3 \times 10^9$/L 或中性粒细胞 $< 1.5 \times 10^9$/L 时应停药；②皮疹，发生率为 2% ~ 3%；③胆汁淤积性黄疸、血管神经性水肿、中毒性肝炎、急性关节痛等较为罕见，如发生则须立即停药。

2. 甲状腺手术治疗

（1）适应证：①中、重度甲亢，长期服药无效，停药后复发或不能坚持长期服药者；②甲状腺很大，有压迫症状；③胸骨后甲状腺肿；④结节性甲状腺肿伴甲亢；⑤毒性甲状腺腺瘤。

（2）禁忌证：①较重或发展较快的浸润性突眼；②合并严重心、肝、肾疾病，不能耐受手术者；③妊娠前3个月和第6个月以后；④轻症可用药物治疗者。

3. 放射性核素^{131}碘治疗

（1）适应证：①毒性弥漫性中度甲状腺肿，年龄在25~30岁以上；②抗甲状腺药物治疗无效或过敏；③不愿手术或不宜手术，或手术后复发；④毒性甲状腺腺瘤。

（2）禁忌证：①妊娠、哺乳期；②25岁以下；③严重心、肝、肾衰竭或活动性肺结核；④WBC $< 3 \times 10^9$/L或中性粒细胞$< 1.5 \times 10^9$/L；⑤重症浸润性突眼；⑥甲亢危象；⑦甲状腺不能摄碘。

（3）剂量：根据甲状腺组织重量和甲状腺^{131}I摄取率计算。

（4）并发症：①甲状腺功能减退症，国内报道治疗后1年内的发生率为4.6%~5.4%，以后每年递增1%~2%；②放射性甲状腺炎，7~10天发生，严重者可给予阿司匹林或糖皮质激素治疗。

4. 其他药物治疗

（1）碘剂：应减少碘摄入，忌食含碘丰富的食物。复方碘化钠溶液仅用在术前、甲亢危象时。

（2）β受体阻滞剂：作用机制是阻断甲状腺激素对心脏的兴奋作用；阻断外周组织T_4向T_3转化，主要在抗甲状腺药物初治期使用，可较快控制甲亢的临床症状。

5. 甲亢危象的治疗

（1）抑制甲状腺激素合成及外周组织中，T_4转化为T_3：首选丙硫氧嘧啶，首次剂量600 mg口服，以后给予250 mg，每6小时口服1次，待症状缓解后，或甲巯咪唑60 mg，继而同等剂量每日3次口服至病情好转，逐渐减为一般治疗剂量。

（2）抑制甲状腺激素释放：服丙硫氧嘧啶1小时后再加用复方碘口服溶液5滴，每8小时服1次，首次剂量为30~60滴，以后每6~8小时服5~10滴，或碘化钠1 g加入10%葡萄糖盐水注射液中静脉滴注24小时，以后视病情逐渐减量，一般使用3~7天。每日0.5~1.0 g静脉滴注，病情缓解后停用。

（3）降低周围组织对TH的反应：选用β肾上腺素能受体阻滞剂，无心力衰竭者可给予普萘洛尔30~50 mg，6~8小时给药1次，或给予利舍平肌内注射。

（4）肾上腺皮质激素：氢化可的松50~100 mg加入5%~10%葡萄糖注射液静脉滴注，每6~8小时滴注1次。

（5）对症处理：首先应去除诱因，其次高热者给予物理或药物降温；缺氧者给予吸氧；监护心、肾功能；防治感染及各种并发症。

五、护理问题

（一）潜在并发症——甲亢危象

（1）保证病室环境安静。

（2）严格按规定的时间和剂量给予抢救药物。

（3）密切观察生命体征和意识状态并记录。

（4）昏迷者加强皮肤、口腔护理，定时翻身、以预防压疮、肺炎的发生。

（5）教育患者及其家属感染、严重精神刺激、创伤等是诱发甲亢的重要因素，应加以避免；指导患者进行自我心理调节，增强应对能力；提醒家属或病友要理解患者现状，应多关心、爱护患者。

（二）营养失调——与基础代谢率增高，蛋白质分解加速有关

1. 饮食

高糖类、高蛋白、高维生素饮食，提供足够热量和营养以补充消耗，满足高代谢需要。成人每日总热量应在 12 000 ~ 14 000 kJ，约比正常人高 50%。蛋白质每日 1 ~ 2 g/kg 体重，膳食中可以各种形式增加奶类、蛋类、瘦肉类等优质蛋白以纠正体内的负氮平衡。餐次以一日 6 餐或一日 3 餐中间辅以点心为宜。主食应足量。每日饮水 2 000 ~ 3 000 mL，补偿因腹泻、大量出汗及呼吸加快引起的水分丢失，心脏病者除外，以防水肿和心力衰竭。忌食生冷食物，减少食物中粗纤维的摄入，调味清淡可改善排便次数增多等消化道症状。慎用卷心菜、花椰菜、甘蓝等致甲状腺肿的食物。

2. 药物护理

有效治疗可使体重增加，应指导患者按时按量规则服药，不可自行减量或停服。

3. 其他

定期监测体重、血 BUN 等。

（三）感知改变——与甲亢所致浸润性突眼有关

1. 指导患者保护眼睛

戴深色眼镜，减少光线和灰尘的刺激。睡前涂抗生素眼膏，眼睑不能闭合者覆盖纱布或眼罩，将角膜、结膜损伤、感染和溃疡的可能性降至最低限度。眼睛勿向上凝视，以免加剧眼球突出和诱发斜视。

2. 指导患者减轻眼部症状的方法

0.5% 甲基纤维素或 0.5% 氢化可的松溶液滴眼，可减轻眼睛局部刺激症状；高枕卧位和限制钠盐摄入可减轻球后水肿，改善眼部症状；每日做眼球运动以锻炼眼肌，改善眼肌功能。

3. 定期眼科角膜检查

以防角膜溃疡造成失明。

（四）个人应对无效——与甲亢所致精神神经系统兴奋性增高、性格与情绪改变有关

1. 解释情绪、行为改变的原因，提高对疾病的认知水平

观察患者情绪变化，与患者及其亲属讨论行为改变的原因，使其理解敏感、急躁易怒等是甲亢临床表现的一部分，可因治疗而得到改善，以减轻患者因疾病而产生的压力，提高对疾病的认知水平。

2. 减少不良刺激，合理安排生活

保持环境安静和轻松的气氛，限制访视，避免外来刺激，满足患者基本生理及安全需

要。忌饮酒、咖啡、浓茶，以减少环境和食物对患者的不良刺激。帮助患者合理安排作息时间，白天适当活动，避免精神紧张和注意力过度集中，保证夜间充足睡眠。

3. 帮助患者处理突发事件

以平和、耐心的态度对待患者，建立相互信任的关系。与患者共同探讨控制情绪和减轻压力的方法，指导和帮助患者处理突发事件。

六、健康指导

告诉患者有关甲亢的临床表现、诊断性试验、治疗、饮食原则及眼睛的防护方法。上衣宜宽松，严禁用手挤压甲状腺以免甲状腺受压后甲状腺激素分泌增多，加重病情。强调长期服用抗甲状腺药物的重要性，长期服用抗甲状腺药物者应每周查血常规1次。每日清晨卧床时自测脉搏，定期测量体重，脉搏减慢、体重增加是治疗有效的重要标志。每隔1～2个月门诊随访做甲状腺功能测定。出现高热、恶心、呕吐、大汗淋漓、腹痛、腹泻、体重锐减、突眼加重等症状提示可能发生甲亢危象应及时就诊。掌握上述自我监测和自我护理的方法，可有效地降低本病的复发率。

本病病程较长，多数经积极治疗后，预后良好，少数患者可自行缓解。心脏并发症可为永久性。放射性碘治疗、甲状腺手术治疗所致甲状腺功能减退症者需终身替代治疗。

（谷莉莉　崔婧瑶）

第二节　甲状腺功能减退症

甲状腺功能减退症（简称甲减），是由各种原因导致的低甲状腺激素血症或甲状腺激素抵抗而引起的全身性低代谢综合征。按起病年龄分为三型，起病于胎儿或新生儿，称为呆小病；起病于儿童者，称为幼年性甲减；起病于成年，称为成年性甲减。前两者常伴有智力障碍。

一、病因

1. 原发性甲状腺功能减退

由于甲状腺腺体本身病变引起的甲减，占全部甲减的95%以上，且90%以上原发性甲减是由自身免疫、甲状腺手术和甲亢[131]I治疗所致。

2. 继发性甲状腺功能减退症

由下丘脑和垂体病变引起的促甲状腺激素释放激素（TRH）或者促甲状腺激素（TSH）产生和分泌减少所致的甲减，垂体外照射、垂体大腺瘤、颅咽管瘤及产后大出血是其较常见的原因；其中由于下丘脑病变引起的甲减称为三发性甲减。

3. 甲状腺激素抵抗综合征

由甲状腺激素在外周组织实现生物效应障碍引起的综合征。

二、临床表现

1. 一般表现

易疲劳、怕冷、体重增加、记忆力减退、反应迟钝、嗜睡、精神抑郁、便秘、月经不调、肌肉痉挛等。体检可见表情淡漠，面色苍白，皮肤干燥发凉、粗糙脱屑，颜面、眼睑和手皮肤水肿，声音嘶哑，毛发稀疏、眉毛外 1/3 脱落。由于高胡萝卜素血症，手脚皮肤呈姜黄色。

2. 肌肉与关节

肌肉乏力，暂时性肌强直、痉挛、疼痛，嚼肌、胸锁乳突肌、股四头肌和手部肌肉可有进行性肌萎缩。腱反射的弛缓期特征性延长，超过 350 毫秒（正常为240～320毫秒），跟腱反射的半弛缓时间明显延长。

3. 心血管系统

心肌黏液性水肿导致心肌收缩力损伤、心动过缓、心排血量下降。ECG 显示低电压。由于心肌间质水肿、非特异性心肌纤维肿胀。左心室扩张和心包积液导致心脏增大，有学者称为甲减性心脏病。冠心病在本病中高发。10% 患者伴发高血压。

4. 血液系统

由于下述四种原因发生贫血：①甲状腺激素缺乏引起血红蛋白合成障碍；②肠道吸收铁障碍引起铁缺乏；③肠道吸收叶酸障碍引起叶酸缺乏；④恶性贫血是与自身免疫性甲状腺炎伴发的器官特异性自身免疫病。

5. 消化系统

厌食、腹胀、便秘，严重者出现麻痹性肠梗阻或黏液水肿性巨结肠。

6. 内分泌系统

女性常有月经过多或闭经。长期严重的病例可导致垂体增生、蝶鞍增大。部分患者血清催乳素（PRL）水平增高，发生溢乳。原发性甲减伴特发性肾上腺皮质功能减退和 1 型糖尿病者，属自身免疫性多内分泌腺体综合征的一种。

7. 黏液性水肿昏迷

本病的严重并发症，多在冬季寒冷时发病。诱因为严重的全身性疾病、甲状腺激素替代治疗中断、寒冷、手术、麻醉和使用镇静药等。临床表现为嗜睡、低体温（<35 ℃）、呼吸徐缓、心动过缓、血压下降、四肢肌肉松弛、反射减弱或消失，甚至昏迷、休克、肾功能不全危及生命。

三、辅助检查

1. 血常规

多为轻、中度正细胞正色素性贫血。

2. 生化检查

血清三酰甘油、总胆固醇、LDL-C 增高，HDL-C 降低，同型半胱氨酸增高，血清 CK、LDH 增高。

3. 甲状腺功能检查

血清 TSH 增高、T_4、FT_4 降低是诊断本病的必备指标。在严重病例中血清 T_3 和 FT_3 减低。亚临床甲减仅有血清 TSH 增高，但是血清 T_4 或 FT_4 正常。

4. TRH 刺激试验

主要用于原发性甲减与中枢性甲减的鉴别。静脉注射 TRH 后，血清 TSH 不增高者提示为垂体性甲减；延迟增高者为下丘脑性甲减；血清 TSH 在增高的基值上进一步增高，提示原发性甲减。

5. X 线检查

可见心脏向两侧增大，可伴心包积液和胸腔积液，部分患者有蝶鞍增大。

四、治疗要点

1. 替代治疗

左甲状腺素（L-T$_4$）治疗，治疗的目标是将血清 TSH 和甲状腺激素水平恢复到正常范围内，需要终身服药。治疗的剂量取决于患者的病情、年龄、体重和个体差异。补充甲状腺激素，重新建立下丘脑—垂体—甲状腺轴的平衡一般需要 4 ~ 6 周，所以治疗初期，每 4 ~ 6 周测定激素指标。然后根据检查结果调整 L-T$_4$ 剂量，直到达到治疗的目标。治疗达标后，需要每 6 ~ 12 个月复查 1 次激素指标。

2. 对症治疗

有贫血者补充铁剂、维生素 B$_{12}$、叶酸等；胃酸低者补充稀盐酸，并与 TH 合用疗效好。

3. 黏液水肿性昏迷的治疗

（1）补充甲状腺激素：首选 TH 静脉注射，直至患者症状改善，至患者清醒后改为口服。

（2）保温、供氧、保持呼吸道通畅，必要时行气管切开、机械通气等。

（3）氢化可的松 200 ~ 300 mg/d 持续静脉滴注，患者清醒后逐渐减量。

（4）根据需要补液，但是入水量不宜过多。

（5）控制感染，治疗原发病。

五、护理措施

1. 基础护理

（1）加强保暖：调节室温在 22 ~ 23 ℃，避免病床靠近门窗，以免患者受凉。适当地使体温升高，冬天外出时，戴手套，穿棉鞋，以免四肢暴露在冷空气中。

（2）活动与休息：鼓励患者进行适当的运动，如散步、慢跑等。

（3）饮食护理：饮食以高维生素、高蛋白、高热量为主。多进食水果、新鲜蔬菜和含碘丰富的食物如海带等。桥本甲状腺炎所致甲状腺功能减退者应避免摄取含碘食物，以免诱发严重黏液性水肿。不宜食生冷食物，注意食物与药物之间的关系，如服中药忌饮茶。

（4）心理护理：加强与患者沟通，语速适中，并观察患者反应，告诉患者本病可以用替代疗法达到较好的效果，树立患者配合治疗的信心。

（5）其他：建立正常的排便形态，养成规律、排便的习惯。

2. 专科护理

（1）观察病情：监测生命体征变化，观察精神、神志、语言状态、体重、乏力、动作、皮肤情况，注意胃肠道症状，如大便的次数、性状、量的改变，腹胀、腹痛等麻痹性肠梗阻的表现有无缓解等。

（2）用药护理：甲状腺制剂从小剂量开始，逐渐增加，注意用药的准确性。用药前后分别测脉搏、体重及水肿情况，以便观察药物疗效；用药后若有心悸、心律失常、胸痛、出汗、情绪不安等药物过量的症状时，要立即通知医师处理。

（3）对症护理：对于便秘患者，遵医嘱给予轻泻剂，指导患者每天定时排便，适当增加运动量，以促进排便。注意皮肤防护，及时清洗并用保护霜，防止皮肤干裂。适量运动，注意保护，防止外伤的发生。

（4）黏液性水肿昏迷的护理：①保持呼吸道通畅，吸氧，备好气管插管或气管切开设备；②建立静脉通道，遵医嘱给予急救药物，如 $L-T_3$、氢化可的松静脉滴注；③监测生命体征和动脉血气分析的变化，观察神志，记录出入量；④注意保暖，主要采用升高室温的方法，尽量不给予局部热敷，以防烫伤。

3. 健康指导

（1）用药指导：告诉患者终身坚持服药的重要性和必要性以及随意停药或变更药物剂量的危害；告知患者服用甲状腺激素过量的表现，提醒患者发现异常及时就诊；长期用甲状腺激素替代者每6~12个月到医院检测1次甲状腺功能。

（2）日常生活指导：指导患者注意个人卫生，注意保暖，注意行动安全。防止便秘、感染和创伤。慎用催眠、镇静、止痛、麻醉等药物。

（3）自我观察：指导患者学会自我观察，一旦有黏液性水肿的表现，如低血压、体温低于 35 ℃、心动过缓，应及时就诊。

（谷莉莉　于鑫桐）

第三节　甲状旁腺功能减退症

一、概述

甲状旁腺功能减退（简称甲旁减）是指甲状腺激素（PTH）分泌过少和（或）效应不足引起的一组临床综合征。临床常见类型有特发性甲旁减、原发性甲旁减、低血镁性甲旁减，少见的类型包括假性甲旁减等。其临床特点是手足搐搦、癫痫样发作、低钙血症和高磷血症。长期口服钙剂和维生素 D 制剂可使病情得到控制。

二、护理评估

1. 健康史

评估患者的年龄、性别，了解患者有无颈部手术史；有无颈部放疗史；有无手足麻木、刺痛感；有无抽搐史。甲状旁腺功能不全简称甲旁低，其原因如下。

（1）先天性甲状旁腺发育不全或未发育：①伴有胸腺发育缺损或其他第三、第四咽弓发育缺陷者，尚可有第一、第五咽弓发育异常及其他内脏器官的发育畸形（迪格奥尔格综合征）；②伴有染色体异常，第18 对或第16 对常染色体呈环形；③单纯缺损。

（2）暂时性甲状旁腺功能减低。

1）早期新生儿低血钙脐血 PTH 水平低，至第 6 天才增长 1 倍，达正常小儿水平；生后12~72 小时常有低血钙。尤多见于早产儿、糖尿病母亲所生的出生时有窒息的新生儿。

2）晚期新生儿低血钙：生后 2~3 天至 1 周，低血钙的出现可受牛奶喂养的影响，母乳喂养者少见，因母乳中含磷 4.8~5.6 mmol/L（150~175 mg/L），而牛奶含磷32.2 mmol/L（1000 mg/L）。摄入磷高而肾脏滤过磷相对较低，因此产生高血磷低血钙。

3）酶成熟延迟：见于某些 1~8 周婴儿，由于酶的未成熟，不能将所生成的前甲状旁腺素原（prepro PTH）或甲状旁腺素原（pro PTH）裂解成有生物活性的 PTH 释放入血，或由于腺细胞的胞吐作用障碍，不能释放出细胞，因此 PTH 低下或 PTH 生物活性不足。

4）母亲患甲状旁腺功能亢进：胚胎期间受母体血中高血钙影响，新生儿甲状旁腺受到抑制，出生后可表现为暂时性甲状旁腺功能减低，可持续数周至数月之久。

（3）家族性伴性隐性遗传性甲旁低：曾有兄弟两人患此症而死于车祸，尸检时发现无甲状旁腺，因此认为 X 染色体上某些基因可调节甲状旁腺的胚胎发育。甲旁低也可有散发性，或呈常染色体显性或隐性遗传，或男性遗传男性。

（4）特发性甲旁低：可见于各种年龄，原因不明，可能为自身免疫性疾病，常合并其他自身免疫性疾病如艾迪生病、桥本病、甲亢、恶性贫血或继发白念珠菌病等。1/3 以上的患儿血中可查到抗甲状旁腺抗体。

（5）外科切除或甲状旁腺受损伤：甲状腺次全切除术时将甲状旁腺切除或损伤，如系部分切除或供血暂时不足者数周后可自行恢复，如大部分或全部被切除则为永久性功能不全。颈部炎症或创伤也可使甲状旁腺受损。再如浸润性病变，肿瘤也可破坏甲状旁腺。

（6）PTH 分子结构不正常：又称假性特发性甲旁低，PTH 数值虽然正常或增高，但无生理活性，临床表现与甲旁低同。注射外源性有活性的 PTH 可矫正其钙、磷异常。

（7）靶组织对 PTH 反应不敏感：①假性甲旁低Ⅰ型；②假性甲旁低Ⅱ型；③假性甲旁低伴亢进症（纤维囊性骨炎）。

2. 临床表现

（1）神经肌肉表现。

1）手足搐搦：表现为反复发作。发作前常有手指、脚趾及口周感觉异常、局部发麻、有蚁行感及肌肉刺痛感等先兆症状。发作时手足及面肌麻木、痉挛，继而出现手足搐搦。典型者表现为双侧拇指内收，掌指关节屈曲，指间关节伸展，腕、肘关节屈曲，形成"助产士"手。同时，双足也呈强直性伸展，膝、髋关节屈曲。新生儿患者主要表现为手足搐搦。对隐匿型手足搐搦患者应注意观察低钙击面征和低钙束臂征阳性。由于甲旁减主要改变是低血钙和高血磷，而低血钙又与神经肌肉兴奋性密切相关，故长期或反复手足搐搦的病史是甲旁减临床诊断的重要线索。

2）癫痫发作：发生率仅次于手足搐搦。可表现为典型癫痫大、小发作，也可局限性发作，少数则以癫痫为首发或唯一表现而易致误诊。重者还可见腕踝痉挛、喉哮鸣及抽搐。其发生机制不明，可能与低血钙使脑组织发生病理性水潴留，或激发原有的致痫因素有关。

3）异位钙化：约有 2/3 的患者可出现颅内基底节钙化，多见特发性甲旁减及假性甲旁减。基底节钙化与低血钙可引起锥体外系症状，如帕金森症或舞蹈病。纠正低血钙上述症状可减轻或消失。若异位钙化出现在骨、关节或软组织周围，则形成骨赘，引起关节强直和疼痛等。

4）颅内压高及视神经盘水肿：少数患者可有假性脑瘤的临床表现，出现视野缺损、头痛、嗜睡、视神经盘水肿和颅内压高，但无脑瘤引起的眼、脑定位性症状和体征。可能与低血钙致血管渗透性增加有关，补钙治疗后症状可消失。

（2）精神异常表现：轻者表现为易激动、烦躁、恐惧、失眠，重者出现妄想、幻觉、人格改变、谵妄或痴呆。其发生可能与钙磷代谢异常影响神经递质释放、树突电位改变、轴突冲动传导减慢有关。

（3）外胚层组织营养变形表现：患者常见皮肤干燥、粗糙或脱屑，毛发稀少或脱落，指（趾）甲改变等外胚层组织营养变形症状。由于晶状体阳离子转运受阻而浑浊，临床出现白内障。儿童患者可见牙齿发育不良。

（4）骨骼改变：病程长、病情重的患者表现为骨骼疼痛，腰和髋部疼痛。

（5）胃肠道功能紊乱：有恶心、呕吐、腹痛和便秘。

（6）其他表现。

1）特发性甲旁减：①神经性耳聋；②肾发育不良；③先天性胸腺萎缩所致免疫缺陷；④其他内分泌腺功能异常，如肾上腺皮质功能减退、甲状腺功能异常、性发育缺陷等；⑤指甲和口腔并发白念珠菌感染；⑥心肌损害、心律失常及心衰等。

2）假性甲旁减：①Albright 遗传性骨营养不良（AHO），表现为身材矮胖、圆脸、颈短、盾状胸廓、短指趾畸形（常见第 4、第 5 指趾），拇指末节短而宽，其指甲横径大于纵径，即 Murder 拇指；②骨骼病变，出现骨质疏松或纤维性囊性骨炎、骨骼疼痛及反复病理性骨折等。

3. 辅助检查

（1）血钙、磷测定：正常成年人血清总钙值为 $2.2 \sim 2.7$ mmol/L（$8.8 \sim 10.9$ mg/dL），血游离钙值为（1.18 ± 0.05）mmol/L；正常成年人血清磷浓度为 $0.97 \sim 1.45$ mmol/L（$3 \sim 4.5$ mg/dL），儿童为 $1.29 \sim 2.10$ mmol/L（$4.0 \sim 6.5$ mg/dL）。患者血清钙多 <2.0 mmol/L，严重者可降至 1.0 mmol/L；血清无机磷 >1.61 mmol/L 或 1.94 mmol/L。

（2）血清碱性磷酸酶（ALP）及其同工酶：可正常或稍低。

（3）血 PTH：正常人血 PTH 范围为 $24 \sim 36$ pmol/L。原发性甲旁减患者血 PTH 多数低于正常，也可在正常范围；而假性甲旁减患者则血 PTH 可正常或高于正常人范围。

（4）尿钙、磷排量：我国正常成年人随意饮食时尿钙排量为每天 $1.9 \sim 5.6$ mmol（$75 \sim 225$ mg）。若患者用低钙饮食 $3 \sim 4$ 天后 24 小时尿钙排量 >4.99 mmol 即为升高；由于尿磷排量受饮食等因素影响，故对诊断的意义不如尿钙排量，只能作为初筛试验。

（5）环磷酸腺苷（cAMP）：cAMP 是目前已被公认的细胞内第二信使物质之一，其浓度取决于细胞膜上的腺苷环化酶和磷酸二酯酶的活性，并需要 PTH 参与。

（6）PTH 刺激试验：肌内注射外源性 PTH 后检测尿磷及尿 cAMP 排量，正常人尿磷排量可增加 $5 \sim 10$ 倍。

（7）基因诊断：根据临床病史特征，选择性进行相关基因某些已知缺陷筛查 PTH、GA-TA3、AIRE、CASR 及 GNAS1 基因等。

（8）EEG 检查：癫痫发作时的异常特点为，各导联基础节律持续广泛的慢波化，并突发性高电位慢波、过度呼气时慢波成分增加等。

（9）X 线检查：基本变化主要包括为骨质疏松、骨质软化与佝偻病、软组织钙化与骨化等表现。①骨质疏松：呈现为普遍性骨小梁数目减少、变细，骨皮质变薄，骨质吸收脱钙，骨质稀疏。颅骨变薄，出现多发性斑点状透亮区，毛玻璃样或颗粒状，少数见局限性透亮区，可见虫蚀样骨质吸收。四肢长骨的生长障碍线明显，处于生长发育期的患者可出现干骺端的宽阔钙化带。②骨质软化：儿童患者主要表现为似佝偻病损害的骨骺端膨大变形，以及具有特征的假性骨折（洛塞带）。由于骨骼处于生长发育期，在 X 线片上可见许多特殊征象：早期为骨骺板临时钙化带不规则、变薄或模糊，干骺端凹陷。当临时钙化带消失后干骺端变宽伴毛刷状高密度影；③软组织钙化：表现为密度高、边缘锐利的斑点状、颗粒状、环状或线条状浓影。如能见到骨小梁结构则被称为软组织骨化。

（10）MRI：本项目检查常被用于甲状旁腺扫描，腺体发育与否，腺体的大小、定位及其性质，并可检出84%的异位甲状旁腺腺体。

（11）颅脑CT：可见以基底节为中心的双侧对称性、多发性、多形性脑钙化的特点。除苍白球外，可广泛分布于壳核、尾状核、小脑齿状核、丘核、内囊及脑皮质、白质等处。

4. 心理—社会状况

疾病对心理—社会的影响表现为疾病本身多伴有精神兴奋、情感不稳定、易激惹或情绪淡漠、抑郁、失眠、自我贬低等症状，并可因其慢性病程和长期治疗而出现焦虑、性格变态，终致个人应对能力下降、家庭和人际关系紧张、社交障碍、自我概念紊乱等心理—社会功能失调。

评估时应重点询问患者的职业、经济和婚姻状况、发病前有无过度紧张或精神创伤，发病后有无自我概念、精神或情绪状态的改变及其程度，对疾病的认知水平，家庭及人际关系处理方式等，全面了解患者的心理—社会状况，为制订整体护理计划做准备。

三、护理问题

1. 疼痛
与神经肌肉应激性增高和骨骼改变有关。

2. 有外伤的危险
与抽搐时自我保护能力下降有关。

3. 感知的改变
与神经精神症状有关。

4. 自我形象紊乱
与外胚层组织营养变性有关。

5. 营养失调：低于机体需要量
与胃肠功能紊乱有关。

6. 个人应对无效
与激素分泌功能异常所致的个人心理—社会功能失调有关。

7. 潜在并发症
电解质紊乱。

四、护理目标

（1）患者自诉疼痛症状改善。

（2）患者恐惧等精神神经症状减轻。

（3）无外伤史。

（4）患者能正确认识身体外表的改变。

（5）无营养失调发生。

（6）患者了解疾病的基本知识。

五、护理措施

1. 一般护理

（1）告知患者所用药物名称、作用、剂量和服用方法；指导患者了解药物治疗的不良反应，激素过量或不足的表现，以及时就医调整剂量。

（2）告知患者了解同所患疾病有关的实验室检查方法、过程和注意事项，指导患者按实验要求配合检查以确保实验结果的可靠性。

（3）有无皮肤干燥、粗糙，有无毛发稀疏、脱落或多毛及其毛发分布情况；有无知识缺乏，即所患内分泌疾病的有关知识缺乏。

2. 饮食护理

（1）给予患者清淡易消化饮食，注意各种营养的搭配。

（2）限制磷的摄入，给予无磷或低磷饮食；避免高磷食物，如粗粮、豆类、奶类、蛋黄、莴苣、奶酪等。

（3）注意食物的色、香、味；少量多餐，减少胃肠道反应。

3. 急性期护理

（1）患者发生手足搐搦时，医护人员不要惊慌，沉着冷静，给患者安全感。

（2）加床栏，并在床旁保护；保持呼吸道的通畅，防止抽搐时因分泌物引起窒息，必要时使用牙垫，防止舌咬伤。

（3）房间保持安静，避免刺激引起患者再次抽搐。各种操作应集中进行，避免不必要的刺激。

（4）遵医嘱给予钙制剂和镇静药，并观察用药反应。防止发生药物不良反应。

（5）密切观察病情变化，防止并发症的发生。

4. 间歇期的护理

（1）病室保持清洁，注意皮肤、口腔的护理，保持头发的清洁，减少脱发。

（2）告知患者所用药物名称、作用、剂量和服用方法；指导患者了解药物治疗的不良反应。

（3）轻症的甲旁减患者经补钙、限磷后，血清钙可以基本正常，症状得到控制；较重者要加用维生素 D 制剂，从小剂量开始，逐渐增加，以后逐渐调停，直至手足搐搦症状减轻，要告诉患者不要轻易地增减药量，要按照医嘱进行服药。

（4）补镁的护理，对于伴有低镁血症患者，应立即补充，纠正低镁血症后低钙血症随即纠正，在使用过程中护士应密切观察患者的生命体征。

5. 心理护理

（1）情感支持：患者亲属的态度及护士的言行举止对患者的自我概念变化有着重要作用。护士应在患者亲属的理解和协助下，以尊重和关心的态度与患者多交谈，鼓励患者以各种方式表达形体改变所致的心理感受，确定患者对自身改变的了解程度及这些改变对其生活方式的影响，接受患者交谈中所呈现的焦虑和失落，使患者在表达感受的同时获得情感上的支持。

（2）提高适应能力：与患者一起讨论激素水平异常是导致形体改变的原因，经治疗后随激素水平恢复至正常或接近正常、形体改变可得到改善或复原，消除患者因形体改变而引起的失望与挫折感及焦虑与害怕的情绪，正确认识疾病所致的形体外观改变，提高对形体改变的认识和适应能力。

（3）指导患者改善身体外观的方法，如衣着合体和恰当的修饰等；鼓励患者参加正常的社会交往活动。

（4）对举止怪异、有人格改变的患者要加强观察，防止意外。

6. 健康指导

（1）让患者正确认识疾病，坚持遵医嘱服药，不要随意地增减药量。如有不适，应尽快就诊。服药期间监测电解质平衡，防止发生电解质紊乱。

（2）告知患者应适当地调节自己的不良情绪，积极向上的心态有助于疾病的康复。

（3）告知患者的家属要给予患者心理上的支持，并学会观察用药过程中出现的不良反应，及时就诊。

（谷莉莉　魏好丹）

第四节　甲状旁腺功能亢进症

一、概述

原发性甲状旁腺功能亢进（简称甲旁亢）是由甲状旁腺本身疾病引起的甲状旁腺素（PTH）合成、分泌过多。其主要靶器官为骨和肾，对肠道也有间接作用。表现为骨吸收增加的骨骼病变、肾结石、高钙血症和低磷血症等。

甲旁亢在欧美多见，仅次于 DM 和甲状腺功能亢进症，在我国较少见。1970 年以后采用血钙筛选，本病每年发现率较前增加 4～5 倍。女性多于男性，为2∶1～4∶1。近年来发现老年人发病率高，儿童较少见，可能和遗传有关，需除外多发性内分泌腺瘤Ⅰ型或Ⅱ型。

二、护理评估

1. 健康史

甲旁亢病因尚不明了，部分患者是家族性多发性内分泌腺瘤（MEN），为常染色体显性遗传。有学者报道，颈部放疗后有11%～15%的患者发生良性和恶性的甲状腺和甲状旁腺肿物。本病的发生与遗传和放疗的确切关系还需进一步研究。

PTH 其主要靶器官为骨和肾，对肠道也有间接作用。PTH 的生理功能是调节体内钙的代谢并维持钙和磷的平衡，它促进破骨细胞的作用，使骨钙（磷酸钙）溶解释放入血，致血钙和血磷浓度升高。当其血中浓度超过肾阈时，便经尿排出，导致高尿钙和高尿磷。PTH同时能抑制肾小管对磷的回收，使尿磷增加、血磷降低。因此当发生甲旁亢时，可出现高血钙、高尿钙和低血磷，引起钙、磷和骨代谢紊乱及甲状旁腺激素分泌增多导致的一系列症状和体征。护士要询问患者是否有骨折史、骨畸形、骨关节痛、食欲不振、腹胀、便秘、恶心、呕吐、消化道溃疡史，是否反复发生泌尿系结石、慢性胰腺炎等。此外，护士还需询问产妇患者，新生儿出生时是否有低钙性手足抽搐。部分患者系多发性内分泌腺瘤，护士要询问其家族是否有类似疾病的发生。

2. 临床表现

（1）高钙血症。①中枢系统方面：记忆力减退、情绪不稳定、个性改变、淡漠、消沉、烦躁、多疑多虑、失眠、情绪不稳定和突然衰老。②神经肌肉系统方面：患者易疲劳、四肢肌肉无力、重者发生肌萎缩（钙浓度与神经肌肉兴奋性成反比）。③钙沉着：沉积于肌腱导致非特异性关节痛，常累及手指关节，有时主要在近端指间关节，沉积于皮肤可导致皮肤瘙痒。④高钙危象：血钙 >4.5 mmol/L（14 mg/dL）时，患者可表现为极度衰竭、厌食、恶心、呕吐、严重脱水、烦躁、嗜睡、昏迷，甚至诱发室性心律失常而导致猝死。

（2）骨骼病变：典型病变为破骨或成骨细胞增多、骨质吸收，呈不同程度的骨质脱钙，结缔组织增生构成纤维性囊性骨炎。严重时引起多房囊肿样病变及"棕色瘤"，易发生病理性骨折及骨畸形。主要表现为广泛的骨关节疼痛，伴有明显压痛，多由下肢和腰部开始逐渐发展至全身，以至活动受限、卧床不起、翻身困难等。重者有骨畸形，如胸廓塌陷变窄、椎骨变形、骨盆畸形、四肢弯曲和身材变矮。约50%的患者有自发性病理性骨折和纤维囊性骨炎。国内报道的病例80%以骨骼病变表现为主。X线表现指骨内侧骨膜下皮质吸收和颅骨斑点状脱钙有诊断意义。

（3）泌尿系统症状：由于血钙过高致有多量钙自尿排出，患者常诉多尿、烦渴、多饮，尿结石发生率也较高，一般在60%～90%，临床上有肾绞痛、血尿或继发尿路感染，反复发作后可引起肾功能损害甚至可导致肾功能衰竭。本病所致的尿结石的特点为多发性、反复发作性、双侧性，结石常具有逐渐增多、增大等活动性现象，连同肾实质钙盐沉积，对本病具有诊断意义。肾小管内钙盐沉积和钙质盐沉着可引起肾功能衰竭，在一般尿结石患者中，有2%～5%由本病引起。

（4）消化道症状：胃肠道平滑肌张力降低，胃蠕动缓慢引起食欲缺乏、便秘、腹胀、恶心、呕吐、上腹痛等症状。部分患者伴有十二指肠溃疡病，可能与血钙过高刺激胃黏膜分泌促胃液素有关。如同时伴有胰岛促胃液素瘤，如卓—艾综合征，则消化性溃疡顽固难治，5%～10%的患者可伴有多发性胰腺炎，原因未明，可能因胰腺有钙盐沉着、胰管发生阻塞所致。

3. 辅助检查

（1）实验室检查。

1）血钙：甲状旁腺功能亢进时血清总钙值呈现持续性升高或波动性升高，少数患者血清总钙值持续正常，因此需多次测定较为可靠，正常人血总钙值为 2.2～2.7 mmol/L（8.8～10.9 mg/dL），血游离钙值为（1.18±0.05）mmol/L。合并维生素D缺乏、骨质软化症、肾功能不全、胰腺炎、低蛋白血症的甲亢患者，血清总钙值正常，但游离钙常增多。

2）血磷：正常值成人为 0.97～1.45 mmol/L（3～4.5 mg/dL），儿童为 1.29～2.10 mmoL/L（4～6.5 mg/dL）。低磷血症是本病的特点之一，但在肾功能不全、肾小球滤过率降低时，血清磷可正常或升高。

3）血清PTH：80%～90%甲旁亢患者有PTH水平增高。血PTH增高的程度与血钙浓度、肿瘤大小和病情严重程度相平行。

4）血清碱性磷酸酶（ALP）：正常值为34～107 U/L。甲旁亢，排除肝胆系统的疾病存在，则ALP水平增多。骨病越严重，血清ALP值越高。

5）血清抗酒石酸酸性磷酸酶（TRAP）：在骨吸收和骨转换增高时，血清TRAP浓度增高。在本病中血清TRAP常成倍增高，手术治疗如成功，可于术后1～2周内明显下降，甚至达正常。北京协和医院一组正常值为（7.2±1.9）U/L。

6）24小时尿钙：24小时尿钙排泄量增加。主要由血钙过高后肾小管滤过增加，尿钙也增多。高尿钙血症为24小时尿钙排量 >6.25 mmol（女性）和 >7.5 mmol（男性）。但尿钙排泄量可受维生素D和日光照射强弱及有无尿结石等许多因素影响，故估计尿钙意义时应做具体分析。收集尿时应予酸化，以免钙盐沉淀影响结果。

7）尿羟脯氨酸排量：甲旁亢时尿羟脯氨酸排泄增多，为骨质吸收较灵敏的指标。北京协和医院内分泌科实验室尿羟脯氨酸正常值为（20±11）mg/24h。

（2）X线检查：普遍性骨质脱钙、骨质疏松，常为全身性，以胸腰椎、扁骨、掌骨和肋骨最显著，表现为密度减低、骨小梁减少，皮质变薄呈不均匀板层状，或骨小梁粗糙呈网状结构。少数患者尚可出现骨硬化和异位钙化。这种骨骼的多形性改变，可能与甲状旁腺激素对破骨细胞和成骨细胞的作用、降钙素的代偿和病变的腺体呈间歇性活动有关。X线片中尚可见到多发性反复发生的尿结石及肾钙盐沉着症，对诊断均有价值。

（3）骨密度测定：甲旁亢时骨密度降低。

（4）其他定位检查：①颈部超声检查；②颈部和纵隔CT扫描，对于前上纵隔腺瘤的诊断符合率为67%；③放射性核素检查，可检出1 cm以上病变；④选择性甲状旁腺静脉取血测iPTH：血iPTH的峰值能反映病变甲状旁腺的位置。

4. 心理—社会状况

此病患者由于疾病所致高钙血症、可出现记忆力减退、情绪不稳、个性的改变等，护士应在监测水电解质同时，关注患者情绪变化，给予安慰、鼓励，建立信任。

三、护理问题

1. 疼痛：肌痛、骨骼痛

与肌肉痉挛、骨吸收增加有关。

2. 皮肤完整性受损

与骨痛长期卧床、营养状况改变有关。

3. 便秘

与胃肠道平滑肌张力降低有关。

4. 躯体移动障碍

与骨骼变化引起活动范围受限有关。

5. 活动无耐力

与血钙浓度增高，降低了神经肌肉兴奋性有关。

6. 生活自理能力缺陷

与骨骼变化、活动受限有关。

7. 有受伤的危险

与骨质疏松、骨关节变形有关。

8. 维持健康能力改变

与日常体力活动不足有关。

9. 社交障碍

与骨骼变形、活动受限有关。

10. 知识缺乏

缺乏骨质疏松及相关知识。

11. 潜在并发症：高钙危象

与 PTH 分泌增多使骨钙溶解吸收入血有关。

四、护理目标

（1）保证患者足够的营养摄入，掌握适宜的运动方式，能合理搭配饮食，保证钙的需求。

（2）患者症状及不适主诉缓解。

（3）护士识别高钙危象的症状和体征。

（4）患者能正确对待疾病，能说出药物的使用方法、剂量和不良反应，积极配合治疗。

（5）患者促进正常排便。

（6）增进患者自我照顾能力。

（7）护理中维护患者安全。

（8）防止骨折等并发症的发生。

（9）能坚持服药，定期复诊。

（10）使患者了解有关疾病的相关知识。

五、护理措施

1. 一般护理

定时评估血压、心率、脉搏、呼吸频率的变化。避免环境寒冷，提高室温，增加被服，避免穿堂风。保持患者床单位干净、整洁，预防患者感染、压疮的发生。

2. 饮食护理

适度摄取蛋白质和脂肪，因高蛋白质食物和高脂肪食物会增加尿钙的排出而影响钙质的吸收。戒烟戒酒，避免摄入过多的咖啡因。

3. 病情观察

血清钙、骨密度、尿钙磷检测。注意观察患者是否有厌食、恶心、呕吐、便秘、头晕、记忆力减退、精神萎靡、表情淡漠、昏睡、心律失常、心电图异常改变等高钙危象的表现。鼓励患者多饮水，并准确记录出入量，每天检测体重，保持出入量的平衡，预防心衰的发生。

4. 疼痛的护理

有骨痛的患者可指导其使用硬板床，取仰卧位或侧卧位，卧床休息数天到一周，可缓解疼痛。对疼痛部位给予湿热敷，可促进血液循环、减轻肌肉痉挛、缓解疼痛。给予局部肌肉按摩，以减少因肌肉僵直所引发的疼痛。药物的使用包括止痛剂、肌肉松弛剂或抗炎药物等。

5. 活动及安全

让患者参与活动，并提高活动的兴趣。保证环境安全，防止跌倒，保证楼梯有扶手、梯级有防滑边缘、房间与浴室的地面干燥、灯光明暗适宜、过道避免障碍物等。加强日常生活护理，对行动不便者，将日常所需物品如茶杯、热水壶、呼叫器等放置床边，以利患者取用，指导患者维持良好姿势，且在改变姿势时动作应缓慢，必要时建议患者使用手杖或助行器，以增加其活动时的稳定性，衣服和鞋穿着应合适，以利于运动。加强巡视，尤其在患者洗漱及用餐时间，护士应加强意外的预防。如患者使用利尿剂或镇静剂后，要严密注意其频繁如厕或精神恍惚而发生意外。

6. 排便护理

鼓励患者多活动，以刺激肠蠕动、促进排便。每日液体摄入量应在 2000 mL，可以根据患者的个人喜好和习惯安排摄入液体的种类和时间。例如：对于限制热量的患者可摄入不含热量或低热量的液体。适当增加食物中纤维素的补充，如各种绿色蔬菜、水果等。指导患者进行腹部按摩，以增强肠蠕动，必要时遵医嘱给予缓泻剂，观察并记录患者排便的色、量、性质等情况。

7. 用药护理

在应用扩容、利尿类药物前，护士应评估患者的心功能，观察血压、心律、心率、呼吸的深度、频率及皮肤的颜色等，并注意用药前后体重的变化，防止心衰。使用双磷酸盐类药物时应选择大血管并观察体温的变化，因双磷酸盐可引起发热、肌痛等不良反应。

8. 围手术期护理

有症状或有并发症的原发性甲状旁腺功能亢进一般宜手术治疗。手术的适应证：血钙水平较正常高限增高 1 mg/dL 或 0.25 mmol/L 以上；明显骨骼病变；肾结石；甲状旁腺功能亢进危象；尿钙排量明显增多（10 mmol/24h 或 400 mg/24h）；骨密度降低；年龄小于 50 岁者等。多数为腺瘤，可做腺瘤摘除；如为腺癌，宜做根治手术。

甲状旁腺手术后可出现低钙血症，轻者手、足、唇、面部发麻，重则手足抽搐。低钙血症可开始于术后 24 小时内，血钙最低值出现在手术后 4～20 天。大部分患者在 1～2 个月血钙可恢复至 2 mg/dL（8 mmol/L）。发生低钙血症后，立即口服乳酸钙或葡萄糖酸钙；手足抽搐明显者可缓慢静脉注射 10% 葡萄糖酸钙 10～20 mL；难治顽固性低钙血症可静脉滴注葡萄糖酸钙于 5% 或 10% 葡萄糖注射液内。补充钙量是否足够，视神经肌肉应激性和血钙值两方面加以衡量。

9. 心理护理

多与患者交流，选择患者感兴趣的话题；鼓励患者参加娱乐活动，调动参加活动的积极性；安排患者听轻松的、愉快的音乐，使其心情愉快；嘱患者家属多关心患者，使患者感到温暖和关怀，以增强其自信心；协助患者及其家属重新定位患者的角色与责任，以利于患者的康复；给患者安排社交活动的时间，减轻患者孤独感。

10. 甲状旁腺危象的护理

补充生理盐水，纠正脱水补充血容量，而且可因多量钠自尿中排出，促使钙也排出。根据脱水程度，每天可给予液体 4000～6000 mL 静脉滴注，注意监测心、肾功能。

补充血容量的基础上应用利尿剂如呋塞米，促使钙排出。禁用可减少钙排出的噻嗪类利尿剂。有些利尿剂可造成钾和镁的丢失，应监测血电解质，适当补充。

11. 健康指导

教导患者均衡饮食的重要性，合理饮食，并每天坚持合理的户外活动，运动要循序渐进、持之以恒。合理告知家庭成员注意家庭安全对患者的影响。

（谷莉莉　王荣欣）

第八章

肾内科疾病的护理

第一节 急性肾小球肾炎

急性肾小球肾炎简称急性肾炎，是以急性肾炎综合征为主要临床表现的一组疾病，起病急，以血尿、蛋白尿、水肿和高血压为主要表现，可伴有一过性氮质血症。本病常有前驱感染，多见于链球菌感染后，其他细菌、病毒和寄生虫感染后也可引起。好发于儿童，男性多见。前驱感染后常有 1~3 周（平均 10 天左右）的潜伏期，相当于致病抗原初次免疫后诱导机体产生免疫复合物所需的时间。呼吸道感染的潜伏期较皮肤感染者短。本病大多预后良好，常在数月内临床自愈。

一、评估

1. 健康史

起病前有无上呼吸道感染如急性扁桃体炎、咽炎或皮肤感染如脓疱疮等。

2. 身体状况

（1）血尿：常为患者起病的首发症状和就诊原因，几乎所有患者均有血尿，40%~70% 的患者有肉眼血尿，尿液呈浑浊红棕色，或洗肉水样，一般数天内消失，也可持续数周转为镜下血尿。

（2）水肿：多表现为晨起眼睑水肿，面部肿胀感，呈现所谓肾炎面容，一般不重。少数患者水肿较重进展较快，数日内遍及全身，呈可凹陷性。严重水钠潴留会引起急性左心衰。

（3）高血压：多为轻、中度高血压，收缩压、舒张压均增高，经利尿后血压可逐渐恢复正常。少数出现严重高血压，甚至高血压脑病。患者表现为头痛、头晕、失眠，甚至昏迷、抽搐等。血压增高往往与水肿、血尿同时发生，也有在其后发生，一般持续 3~4 周，多在水肿消退 2 周降为正常。

（4）肾功能及尿量改变：起病初期可有尿量减少，尿量一般在 500~800 mL，少尿时可有一过性氮质血症，大多数在起病 1~2 周后，尿量渐增，肾功能恢复，只有极少数可表现为急性肾功能衰竭，出现少尿。

（5）其他表现：原发感染灶的表现及全身症状，可有头痛、食欲减退、恶心、呕吐、疲乏无力、精神不振、心悸气促，甚至发生抽搐。部分患者有发热，体温一般在 38 ℃左右。

3. 实验室及其他检查

镜下血尿、蛋白尿、发病初期血清补体 C_3 及总补体下降。肾小球滤过率下降，血尿素氮和肌酐升高，B 超示双肾形状饱满，体积增大，肾活检组织病理类型为毛细血管增生性肾炎。

二、治疗原则

以休息及对症处理为主，少数急性肾功能衰竭患者应予透析治疗。一般于发病 2 周内可用抗生素控制原发感染灶。

三、护理措施

1. 饮食护理

（1）限制钠盐摄入：有水肿、高血压或心力衰竭时严格限制钠盐摄入（＜3 g/d），特别严重者禁盐，以减轻水肿和心脏负担。当病情好转，血压下降，水肿消退，尿蛋白减轻后，由低盐饮食逐渐过渡到普通饮食，防止长期低钠饮食及应用利尿剂引起水电解质紊乱或其他并发症。

（2）控制水和钾的摄入：严格记录 24 小时出入量。量出为入，每天摄入水量 = 前一天出量 +500 mL，摄入水量包括米饭、水果等食物含水量、饮水、输液等所含水的总量。注意见尿补钾。

（3）蛋白质：肾功能正常时，给予正常量的蛋白质 ［1 g/（kg·d）］，出现氮质血症时，限制蛋白质摄入，优质动物蛋白占 50% 以上，如牛奶、鸡蛋、鱼等，以防止增加血中含氮代谢产物的潴留。此外，注意饮食热量充足、易于消化和吸收。

2. 休息和活动

一般起病 1~2 周不论病情轻重均应卧床休息，能够改善肾血流量和减少并发症发生。水肿消退，肉眼血尿消失，血压接近正常后，即可下床在室内活动或到户外散步。红细胞沉降率正常时可恢复轻体力活动或上学，但应避免剧烈体力活动。一年后方可正常活动。鼓励患者及其家属参与休息计划的制订。

3. 病情观察

（1）定期测量患者体重，观察体重变化和水肿部位、分布、程度和消长情况，注意有无胸腔、腹腔、心包积液的表现；观察皮肤有无红肿、破损、化脓等情况发生。

（2）监测生命体征，尤其血压变化，注意有无剧烈头痛、恶心、呕吐、视物模糊，甚至神志不清、抽搐等高血压脑病的表现，发现问题及时报告医师处理。

（3）皮肤护理。①水肿较严重的患者应穿着宽松、柔软的棉质衣裤、鞋袜。协助患者做好全身皮肤黏膜清洁，指导患者注意保护好水肿皮肤，如清洗时注意水温适当、勿过分用力；平时避免擦伤、撞伤、跌伤、烫伤。②注射时严格无菌操作，采用 5~6 号针头，保证药物准确及时的输入，注射拔完针后，用无菌干棉球按压穿刺部位直至无液体从针口渗漏。严重水肿者尽量避免肌内和皮下注射。

（4）用药护理：遵医嘱给予利尿剂、降压药、抗生素。观察药物的疗效及可能出现的不良反应。如低钾血症、低氯血症等电解质紊乱。呋塞米等强效利尿剂有耳鸣、眩晕、听力丧失等暂时性耳毒性，也可发生永久性耳聋。密切观察血压、尿量变化，静脉给药者给药速度宜慢。

（5）心理护理：血尿可让患者感到恐惧，限制患者活动可使其产生焦虑、烦躁、抑郁等心理，鼓励其说出自己的感受和心理压力，使其充分理解急性期卧床休息及恢复期限制运动的重要性。患者卧床期间，护士尽量多关心、巡视，及时询问患者的需要并给予解决。

四、健康教育

（1）预防疾病教育：教育患者及其家属了解各种感染可能导致急性肾炎，因此，锻炼身体，增强体质，避免或减少上呼吸道及皮肤感染是预防的主要措施，并可降低演变为慢性肾炎的发生率。嘱咐患者及其家属一旦发生细菌感染及时使用抗生素，尽量治愈某些慢性病，如慢性扁桃体炎，必要时可手术治疗。

（2）急性肾炎的恢复期可能需 1~2 年，当临床症状消失后，蛋白尿、血尿等可能依然存在，因此应加强定期随访。

（谷莉莉　胡　婕）

第二节　急进性肾小球肾炎

急进性肾小球肾炎简称急进性肾炎，是指在肾炎综合征（血尿、蛋白尿、水肿、高血压）基础上，短期内出现少尿、无尿，肾功能急骤减退，短期内到达尿毒症的一组临床症候群，又称急进性肾炎综合征。本病病理特征表现为新月体肾小球肾炎，分为原发性和继发性两大类。一般将有肾外表现者或明确原发病者称为继发性急进性肾炎，如继发于过敏性紫癜、系统性红斑狼疮等，偶有继发于某些原发性肾小球疾病（如系膜毛细血管性肾炎及膜性肾病）者。病因不明者则称为原发性急进性肾炎，这里着重讨论原发性急进性肾炎。

我国急进性肾炎以Ⅱ型为多见，男性居多。

一、评估

1. 健康史

本病起病急，常有前驱呼吸道感染。

2. 身体状况

（1）迅速出现水肿，可以有肉眼血尿、蛋白尿、高血压等。

（2）短期内即有肾功能的进行性下降，以少尿或无尿较迅速地（数周至半年）发展为尿毒症。

（3）常伴有中度贫血，可伴有肾病综合征，如果得不到及时治疗，晚期出现慢性肾功能衰竭。部分患者也会出现急性左心衰竭、继发感染等并发症。

3. 实验室及其他检查

（1）尿常规：蛋白尿，血尿，也可有管型、白细胞。

（2）血液检查：白细胞轻度增高、血红蛋白、人血白蛋白下降、血脂升高。

（3）肾功能检查：血肌酐、血 BUN 进行性升高。

（4）免疫学检查：Ⅱ型可有血循环免疫复合物阳性，血清补体 C_3 降低，Ⅰ型有血清抗肾小球基底膜抗体阳性。

（5）B 超检查：双肾体积增大、饱满。

（6）肾活检组织病理检查：光学显微镜检查可见肾小囊内新月体形成是 RPGN 的特征性病理改变。

二、治疗原则

本病纤维化发展很快，故及时肾活检，早期诊断，及时以强化免疫抑制治疗，可改善患者预后。根据病情予血浆置换、肾脏替代治疗。

三、护理措施

1. 休息

一般要待病情得到初步缓解时，才开始下床活动，即使无任何临床表现，也不宜进行较重的体力活动。

2. 饮食护理

低盐优质蛋白饮食，避免进食盐腌制食品如咸菜、咸肉等，进食鸡蛋、牛奶、瘦肉、鱼肉等优质蛋白饮食。准确记录 24 小时出入量，量出为入。每日入液量＝前一日出液量＋500 mL，保持出入量平衡。

3. 病情观察

监测患者生命体征、尿量。尿量迅速减少，往往提示急性肾功能衰竭的发生。监测肾功能及血清电解质的变化，尤其是观察有无出现高钾血症，发现病情变化，及时报告医师处理。

4. 观察药物及血浆置换的不良反应

大剂量糖皮质激素治疗可致上消化道出血、精神症状、骨质疏松、股骨头无菌性坏死、水钠潴留、血压升高、继发感染、血糖升高等表现。环磷酰胺可致上腹部不适、恶心、呕吐、出血性膀胱炎、骨髓抑制等。血浆置换主要有出血、并发感染，特别是经血制品传播的疾病。

5. 用药护理

大剂量激素冲击治疗、使用免疫抑制剂、血浆置换时，患者免疫力及机体防疫能力受到很大抑制，应对患者实行保护性隔离，加强口腔、皮肤护理，防止继发感染。服用糖皮质激素和细胞毒性药物时应注意：口服激素应饭后服用，以减少对胃黏膜的刺激；长期用药者应补充钙剂和维生素 D，以防骨质疏松；使用 CTX 时注意多饮水，以促进药物从尿中排泄。

6. 心理护理

由于该疾病不易治愈，多数患者可能会转变为慢性肾功能衰竭。因此，患者会产生焦虑、恐惧及悲观等心理，做好心理疏导、提高患者战胜疾病的信心。

四、健康教育

（1）本病有继往感染的病史，预防感染是预防发病及防止病情加重的重要措施，避免受凉、感冒。

（2）对患者及其家属强调遵医嘱用药的重要性，告知激素和细胞毒性药物的作用、可能出现的不良反应和用药注意事项，鼓励患者配合治疗。服用激素及免疫抑制剂时，应特别注意交代患者及其家属不可擅自增量、减量甚至停药。

（3）病情经治疗缓解后应注意长期追踪，防止疾病复发及恶化。

（4）早期诊断、及时合理治疗，可明显改善患者预后。

（谷莉莉　胡　婕）

第三节　慢性肾小球肾炎

慢性肾小球肾炎简称慢性肾炎，是指以水肿、高血压、蛋白尿、血尿及肾功能损害为基本临床表现，起病方式不同、病情迁延、病情进展缓慢，最终将发展为慢性肾功能衰竭的一组肾小球疾病。多见于成年人，男性多于女性。仅少数患者是由急性肾炎发展而来，绝大多数患者的病因不明，起病即属慢性肾炎，与急性肾炎无关。

一、评估

1. 健康史

（1）既往史：既往有无肾炎病史，其发病时间及治疗后的情况；病前有无上呼吸道感染、皮肤感染等病史；对病情急骤的患者还应询问有无引起肾功能恶化的诱发因素；父母、兄弟、姐妹及子女的健康状况。

（2）生活习惯：询问患者生活是否规律，饮食是否合理，有无营养不良，水、钠盐摄入过多等情况，有无过度疲劳及烟酒等不良嗜好。

2. 身体状况

（1）水肿：由水钠潴留或低蛋白血症所致，早晨眼睑、颜面水肿明显，下午及晚上下肢明显，卧床休息后水肿减轻。重者可有胸腔积液或腹水。

（2）蛋白尿：是慢性肾炎主要表现，患者排尿时泡沫明显增多，并且不易消失，尿蛋白越多，泡沫越多，个别患者尿中有异味。

（3）血尿：多为镜下血尿，也有肉眼血尿。

（4）高血压：由于水钠潴留使血容量增加，血中肾素、血管紧张素增加，导致阻力血管收缩而致血压升高。有时高血压症状表现较为突出。

（5）其他：患者可有贫血、电解质紊乱，病程中有应激情况（如感染）可导致慢性肾炎急性发作，类似急性肾炎表现。有些病例可自行缓解。

（6）并发症：慢性肾功能衰竭为慢性肾炎的终末期并发症，其他如继发感染、心脑血管疾病等。

3. 实验室及其他检查

（1）尿液检查：24 小时尿蛋白多在 1～3 g，不超过 3.5 g。尿蛋白电泳以大中分子蛋白为主，尿红细胞形态检查为多形性。

（2）血液检查：早期血常规检查多正常或轻度贫血，晚期可有红细胞及血红蛋白明显下降，尿素氮、肌酐增高。病情较重者血脂增高，人血白蛋白下降。

（3）B 超检查：双肾可有结构紊乱，皮质回声增强及缩小等改变。

（4）肾活检组织病理学检查：以弥漫系膜增生性肾炎、局灶/节段增生性肾炎、局灶/节段性肾小球硬化、系膜毛细血管性肾炎、膜性肾病、IgA 肾病等为常见，晚期导致肾小球纤维化、硬化等，称为硬化性肾炎。

4. 心理—社会状况

评估患者有无焦虑、恐惧、绝望等心理状况；评估社会及家庭对患者的经济及精神支持情况及其对患者病情的了解和关心程度。

二、治疗原则

有效控制血压以防止肾功能减退或使已经受损的肾功能有所改善，防止高血压的心血管并发症，从而改善长期预后。

三、护理措施

1. 一般护理

（1）休息：高度水肿、严重高血压伴心、肾功能不全时，应绝对卧床休息。

（2）饮食：给予低磷优质低蛋白饮食，当肾功能不全者血肌酐 > 350 μmol/L 时，应限制蛋白质摄入，一般为 0.5 ~ 0.6 g/（kg·d），其中60%以上为优质蛋白（如鸡蛋、牛奶、瘦肉等），极低蛋白饮食者可辅以 α-酮酸或肾衰氨基酸治疗。以减轻肾小球高灌注、高压力、高滤过状态。由于每克蛋白质饮食中约含磷15 mg，因此，限制蛋白质入量后即达到低磷饮食（少于 600 ~ 800 mg/d）。同时注意补充多种维生素及微量元素。有明显水肿和高血压时低盐饮食。饮食应根据患者的口味烹调，以增进食欲。

（3）口腔护理：肾功能受损，口腔内有氨臭味，进行口腔护理，可增进食欲，清洁口腔，抑制细菌繁殖。一般可于每日晨起饭后睡前用复方硼酸溶液漱口，以预防口腔炎和呼吸道感染。

（4）皮肤护理：晚期由于尿素刺激，皮肤瘙痒，应注意保持患者皮肤清洁，每天用温水擦洗，不用肥皂水和酒精，严防患者抓破皮肤和发生压疮。

（5）记录出入量：晚期发生肾功能不全时，可有尿少和尿闭，应密切注意尿量变化，准确记录出入水量，控制液体入量，入液量为前一日尿量另加500 mL。

2. 药物治疗的护理

（1）降压药：治疗目标是力争把血压控制在理想水平。尿蛋白≥1 g/d 者，血压控制在 125/75 mmHg 以下；尿蛋白 <1 g/d 者，血压控制可放宽到 130/80 mmHg 以下。

（2）抗血小板药：注意观察全身皮肤黏膜的出血情况。

（3）并发症的预防及护理：慢性肾炎患者易并发各种感染，对上呼吸道和尿路感染的预防更为重要。应加强环境和个人卫生预防措施，保持室内空气新鲜，每日开窗通风，紫外线消毒，或消毒剂喷雾一次，保持口腔和皮肤清洁，注意保暖，预防感冒，若有咽痛、鼻塞等症状，应卧床休息，并及时治疗。

四、健康教育

1. 休息与饮食

嘱咐患者加强休息，以延缓肾功能减退。生活要有规律，保持精神愉快，避免劳累，坚持合理饮食并解释优质低蛋白、低磷、低盐、高热量饮食的重要性，指导其根据自己的病情选择合适的食物和量。

2. 避免加重肾损害的因素

向患者及其家属讲解影响病情进展及避免加重肾损害的因素，注意适度锻炼身体，尽可能避免上呼吸道及其他部位感染；避免使用肾毒性药物如庆大霉素、磺胺药及非甾体消炎药；如有高脂血症、高血糖、高钙血症和高尿酸血症者应遵医嘱及时给予适当治疗；育龄妇女注意避孕，以免因妊娠导致肾炎复发和病情恶化。病情稳定，特别希望生育者，可在医生指导下怀孕，并定期随访。

3. 用药指导

介绍各类降压药的疗效、不良反应及使用时的注意事项。如告诉患者 ACEI 可致血钾升高，以及高钾血症的表现等。

4. 自我病情监测与随访指导

慢性肾炎病程长，需定期随访疾病的进展，包括肾功能、血压、水肿等的变化。发现尿异常（少尿、尿液浑浊、血尿），及时就医治疗，定期复查尿常规和肾功能。

（谷莉莉　胡　婕）

第四节　肾病综合征

肾病综合征是指各种肾脏疾病引起的具有以下共同临床表现的一组综合征：包括大量蛋白尿（24 小时尿蛋白定量超过 3.5 g）；低蛋白血症（人血白蛋白 < 30 g/L）；水肿；高脂血症。其中大量蛋白尿及低白蛋白血症两项为诊断所必需。

一、评估

1. 健康史

患者有无发病诱因，病程长短，有无肾炎病史、感染、药物中毒或过敏史，有无系统性疾病、代谢性疾病、遗传性疾病、妊娠高血压综合征史，上呼吸道或其他部位的感染史及家族史等。

2. 身体状况

（1）大量蛋白尿：长期持续大量蛋白尿可导致营养不良，患者毛发稀疏、干脆及枯黄，皮肤苍白，消瘦或指甲上有白色横行的宽带条纹。

（2）低蛋白血症：长期低蛋白血症易引起感染、高凝、微量元素缺乏、内分泌紊乱和免疫功能低下等并发症。

（3）水肿：是最常见的症状，水肿部位随着重力作用而移动，久卧或清晨以眼睑、头枕部或骶部水肿为著，起床活动后则以下肢明显，呈可凹陷性，水肿程度轻重不一，严重者常伴浆膜腔积液和（或）器官水肿，表现为胸腔、腹腔、心包或阴囊积液和（或）肺水肿、脑水肿及胃肠黏膜水肿。高度水肿时局部皮肤发亮、变薄。皮肤破损时可有组织液渗漏不止。胸膜腔积液可致胸闷、气短或呼吸困难等；胃肠黏膜水肿和腹水可致食欲减退和上腹部饱胀、恶心、呕吐或腹泻等。

（4）高血压或低血压：血压一般为中度增高，常在 140 ~ 160/95 ~ 110 mmHg。水肿明显者多见，部分患者随水肿消退可降至正常，部分患者存在血容量不足（由于低蛋白血症、利尿等）而产生低血压。

（5）高脂血症：血中胆固醇、三酰甘油含量升高，低及极低密度脂蛋白浓度增高。

（6）并发症。①继发感染：常见感染部位顺序为呼吸道、泌尿道、皮肤。感染是导致肾病综合征复发和疗效不佳的主要原因之一，甚至导致患者死亡，应予以高度重视。②血栓和栓塞：以深静脉血栓最常见；此外，肺血管血栓、栓塞，下肢静脉、冠状血管血栓和脑血管血栓也不少见。血栓、栓塞并发症是直接影响肾病综合征治疗效果和预后的重要因素。③急性肾衰竭：低蛋白血症使血浆胶体渗透压下降，水分从血管内进入组织间隙，引起有效循环血容量减少，肾血流量不足，易致肾前性氮质血症，经扩容、利尿可恢复；少数 50 岁以上的患者（尤以微小病变型肾病者居多）出现肾实质性肾衰竭。④蛋白质及脂质代谢紊乱：长期低蛋白血症可导致营养不良、小儿生长发育迟缓；免疫球蛋白减少造成机体免疫力低下，易致感染；诱发内分泌紊乱（如低 T_3 综合征等）；高脂血症增加血液黏稠度，促进血栓、栓塞并发症发生，还将增加心血管系统并发症，并可促进肾小球硬化和肾小管，间质病变的发生，促进肾病变的慢性进展。

3. 实验室及其他检查

（1）尿液检查：24 小时尿蛋白定量超过 3.5 g。尿中可查到免疫球蛋白、补体 C_3 红细胞管型等。

（2）血液检查：人血白蛋白 <30 g/L，血脂增高，以胆固醇增高为主，血 IgG 可降低。

（3）肾功能检查：可正常，也可异常。

（4）B 超检查：双肾大小正常或缩小。

（5）肾活检组织病理检查：不但可以明确肾小球病变类型，而且对指导治疗具有重要意义。

4. 心理状况

本病病程长，易反复发作，因而患者可能出现各种不良情绪如焦虑、悲观、失望等，应了解患者及其家属的心理反应，评估患者及其家属的应对能力及患者的社会支持情况。

二、治疗原则

根据病情使用免疫抑制剂、利尿剂及中医药治疗，利尿、降尿蛋白、升人血白蛋白，预防并发症。

三、护理措施

1. 休息与活动

全身严重水肿，合并胸腔积液、腹水、严重呼吸困难者应绝对卧床休息，取半坐卧位，必要时给予吸氧。因卧床可增加肾血流量，使尿量增加。为防止肢体血栓形成，应保持肢体适度活动。水肿消退、一般情况好转后，可起床活动，逐步增加活动量，以利于减少并发症的发生。对高血压患者，应限制活动量。老年患者改变体位时不可过快，防止体位性低血压。

2. 饮食护理

合理饮食构成能改善患者的营养状况和减轻肾脏负担，应特别注意蛋白质的合理摄入。长期高蛋白饮食会加重肾小球高灌注、高滤过、高压力，从而加重蛋白尿、加速肾脏病变进展，应给予正常量 1.0 g/（kg·d）的优质蛋白（富含必需氨基酸的动物蛋白）饮食。热量要保证充足，摄入能量应不少于 126～147 kJ（30～35 kcal）/（kg·d）。水肿时应低盐（3 g/d）饮食。为减轻高脂血症，应少进食富含饱和脂肪酸（动物油脂）的食物，多吃富含不饱和脂肪酸（如植物油、鱼油）及富含可溶性纤维（如燕麦、米糠、豆类）的食物。注意补充各种维生素和微量元素。

3. 用药护理

（1）激素、免疫抑制剂和细胞毒性药物：使用免疫抑制剂必须按医生所嘱时间及剂量用药，不可任意增减或停服。激素采取全日量顿服。①糖皮质激素：可有水钠潴留、血压升高、动脉粥样硬化、血糖升高、神经兴奋性增高、消化道出血、骨质疏松、继发感染、伤口不愈合，以及类肾上腺皮质功能亢进症的表现如满月脸、水牛背、多毛、向心性肥胖等，应密切观察患者的情况。大剂量冲击治疗时，患者免疫力及机体防御能力受到很大抑制，应对患者实行保护性隔离，防止继发感染。②环孢素：注意服药期间检测血药浓度，观察有无不良反应如肝肾毒性、高血压、高尿酸血症、高钾血症、多毛及牙龈增生等。③环磷酰胺：容易引起出血性膀胱炎、骨髓抑制、消化道症状、肝损害、脱发等，注意是否出现血尿，这类药物对血管和局部组织刺激性较大，使用时要充分溶解，静脉注射要确定针头在静脉内才可推注，防止药液漏出血管外，引起局部组织坏死。

（2）利尿剂：观察治疗效果及有无低血钾、低钠、低氯性碱中毒等不良反应。使用大剂量呋塞米时注意有无恶心、直立性眩晕、口干、心悸等。

（3）中药：如雷公藤制剂，注意其对血液系统、胃肠道、生殖系统等的不良反应。

（4）抗凝剂：观察有无皮肤黏膜、口腔、胃肠道等出血倾向，发现问题及时减药并给予对症处理，必要时停药。抗凝治疗中有明显的出血症状，应停止抗凝、溶栓治疗，并注射特效对抗剂，如肝素用同剂量的鱼精蛋白对抗，用药期间应定期监测凝血时间。低分子肝素钠皮下注射部位宜在腹壁，肝素静脉滴注时，速度宜慢。

4. 病情观察

观察并记录患者生命体征尤其是血压的变化。准确记录 24 小时出入量，监测患者体重变化及水肿消长情况。监测尿量变化，如经治疗尿量没有恢复正常，反而减少甚至无尿，提示严重的肾实质损害。定期测量血浆白蛋白、血红蛋白、D-二聚体、尿常规、肾小球滤过率、BUN、血电解质等指标的变化。

5. 积极预防和治疗感染

（1）指导患者预防感染：告知患者及其家属预防感染的重要性，指导其加强营养，注意休息，保持个人卫生，指导或协助患者保持皮肤、口腔黏膜清洁，避免搔抓等导致损伤。尽量减少病区探访人次，限制上呼吸道感染者来访。寒冷季节外出注意保暖，少去公共场所等人多聚集的地方，防止外界环境中病原微生物入侵。定期做好病室的空气消毒，室内保持合适的温湿度，定时开窗通风换气。

（2）观察感染征象：注意有无体温升高、皮肤感染、咳嗽、咳痰、尿路刺激征等。出现感染征象后，遵医嘱采集血、尿、痰等标本及时送检。根据药敏实验结果使用有效抗生素并观察疗效。

6. 皮肤护理

因患者体内蛋白质长期丢失、水肿及血循环障碍，致皮肤抵抗力降低弹性差容易受损，若病重者卧床休息更应加强皮肤护理。使用便器应抬高臀部，不可拖拉，以防损伤皮肤。高度水肿患者可用气垫床，床单要保持平整、干燥，督促或帮助患者经常更换体位，每日用温水擦洗皮肤，教育患者及其家属擦洗时不要用力太大，衣着宽大柔软，勤换内衣裤，每天会阴冲洗一次。注意皮肤干燥、清洁。有阴囊水肿时可用提睾带将阴囊提起，以免摩擦破溃。注射拔针后应压迫一段时间，以避免注射部位长期向外溢液，搬动患者时注意防止皮肤擦损。

四、健康教育

1. 休息活动指导

应注意休息，避免受凉、感冒，避免劳累和剧烈体育运动。适度活动，避免肢体血栓形成等并发症发生。

2. 心理指导

乐观开朗，对疾病治疗和康复充满信心。

3. 检查指导

密切监测肾功能变化，教会患者自测尿蛋白，了解其动态，此为疾病活动可靠指标。

4. 饮食指导

告诉患者优质蛋白、高热量、低脂、高膳食纤维和低盐饮食的重要性，并合理安排每天饮食。水肿时注意限制水盐，避免进食腌制食品。

5. 用药指导

避免使用肾毒性药物，遵医嘱用药，介绍各类药物的使用方法、使用时注意事项及可能的不良反应。服用激素不可擅自增减剂量或停药。在医生指导下调整用药剂量。

6. 自我病情监测与随访指导

监测水肿、尿蛋白、肾功能等的变化，注意随访，不适时门诊随诊。

（谷莉莉　钟思慧）

第九章

胸外科疾病的护理

第一节 气胸

气胸（pneumothorax）是指胸膜腔内积气。胸膜腔由胸膜壁层和脏层构成，是不含空气的密闭的潜在性腔隙。任何原因使胸膜破损，空气进入胸膜腔，称为气胸。此时胸膜腔内压力升高，甚至负压变成正压，使肺压缩，静脉回心血流受阻，产生不同程度的肺、心功能障碍。最常见的气胸是因肺部疾病使肺组织和脏层胸膜破裂，或者靠近肺表面的肺大疱、细小气泡自行破裂，肺和支气管内空气逸入胸膜腔，称为自发性气胸。根据气胸的性质，气胸可分为闭合性气胸（closed pneumothorax）、开放性气胸（open pneumothorax）及张力性气胸（tension pneumothorax）。

一、临床表现

1. 闭合性气胸

闭合式气胸是指在呼气肺回缩时使脏层胸膜破口自行封闭，空气不再漏入胸膜腔。

此时，胸膜腔内压力有所增高但仍低于大气压。其临床表现则根据胸膜腔积气量多少以及出现肺萎陷程度而有所不同。胸膜腔内积气量可分为小量（肺萎陷在 30% 以下）、中量（肺萎陷在 30%~50%）和大量（肺萎陷在 50% 以上）。小量积气时，患者呼吸、循环系统所受影响较小，常无特殊症状。随着胸膜腔积气量的增多，肺萎陷面积逐渐增加，继而影响肺的通气和换气功能，使通气血流比例失调。患者可出现胸闷、胸痛、呼吸困难等临床表现。查体可见气管向健侧移位，伤侧胸部叩诊呈鼓音，呼吸音明显减弱或消失，少部分患者可出现皮下气肿，位置与受伤部位相关。

2. 开放性气胸

开放性气胸是指胸膜破口持续开启，患者在吸气和呼气时，空气自由进出胸膜腔。患侧胸膜腔内压力为 0 上下。双侧胸腔压力失衡，进而出现纵隔扑动，患者症状可表现为呼吸困难、发绀和休克。体格检查时可见胸壁有明显创口通入胸膜腔，并可听到空气随呼吸进出的"嘶嘶"声音。伤侧叩诊鼓音，呼吸音消失，有时可听到纵隔扑动声。

3. 张力性气胸

张力性气胸是指胸膜破口形成活瓣性阻塞，吸气时开启，空气漏入胸膜腔，呼气时关闭，胸膜腔内气体不能再经破口返回呼吸道而排出体外。其结果是胸膜腔内气体越积越多，形成高压，使肺受压。由于肺萎陷严重，纵隔向健侧移位，循环受到阻碍。患者常表现有严重呼吸困难、发绀，伤侧胸部叩诊高调鼓音，听诊呼吸音消失。若用注射器在第2肋或第3肋间穿刺，针栓可被空气顶出。查体可发现脉搏细弱，血压下降，气管显著向健侧偏移，伤侧胸壁饱满，肋间隙变平，呼吸动度明显减弱。患者可出现皮下气肿，多见于胸部、颈部和上腹部，严重时可扩展至面部、腹部、阴囊及四肢。

二、辅助检查

1. 影像学检查

胸部X线检查是诊断气胸的主要方法，可以显示肺萎缩的程度、肺内病变情况及有无胸膜粘连、胸腔积液和纵隔移位等。气胸线以外透亮度增高，无肺纹可见。大量气胸时，肺脏向肺门回缩，外缘呈弧形或分叶状。纵隔旁出现透光带提示有纵隔气肿。

2. 诊断性穿刺

胸腔穿刺既能明确有无气胸存在，同时通过抽出气体达到减轻胸膜腔内压、缓解症状的目的。

三、治疗要点

根据气胸的不同类型适当进行排气，以解除胸腔积气对呼吸、循环所造成的障碍，使肺尽早复张，恢复呼吸功能。

1. 闭合性气胸

小量气胸一般可在1~2周自行吸收，无须特别处理，但应注意观察其发展变化。中、大量气胸需行胸腔穿刺，或放置胸腔闭式引流，促使肺尽早膨胀。

2. 开放性气胸

须尽快封闭胸壁创口，变开放性气胸为闭合性气胸。可用多层清洁布块或凡士林纱布，在患者深呼气末敷盖创口并使用胶布或绷带包扎固定。要求封闭敷料够厚以避免漏气，但不能往创口内填塞；范围应超过创缘5 cm以上包扎固定牢靠。进一步处理需根据患者的不同情况给予输血、补液和吸氧等治疗，纠正呼吸和循环功能紊乱。待患者呼吸循环稳定后，在气管内插管麻醉下进行清创术并留置胸腔闭式引流管。如果怀疑有胸内重要脏器、血管损伤、活动性出血或异物留存，应尽早剖胸探查处理。

3. 张力性气胸

张力性气胸最首要的急救在于迅速行胸腔排气解压。可用大号针头在锁骨中线第2肋间刺入胸膜腔，即刻排气减压。将针头用止血钳固定后，在其尾端接上乳胶管，连于水封瓶，若未备有水封瓶，可将乳胶管末端置入留有100~200 mL盐水的输液瓶内底部，并用胶布固定于瓶口以防滑出，做成临时胸腔闭式引流。紧急时可在穿刺针尾端缚一橡皮指套、气球或避孕套等，其顶端剪一约1 cm的小口制成活瓣排气针，以阻止气体进入，便于气体排出。

经急救处理后，置患者于斜坡半坐位，在胸腔最高位置胸腔引流管接水封瓶持续排气减压，如有需要可接负压吸引。若肺已充分复张，可于漏气停止后24~48小时拔除胸引管。若肺不能充分复张，应追查原因。疑有严重的肺裂伤或支气管断裂者，应进行开胸探查手术。

四、护理

护理人员要积极与医生配合，在现场暂无医生的情况下，护理人员要进行及时有效的处理。

（1）急性期应嘱患者绝对卧床休息，保持情绪稳定以减少心、肺脏器的活动强度。同时给予吸氧、补充血容量、纠正休克等措施缓解并改善临床症状。

（2）密切观察患者有无气促、呼吸困难、发绀和缺氧等症状，观察患者的呼吸频率、节律和幅度有无异常，观察患者有无皮下气肿和气管移位等情况，早期发现异常，早报告、早治疗。

（3）胸腔闭式引流的观察和护理。

1）保持管道的密闭。①随时检查引流装置各个连接处是否连接完好，有无松脱或脱落现象。②定期观察并保持水封瓶长玻璃管在水下3~4 cm处，防止空气进入胸腔。③在患者活动或被搬移以及需要更换胸引流瓶时，应双重夹闭引流管。

2）保持管道通畅。①定期观察引流管内的水柱波动情况，正常的水柱上下波动4~6 cm，若引流管内的水柱随呼吸上下移动，或在深呼吸或咳嗽时有气泡逸出或液体流出，则表明管道通畅。若停止了波动可能提示患者肺组织复张或胸腔引流管被堵塞。如出现气胸或张力气胸的早期症状，首先应怀疑引流管被血块堵塞，设法捏挤引流管使其通畅，并立即报告医师处理。②定期挤压引流管，初期每30~60分钟就要向水封瓶方向挤压引流管一次，及时检查管路是否有打折、受压、扭曲、滑落及堵塞等现象。③鼓励患者多活动，增加呼吸强度，也可依靠重力作用促进引流。

3）妥善固定好引流管：将引流管留出足够长的一段以方便患者翻身活动，避免因体位变化时牵拉引流管，发生引流管的移位或脱落。

4）严格无菌操作，防止逆行感染。①观察伤口有无渗血和液体，如果伤口渗出较多，应及时通知医生及时更换敷料。②引流瓶不应高于患者胸部，必须处于患者胸腔以下60~100 cm的位置，尽可能靠近地面或是贴紧床边放稳妥。移动时一定夹闭管路，严防瓶内液体倒流到胸腔。③更换引流瓶时要严格各接头的消毒。

5）密切观察并准确记录引流液的颜色、量及性质。做好交接班工作。

6）做好心理护理和健康教育，消除患者紧张情绪，积极配合治疗。①指导患者适当的运动翻身，并进行深呼吸和咳嗽，或者吹气球，有利于促进肺组织的扩张。②指导患者不食辛辣刺激性强的食物，多进粗纤维的食物，如芹菜、竹笋、蔬菜、水果等易消化食物，避免便秘的发生。③在气胸痊愈的1个月内，不要剧烈运动，如打球、跑步、抬提重物、剧烈咳嗽、屏气等。

（姜　宴　叶　敏）

第二节　血胸

胸膜腔积血称为血胸（hemothorax），与气胸同时存在称为血气胸（hemopneumothorax）。血胸可由于胸腔内任何组织结构的损伤出血所引起。血胸对肺和纵隔的压迫更加严重。胸膜腔积血后，首先同侧肺受压而萎陷，大量血胸时将纵隔推向健侧，使对侧肺也受压而萎陷，导致呼吸困难和循环功能紊乱，严重者可呈现休克症状。另外，当胸腔内迅速积聚大量血液，超过肺、心包和膈肌运动所起的去纤维蛋白作用时，胸腔内积血发生凝固，形成凝固性血胸（coagulating hemothorax）。血液凝固后，附在胸膜上的纤维素和血凝块逐渐机化，形成纤维组织，覆盖束缚肺和胸壁，限制胸壁活动幅度。

再者，血液是细菌繁殖的良好培养基，若血胸未经及时处理，从胸壁或胸内器官创口进入的细菌，易引致胸膜腔感染形成脓胸。

一、临床表现

血胸的临床表现与出血量、出血速度及个人的体质有关。肺组织出血大多数由肋骨骨折断端刺破胸膜和肺所致，由于破裂的血管小，肺循环血压低，出血处常能被血块所封闭而自行停止，一般出血量不多。肋间动脉或胸廓内动脉破裂，由于体循环动脉血压高，出血不易自行停止，出血量较多。心脏或胸内大血管如主动脉及其分支、上、下腔静脉和肺动静脉破裂，出血量大，伤情重，患者常在短时间内因大量失血死于休克。

血胸的临床表现随出血量、出血速度、胸内器官创伤情况和患者体质而有所不同。一般成人血胸量 <500 mL 为少量血胸，500～1000 mL 为中量血胸，>1000 mL 为大量血胸。对于少量血胸患者，临床上可不呈现明显症状，查体也常无异常体征。中等量以上血胸，出血速度快，短时间即超过1000 mL者，则呈现面色苍白、脉搏快而弱、呼吸急促、血压下降等低血容量休克症状。当胸膜腔大量积血压迫肺和纵隔引起呼吸困难和缺氧等。查体可呈现气管、心脏向健侧移位，伤侧肋间隙饱满，叩诊呈实音，呼吸音减弱或消失。出现以下征象应考虑患者可能存在进行性出血：①持续出现低血容量休克症状，经补充血容量仍不缓解；②胸腔引流血量每小时超过200 mL并持续3小时以上；③胸腔引流出的血液很快凝固。

二、辅助检查

1. 影像学检查

（1）胸部 X 线检查是最常用的检查：积留在肋膈窦的小量血胸，胸部 X 线检查可能不易被发现，有时可见到肋膈角消失。血胸量较多者，则显现伤侧胸部密度增大。大量血胸则显示大片浓密的积液阴影和纵隔向健侧移位征象。血、气胸病例则显示液平面。

（2）胸部 B 超检查可明确积血的位置与量。

2. 实验室检查

胸膜腔积血可引起低热，但如患者出现寒战、高热，应穿刺抽液送做细菌涂片和培养检查。若红细胞白细胞计数比例明显增加达 100 ∶ 1，提示可能有化脓性感染。

3. 胸膜腔穿刺

胸膜腔穿刺抽得血液则可确定诊断，抽出血性液体时即可诊断为血胸。若演变形成纤维胸，如范围较大者可出现病侧胸廓塌陷，呼吸运动减弱，气管、纵隔向病侧移位，肺通气量减少。X 线检查显示纤维板造成的浓密阴影。

三、治疗要点

血胸的治疗原则为及时排出积血，促使肺复张，改善肺功能和预防感染。

1. 密切观察

血胸血量很少且无活动性出血倾向时，积血常能迅速被吸收而不残留后遗症，故无须特殊处理。

2. 留置胸腔闭式引流

中等量以上血胸（1000 mL 以上），应早期安置胸腔闭式引流，可以尽快排出积血和积气，使肺及时复张，也是预防胸内感染的有力措施，同时有监测漏气及活动出血的作用。

3. 手术治疗

对于胸膜腔进行性出血，则应在输血补液等抗休克治疗的同时，及时施行剖胸探查术，清除血块和积血，寻找出血来源。对胸壁血管出血者，可分别在血管破口的近远端缝扎止血。肺裂伤出血绝大多数可缝合止血，但如为广泛裂伤，组织损伤严重，则须做肺部分切除术。凝固性血胸可在创伤后 2~3 天，胸膜纤维层形成后施行剖胸探查术，剥除胸壁和肺表面胸膜上纤维组织板，使胸壁活动度增大，肺组织扩张，改善呼吸功能。

4. 其他

血胸并发胸膜腔感染者，按脓胸进行治疗。

四、护理

1. 备好急救用物

血胸患者多以急诊方式入院，且病情较重，因此，护理人员在患者入院时应准备好抢救用物，如胸腔穿刺包、气管切开包、胸腔闭式引流瓶、吸氧管、吸痰管、输液器及各种检测及抢救药品等。

2. 密切监测生命体征及尿量

血胸患者常常会出现低血容量休克症状，因此生命体征监测尤为重要。患者入院后，立即给予鼻导管吸氧（一般 4 L/min），测量血压，接好心电监护，观察心率，有无心律失常。有条件者监测手指脉搏氧饱和度。开始时每 15 分钟记录 1 次生命体征，平稳后改为每 30 分钟 1 次，以后视病情变化遵医嘱执行。同时开放静脉通道，便于抢救用药。

若患者出现休克症状，应平卧。生命体征平稳后可改用半卧位，头部及上身支高 30°~45°。这种体位使膈肌下降在正常位置，有利于通气及胸腔引流。每 1~2 小时给患者常规翻身一次或卧气垫床。但严重胸外伤则不宜翻身。

3. 密切观察胸腔引流液的颜色、量和性质

若引流量每小时超过 200 mL 并持续 3 小时以上且引流出的液体颜色鲜红很快凝固，说明有活动性出血的可能，应积极做好开胸手术的准备。

4. 保持呼吸道通畅，维护呼吸功能

由于胸腔内大量积血压迫患侧肺和纵隔，而影响呼吸。因此，护士应在患者入院后及时给予雾化吸入等方法，及时清除口腔和呼吸道分泌物，以保持呼吸道通畅。

5. 其他

对安置胸腔闭式引流的患者，应做好相应的专科护理。

（姜宴叶敏）

第三节　创伤性窒息

创伤性窒息（traumatic asphyxia）是闭合性胸部伤中一种较为少见的综合病症，其发生率占胸部伤的 2% ~ 8%。是由钝性暴力作用于胸部的瞬间，伤者声门突然紧闭，气管及肺内空气不能外溢，引起胸膜腔内压骤然升高，压迫心脏及大静脉。由于上腔静脉系统缺乏静脉瓣，这一突然高压使右心血液逆流而引起静脉过度充盈和血液淤滞，并发广泛的毛细血管破裂和点状出血，甚至小静脉破裂出血所致的上半身广泛皮肤、黏膜的末梢毛细血管淤血及出血性损害。

一、临床表现

创伤性窒息多见于胸廓弹性较好的青少年和儿童，多数不伴胸壁骨折。主要临床表现为面、颈、上胸部皮肤及口腔、球结膜、鼻腔黏膜出现针尖大小蓝紫色瘀斑，以面部与眼眶部为明显。眼球深部组织内有出血时可致眼球外凸，视网膜血管破裂时可致视力障碍甚至失明。鼓膜破裂可导致外耳道积血，进而引起耳鸣及听力障碍。颅内轻微的点状出血和脑水肿产生缺氧可引起暂时性意识障碍、烦躁不安、头晕、头胀，甚至四肢抽搐、肌张力增高和腱反射亢进等，瞳孔可扩大或缩小。若有颅内静脉破裂，患者可发生昏迷，甚至死亡。

二、辅助检查

1. 胸部 X 线

胸部 X 线是诊断肺挫伤的重要手段，约 70% 的病例在伤后 1 小时内出现 X 线改变，30% 的病例可延迟到伤后 4 ~ 6 小时，范围可由小的局限区域到一侧或双侧，程度可由斑点状浸润，弥漫性或局部斑点融合浸润，以致弥漫性单肺或双肺大片浸润或实变阴影。

2. CT 检查

显示肺实质裂伤和围绕裂伤周围的一片肺泡积血而无肺间质损伤。

3. 其他检查

①检查心肌酶系统变化，了解心肌挫伤程度。②心电图检查了解心电情况。③眼底检查了解玻璃体、视网膜、视神经出血情况。

三、治疗要点

对于出血点及瘀斑，一般 2 ~ 3 周可自行吸收消退，无须特殊处理。仅须在严密观察下给予对症治疗，包括半卧位休息、维持呼吸循环系统稳定、适当镇痛和镇静等。创伤性窒息本身并不引起严重后果，其预后取决于胸内、颅脑及其他脏器损伤的严重程度。对于有合并伤者，应针对具体伤情采取相应的急救和治疗措施。

四、护理

1. 一般护理

（1）密切观察：①对于典型症状的创伤性窒息患者应高度警惕有无合并损伤；②在复苏和抢救休克的同时观察患者的神志、瞳孔、肌张力和各种病理反射，并将患者迅速转移到病房；③每 30 分钟测血压、脉搏、呼吸 1 次，必要时随时测量。有异常情况及时通知医生，并配合医生妥善处理。

（2）保持呼吸道通畅，维持足够的通气量：①及早给氧，对于重症患者，在呼吸道通畅情况下，及早经鼻导管给氧，5~7 L/min，以避免发生脑和其他组织缺氧；②对于呼吸困难者应保持呼吸道通畅，行气管插管或气管切开，使用机械通气，纠正低氧血症。

（3）做好心理护理及对症处理：因为突然受伤，加上外观上的显著改变，往往使患者感到紧张、害怕，护理人员要热情、耐心做好安慰、解释工作，消除患者的恐惧心理，使其取得配合。

2. 并发症的护理

（1）脑水肿的护理：创伤性窒息中枢神经系统症状主要是由脑缺氧和脑水肿引起的颅内压升高所致，及时处理脑水肿能预防脑疝发生。①保持呼吸道通畅，清除呼吸道异物或切开气管，及时吸痰，预防脑缺氧。②正确使用脱水利尿药物，减轻脑水肿。③高压给氧。④给能量合剂，纠正代谢紊乱。⑤清除低渗性因素，必要时补充钠，限制水分输入。⑥护理人员要密切观察病情变化，注意有无反跳现象出现，及时通知医生，按不同病因及病情进行处理。

（2）心肌挫伤及肺挫伤：创伤性窒息在有肺挫伤时，常有心肌挫伤伴随存在。①使用呼吸机，用机械通气帮助呼吸的方法最为有效。早期应用，不仅可以减轻自主呼吸时呼吸肌的工作量和耗氧量，并可增加肺泡通气量和给氧量，有助于消除肺水肿，预防肺不张，并使已萎陷的肺泡重新膨胀。②给予雾化吸入，避免呼吸道干燥。③应用呋塞米等利尿药，同时提高血浆蛋白含量，使血浆胶体渗透压增高，以利于消除肺水肿。④心电图有改变者应用能量合剂。⑤护理人员要熟悉呼吸机和心电监护仪的使用和管理，了解治疗中可能出现的问题。

（3）视网膜及神经损伤：眼部症状是创伤性窒息的主要表现，约 20% 的患者因球后淤血、水肿而致眼球突出。多数伤后有视力障碍或丧失，是视网膜水肿、出血，视神经供血不足或神经鞘内出血等原因造成的。①早期使用类固醇类药物控制感染。②患者绝对卧床休息，取一定的头高脚低位或根据医嘱用沙袋固定头部。③协助患者日常生活，但不要移动头部。④注意预防并发症，如感冒、咳嗽等。

（姜　宴　叶　敏）

第四节　胸部外伤

一、护理评估

主要包括：①受伤经过，时间，有无昏迷及恶心呕吐等；②生命体征是否平稳，有无呼吸困难、发绀、休克、有无意识障碍及肢体活动障碍等；③疼痛的部位与性质、骨折的部位与性质、有无开放性伤口、气管位置有无偏移及有无反常呼吸运动；④有无咳嗽、咯血、痰量和性状、咯血量和次数、胸部是否叩浊音或呈鼓音、呼吸音是否清晰；⑤了解胸部 X 线检查、B 超检查、血液生化等，以评估血、气胸的病因，严重程度，性质及胸内器官的损伤程度；⑥患者有无焦虑或恐惧，程度如何，患者及其亲属对损伤及其预后的认识程度。

二、护理措施

（一）密切观察各项生命体征

注意瞳孔、神志、胸部、腹部及肢体活动是否受限等情况，要特别注意是否存在复合伤。

（二）连枷胸

多根多处肋骨骨折导致连枷胸，大面积胸部软化，反常呼吸运动，极易引起严重呼吸循环功能障碍。应配合医生行紧急加压包扎固定或牵引固定，消除或减轻反常呼吸运动，维持正常呼吸功能，促使伤侧肺膨胀。

（三）严密观察患者呼吸情况

当患者出现呼吸急促、呼吸困难、发绀，应予吸氧，氧流量为 2 ~ 5 L/min，血压平稳者取半坐卧位，以利于呼吸、咳嗽排痰及胸腔闭式引流。

（四）保持呼吸道通畅

外伤后气道内存在血液或分泌物，因疼痛使咳嗽反射减弱，因而吸入物淤积使肺膨胀不全，可造成感染，甚至窒息。首先应鼓励和协助患者咳嗽排痰，可采用指压胸骨切迹上方气管的方法。也可站于患者健侧，叩击胸骨后，双手扶夹住胸壁，轻压患者伤口，支撑肋骨，随患者咳嗽运动适度上抬胸部，嘱患者轻咳几声，使痰液松动后，再深吸一口气，振动胸部将痰咳出。此方法可减轻疼痛，提高咳痰效果。有效咳嗽的声音应是低音调深沉的，且在控制下进行。患者仰卧时影响咳嗽的力量，应协助患者取坐位或半卧位。对咳痰无力，呼吸道分泌物潴留的患者，行鼻导管深部吸痰效果较好。但全肺切除的患者，其支气管残端缝合处就在隆突下方，行深部吸痰时支气管残端容易被刺破，操作时吸痰管进入气管长度以不超过气管长度的 1/2 为宜，以免造成残端部位穿孔。肺叶切除术后，吸痰管需拐弯两次始达残端缝合处，刺破可能性较小。护士必须仔细阅读手术记录，根据手术方式选用鼻导管深部吸痰或协助医生在纤维支气管镜下吸痰，必要时行气管切开术。痰液黏稠不易排出时，应用祛痰药及超声雾化吸入或氧气雾化吸入。疼痛剧烈者，遵医嘱给予镇痛药。

（五）胸腔闭式引流

已行胸腔穿刺或胸腔闭式引流术的患者，则按胸腔穿刺或胸腔闭式引流常规护理。

（六）处理休克

当患者表现出休克症状，如烦躁、口渴、面色苍白、四肢湿冷、呼吸急促、脉搏细弱、血压下降等休克症状时，应追查导致休克的病因，加强护理，及时通知医师处理。需迅速建立通畅的静脉通道，在 CVP 及左房压监测下，补充血容量，纠正水电解质代谢及酸碱平衡失调。如为张力性气胸来不及通知医生可直接在患者锁骨中线第 2 肋间行粗针头穿刺放气减压，并配合医生行胸腔闭式引流以降低胸腔压力，减轻肺受压，常能迅速改善呼吸与循环功能。开放性气胸的患者，应取凡士林纱布及厚棉垫在患者深呼气末加压封闭胸壁伤口，首先将开放性气胸转变闭合性气胸，避免纵隔摆动，然后进行下一步治疗。

（七）处理心脏压塞

怀疑心脏压塞的患者，应配合医师迅速施行心包穿刺或心包开窗探查术（图 9-1），以解除急性心脏压塞，并尽快准备剖胸探查术。术前应以输血为主，其他的抗休克措施为辅。

如果胸壁有异物，且高度怀疑其刺入胸腔，不宜急于拔除，以免造成大出血的发生。如发生心搏骤停，应紧急配合医生在床旁行开胸挤压心脏，解除心脏压塞，指压控制出血，急送手术室开胸手术抢救。

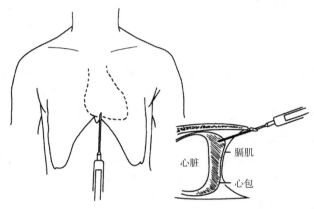

图 9-1　心包穿刺示意图

（八）感染

开放性损伤及血胸患者容易发生胸腔内感染，通常 4 小时测 1 次体温，密切观察体温变化及热型。配合医生进行清创、缝合、伤口换药等处理，注意无菌操作，防止伤口感染。高热患者，给予物理或药物降温。患者出现寒战、高热、头痛、头晕、疲倦等中毒症状，血常规示白细胞计数升高，胸腔穿刺抽出浑浊液体时，如见脓细胞，提示血胸已经感染形成脓胸应切肋置管引流，加强抗感染及全身营养支持。

（九）咯血

痰中带血可能由轻度肺、支气管损伤引起，一般可自行愈合。咯血或咳大量泡沫样血痰，呼吸困难加重，胸腔闭式引流有大量气体溢出，常提示肺、支气管严重损伤，需加强心理护理，稳定患者情绪，鼓励其咳出气管内积血，以免阻塞气道，导致肺不张。大量咯血者应行体位引流，防止窒息，同时积极做好开胸探查修补气道裂口的准备。

（十）一般护理

胸部外伤后疼痛剧烈，加之带有多种管道，患者自理能力下降。护士应关心体贴患者，根据患者需要为其做好生活护理，协助患者在床上大小便，鼓励患者早期下床活动，并做好伤侧肢体的功能锻炼，防止失用性萎缩。

（十一）心理护理

护理人员还应加强与患者的沟通，做好心理护理及病情介绍，使患者解除对治疗效果及手术的担心、焦虑，向患者解释各种症状的原因、持续时间及愈后情况，说明各项诊疗、护理操作与手术的安全性与必要性，帮助患者树立信心并配合治疗。

三、胸腔闭式引流的护理

（一）保持管道的密闭和无菌

使用前应仔细检查引流管有无裂缝，引流瓶有无破损，各衔接处是否密封。用胶布紧密黏合管道各连接处，防止滑脱，玻璃管应浸入水中 3 ~ 4 cm。当更换引流瓶时，务必先双重夹闭引流管，严防空气进入胸膜腔形成气胸。操作时应严格执行无菌操作规程，防止感染发生。

（二）体位

胸腔闭式引流术后患者应取 45°斜坡体位，便于胸腔引流及改善呼吸，使肺活量增大。鼓励患者深呼吸、咳嗽，务求使肺尽量扩张。

（三）装置

闭式引流瓶液面应低于引流管出胸壁处 60 cm。如果提引流瓶高过患者胸腔平面，引流液可能会逆流入胸腔引起感染。定时挤压引流管，保持其通畅，水柱波动的幅度反映胸腔残腔的大小及胸腔负压的大小，水柱上下波动的正常范围为 4 ~ 6 cm。如果水柱无波动，患者出现胸闷气促，气管向健侧移位等表现，应怀疑血块堵塞引流管，需设法捏挤或负压吸引引流管使其通畅。使用 3 瓶负压吸引时患者胸痛难忍，可能为负压过大，应减小负压并继续观察。

（四）活动

下床活动时，引流瓶位置应低于膝关节，并保持其密封。

（五）观察引流

定时观察引流液的量、性状及水柱波动范围，并准确记录。每日必须更换引流盒一次。当 24 小时引流量少于 50 mL，脓液量少于 10 mL，X 线胸片示肺膨胀良好时即可拔管。

（六）拔管

拔管后应密切观察患者有无呼吸困难、切口漏气、皮下气肿、出血、胸闷等症状，第 2 天需更换伤口敷料。

四、气管插管的护理

体外循环术后患者送回 ICU，常规行呼吸机辅助呼吸，要密切观察病情，加强呼吸道管理，吸入气经呼吸机雾化湿化加温，勤吸痰，每 30 分钟 1 次，掌握好拔管指征。

（一）心理护理

手术后切口疼痛，陌生的环境常使患者产生恐惧感，引起躁动；在进行吸痰等操作时，患者也出现精神紧张，肉体痛苦。此时护理人员应通过亲切耐心的话语，给予患者安慰，操作时动作应轻、快、准，以免粗暴与长时间操作给患者带来强烈的干扰。

（二）镇静

由于患者清醒状态下置管常导致强烈的不适感，患者可向外吐出插管而导致插管移位，也可引起强烈的躁动使气管黏膜损伤，并使氧消耗量加大，加重低氧血症，合理使用镇静剂及肌松剂可使患者安静置管，取得良好的治疗效果。

（三）保持呼吸道通畅

重要措施为有效排痰，排痰不仅可以减少气道阻力，同时也可改善肺通气，预防缺氧及肺不张的发生。但在吸痰期间，往往会引起低氧血症和心律失常，所以吸痰期间应密切监测患者的血氧饱和度和心律的改变。一次吸痰时间不宜超过 15 秒，过度延长吸痰时间将降低肺泡氧浓度，加重低氧血症，甚至引起小范围的肺不张。目前预防吸痰导致的低氧血症包括过度通气与提高吸入氧浓度两种方法，气管插管呼吸机辅助呼吸的患者较容易发生肺部感染，因此吸痰过程中一定要遵循严格的无菌技术，以降低感染的发病率。

（四）防止气管黏膜损伤

气管插管的患者，咽、喉、气管黏膜损伤的发生率较高。损伤部位多位于气管导管的气囊处，气管后壁及声门下部尤易受损。气管导管气囊压力不宜过高，以防压迫气管黏膜的毛细血管，引起血供障碍。一般认为气囊压力不超过 30 mmHg（4.0 kPa）。每 4~6 小时气囊放气 5~10 分钟后再充气，以保证气囊不压迫气管黏膜的血供。正确的吸痰方法也可减少气管黏膜损伤的发生率。吸痰动作要轻柔，吸痰管遇到阻力时应后退 0.5 cm 开放负压，可预防气管黏膜损伤。

五、气管切开的护理

（一）准备

床边准备吸引器，光源，气管切开包及气管导管等。

（二）观察

密切观察呼吸困难程度并及时向医生汇报。

（三）心理护理

应协助医生做好患者的思想工作，解除其思想顾虑，取得患者配合。

（四）体位

一般体位采取平卧位，也可取半卧位。危重患者应有专人护理直至清醒，同时观察患者有无皮下气肿，气胸及伤口是否出血等。

（五）保持气管导管通畅

及时吸尽分泌物，以保持气管导管通畅，为防止肺部感染和分泌物黏稠，可采取气管内滴入湿化液（0.9% 生理盐水 10 mL 加糜蛋白酶 5 mL）的方法，每 4 小时一次，沿导管壁缓慢滴入，对终身带管患者还要教会患者带管咳痰，吸痰和滴药方法。

（六）拔管后处理

患者一经堵管或拔管后，在床旁要准备气管切开包和气管套管，做好床旁交接班，以防窒息发生。

（姜　宴　段玉兰）

第十章

神经外科疾病的护理

第一节　神经外科疾病常见症状护理

一、头痛

（一）概述

头痛是最常见的临床症状之一，一般是指头颅上半部（即眉弓、耳廓上部、枕外隆凸连线以上部位）的疼痛，有些面痛、颈痛与头痛关系密切，有时难以区分。引起头痛的原因繁多，且程度轻重、长短不一，多数为功能性的长期慢性头痛，脑内并无严重的器质性病变，另有一些头痛是致命性疾患引起的，必须高度警惕。

（二）病因及临床表现

多种因素可以引起头痛症状，如多种理化因素、内分泌因素及精神因素等。

1. 理化因素

颅内外致痛组织受到炎症、损伤或肿物的压迫、牵引、伸展、移位等因素而致头痛。

（1）血管被压迫、牵引，伸展或移位导致的头痛：颅内占位性病变，如肿瘤、脓肿、血肿等使血管受压迫、牵引、伸展或移位；颅内压增高，如脑积水、脑水肿、静脉窦血栓形成、脑肿瘤或脑猪囊尾蚴（囊虫）压迫堵塞；颅内低压，如腰椎穿刺或脊椎麻醉或手术、外伤后，脑脊液丢失较多，导致颅内压低。

（2）各种原因引起颅内、外动脉扩张导致的头痛：颅内、外急性感染时，病原体毒素引起动脉扩张；代谢性疾病，如低血糖、高碳酸血症与缺氧；中毒性疾病，如 CO 中毒，乙醇中毒；此外还有脑外伤、癫痫、急性突发性高血压。

（3）脑膜受到化学性刺激：细菌性脑膜炎，常见的细菌有脑膜炎双球菌、肺炎双球菌、链球菌、葡萄球菌、肺炎杆菌、结核杆菌等；病毒性脑膜炎，常见病菌有肠道病毒、疱疹病毒、虫媒病毒、流行性腮腺炎病毒；其他生物感染性脑膜炎，如隐球菌、钩端螺旋体、立克次体等；血性脑脊液，如蛛网膜下腔出血、腰椎穿刺误伤血管及脑外伤等引起硬、软脑膜炎及蛛网膜发生炎症反应；癌性脑膜炎，如癌症的脑膜转移、白血病、淋巴瘤的脑膜浸润；反应性脑膜炎，如继发于全身感染、中毒，以及耳鼻感染等。

（4）其他因素引起的头痛：如头颈部肌肉持续收缩、颈部疾病引起反射性颈肌紧张性收缩、颈椎骨性关节病、颈部外伤或颈椎间盘病变等。脑神经、颈神经及神经节受压迫或炎症，常见三叉神经炎、枕神经炎、肿瘤压迫等。眼、耳、鼻、鼻旁窦、牙齿等处的病变，也可扩散或反射到头面部引起的放射性疼痛。

2. 内分泌因素及精神因素

内分泌因素引起的头痛，常见于女性，为偏头痛。初次发病常在青春期，有月经期好发，妊娠期缓解，更年期停止的倾向；紧张性头痛在月经期、更年期往往加重；更年期头痛，使用性激素类药物可使发作停止。精神因素引起的头痛，常见于神经衰弱、癔症或抑郁症等。

（三）护理

（1）评估患者的一般情况，包括性别、年龄、个人生活习惯，长期生活地域及该地域气候，既往史及相关疫苗接种历史，是否到过及在疫区生活。

（2）评估患者头痛的性质、时间、程度、部位，是否伴有其他症状或体征，头痛性质一般为钝痛、胀痛、压迫感、麻木感和束带样紧箍感。

（3）进行相关检查，明确头痛的原因，如是否存在感染、肿瘤、外伤等。

（4）头痛经常发生时，了解头痛发生的方式及经过，诱发、加重、减轻的因素。

（5）头痛发生时，可采取适当的措施来缓解，指导患者做缓慢呼吸、听轻音乐、理疗及按摩、注意饮食节制、不要饮酒和吸烟、卧床休息。

（6）头痛剧烈，频繁呕吐、入睡困难者，可酌情给予镇痛、安眠药对症处理，口服药物治疗头痛时，应告知药物作用、不良反应，让患者了解药物具有依赖性及成瘾性等特点。

（7）进行适当心理护理，合理安排好患者的工作与休息，关心体贴患者，帮助患者消除发作因素，如精神方面要消除紧张、焦虑的情绪。满足患者的身心需要，以有效缓解患者因剧烈头痛带来的巨大压力，减轻患者的身心痛苦。

二、语言障碍

（一）概述

语言障碍是指对口语、文字或手势的应用或理解的各种异常，包括构音障碍和失语。构音障碍是由于神经肌肉的器质性病变，造成发音器官的肌肉无力、瘫痪及运动不协调而引起的发声、发音及吐字不清等异常。失语是指大脑语言中枢受损导致听、说、阅读等能力丧失或残缺。

（二）病因及临床表现

（1）构音障碍表现为发音模糊但用词正确。导致构音障碍的原因较多，下运动神经元受损导致的面瘫，可引起唇音障碍；上运动神经元疾病可因一侧皮质脊髓束病变引起构音障碍；肌肉本身病变也能引起构音障碍，如重症肌无力、喉部肌肉功能障碍。

（2）失语症的发生是由于参与脑内言语阶段的各结构损害或功能失调。与构音障碍的区别：失语与听觉障碍（言语感受阶段）、言语肌（言语表达阶段）的瘫痪或其他运动障碍无关。常见的失语症兼顾临床特点和病灶定位的分类如下。

1）运动性失语：又称布罗卡失语或非流利型失语，病灶集中在优势侧额下回后部皮质或皮质下。患者不能讲话，但对言语和阅读书报的理解力无影响，他知道他要讲什么，但表达不清楚，也能及时发现自己言语错误，所以常沉默寡言。

2）感觉性失语：又称韦尼克失语或流利型失语，病灶位于左侧颞顶区或颞顶枕区，特点是流利型错语和理解障碍。感觉性言语中枢是主要的言语中枢，它受损时引起的症状最严重，可同时发生与该中枢联系的其他言语中枢的功能障碍。如果感觉性言语中枢受损，尽管运动性言语中枢仍保存，但言语的正确性已被破坏，必然合并运动性失语。因此，患者不仅不能理解别人对他讲话的内容，也不能发觉自己讲话的错误，因此常苦恼别人不能听懂他的话。患者还喜欢讲话，但讲不准确，用错词，甚至创用新字。

3）传导性失语：病变部位可能是在优势半球弓状束，特点是语言流畅，表达清楚，理解近于正常，但复述极困难。常规神经系统检查多无变化，大多数患者有命名困难，阅读有严重的错语。

4）命名性失语：是指以命名障碍为唯一或主要症状的失语，病灶在左颞枕顶结合区，特点是流利性口语，神经系统检查一般无阳性体征，也可有轻度偏瘫。

5）完全性失语：病灶在左大脑中动脉分布区，预后差。特点是所有语言功能均严重受损，口语表达明显受限，但真正的缄默也罕见，通常能发音，为单音节，口语理解严重障碍，不能复述命名，阅读书写障碍，有严重的神经系统体征。

6）失读：是指对书写语言的理解能力丧失，既可以是完全的，也可以是部分的，常伴有命名性失语，病灶在优势半球角回。

7）失写：几乎所有失语患者均有不同程度的失写，因而可作为失语的筛选测验。书写是最难掌握的语言功能，至今仍无满意的分类。

（三）护理

（1）评估患者的一般状况，如出生地，生长地，有无方言，有无语言交流困难，言语是否含糊不清，发音是否准确，此外还应评估患者心理是否有孤独及悲观情绪。

（2）评价患者是失语症还是构音障碍，评估患者精神状态及意识水平，能否理解他人言语，按照指令执行有目的的动作，是否能书写姓名、地址等，有无面部表情，口腔食物滞留等。

（3）通过进一步检查，明确患者语言障碍的原因。是否可以通过药物及手术方式改善患者言语困难，从而给患者治疗及康复的信心。

（4）分析患者心理并给予帮助，交流过程中应选用患者易于理解的语言缓慢清楚地说明。提高与失语患者的沟通技巧，能缓解患者紧张烦躁情绪，有利于患者早日康复。

（5）康复训练：失语症患者的语言能力恢复依赖于左侧半球结构的修补、功能重组和右半球的功能代偿。了解影响失语症疗效的各种因素，对更好地促进失语症的恢复具有一定意义。由患者、家属及参与语言康复训练的医护人员共同制订言语康复计划，让患者及其家属理解康复目标，既要考虑患者要达到的主观要求，又要兼顾康复效果的客观可能性。①运动性失语者，重点训练口语表达。②感觉性失语者，重点训练听理解、会话、复述。③传导性失语者，重点训练听写、复述。④命名性失语者，重点训练口语命名，文字称呼等。⑤失语、失写者，可将日常用语，短语、短句或词、字写在卡片上，让其反复朗读、背诵和抄写、默写。⑥对于构音障碍的患者，训练越早，效果越好，重点训练构音器官运动功能。⑦根据患者情况，还可选择一些实用性的非语言交流，如手势的运用，利用符号、图片、交流画板等，也可利用电脑、电话等训练患者。

（6）心理护理：尊重、关心、体贴患者，鼓励其多与周围人交流，获得家属的支持，并鼓励家属有耐心地与患者交流，不歧视，从而营造良好的语言学习环境。

三、感觉障碍

（一）概述

感觉是作用于各个感受器的各种形式的刺激在人脑中的直接反应。感觉可分为一般感觉和特殊感觉，一般感觉又包括浅感觉、深感觉和复合感觉。感觉障碍是指对痛、温、触压、位置、震动等无感知、感知减退或异常综合征。

（二）病因及临床表现

常见原因包括末梢神经水平受损、后根及后根节水平受损、脊髓水平受损、脑干水平受损、视丘水平受损等。

1. 疼痛

包括根痛、感觉传导束性疼痛，表现为酸痛或烧灼痛、脊柱椎体性痛。

2. 感觉异常

感觉异常是最常见的感觉障碍，如麻木感、蚁走感、束带感、寒冷感、奇痒感和感觉错乱等。

3. 感觉缺失

痛觉、温觉、触觉和本体觉的丧失。

4. 感觉减退

刺激阈值增高，感觉反应减弱，给予一般刺激不被感知，或感知很轻微，强刺激才有一般程度刺激的感知。

5. 感觉过敏

给轻微的刺激，却引起强烈的疼痛感。

6. 感觉倒错

对冷刺激感觉温热，对触觉刺激感到疼痛。

（三）护理

1. 护理评估

评估感觉障碍的原因，注意感觉障碍的分布、性质、程度、频度，是发作性还是持续性，以及加重或减轻因素，注意患者主诉是否有感觉消退或消失、增强、异物感或疼痛、麻木，观察患者有无因自己感觉异常而出现的忧虑情绪。

2. 心理护理

护士应主动关心患者，耐心倾听患者的主观感受，及时给予安慰，指导患者可采取听音乐等放松心情、转移注意力的方法，鼓励其以乐观的心态配合治疗和护理。

3. 症状护理

疼痛剧烈、频繁和入睡困难者，报告医师，酌情给予镇痛、催眠药对症处理，并注意观察药物疗效与不良反应，发现异常情况及时报告医师处理。

4. 安全护理

患者因感觉障碍，对冷热、疼痛感觉减退或消失，告知患者应避免高温或过冷刺激，慎用热水袋或冰袋，防止发生烫伤或冻伤；外出活动时专人看护，活动区域保持平整安全；床旁不能摆放各类锐器，避免患者接触锐器，防止发生意外；尽量穿平底软鞋，避免在湿滑地面行走，以免发生摔伤等意外。

5. 皮肤护理

保持床单位整洁、干燥、无渣屑，每 1~2 小时翻身 1 次，消瘦的患者给予海绵垫或在骨隆突处贴防压疮膜，防止皮肤发生压疮；防止感觉障碍的身体部位受压或受到机械性刺激。

6. 生活护理

患者卧床期间，协助其保持卧位舒适，做好晨晚间护理，满足患者生活上的合理需求。

7. 饮食护理

协助患者进食，鼓励患者多吃高蛋白、高热量、高维生素的饮食，增强机体的抵抗力。

8. 失用综合征、下肢静脉血栓的预防

协助患者进行功能锻炼，每日按摩、被动活动肢体每日 3 次，每次 30~60 分钟，穿戴抗血栓压力带，防止下肢血栓形成。

9. 感知觉训练

每日用低于 50 ℃的温水擦洗感觉障碍身体部位，以促进血液循环和刺激感觉恢复。

四、运动障碍

（一）概述

运动障碍主要指自主运动的能力发生障碍，动作不连贯、不能完成，或完全不能随意运动。

（二）病因及临床表现

1. 痛性运动障碍

见于癔症。

2. 间歇性运动障碍

一般见于血管性病变，肢体血液循环障碍。运动中肌肉不能得到相应的血液供应，因而发生运动障碍，休息或暂停运动后又可改善，运动障碍呈间歇性。

3. 职业性运动障碍

属于职业性神经官能症。由于心理因素，患者一从事其职业所要求的运动时，就会出现肌肉痉挛或无力，以致不能运动或运动障碍，停止该种运动或做其他动作时则无运动障碍。

4. 面—口运动障碍

这是一种专门累及面部及口部肌肉的迟发性运动障碍，多由药物引起。

5. 迟发性运动障碍

面颊、口及颈部肌肉不自主的、典型的重复运动，主要因长期服用神经松弛药、抗精神病药物所致，常见于老年人。停药后可能长时间仍不缓解。

6. 锥体外系统病变引起的运动障碍

患者肌张力增高，全身肌肉僵硬，故运动笨拙，精细运动困难，行走缓慢，步态慌张，表情呆板。常见于帕金森病或肝豆状核变性等。

（三）护理

1. 良肢位的摆放

对于抑制肌肉痉挛、减少并发症、早期诱发分离运动均能起到良好的作用，同时也为进一步的康复训练创造了条件，是切实可行的护理干预措施。肢体的功能位是指关节强直固定后能发挥最大功能的位置，一般情况下，各关节的功能位如下。

（1）肩关节：外展 45°～75°，前屈 30°～45°，外旋 15°～20°。

（2）肘关节：屈肘 90°。

（3）尺桡关节：前臂中立位。

（4）腕关节：背屈 30°，略偏尺侧（小手指侧）。

（5）髋关节：屈曲 5°左右或伸直 180°。

（6）距小腿关节：跖屈 5°～10°。

2. 康复训练方法

（1）上肢康复训练方法：康复训练应遵循一定的规律，因肢体的运动功能恢复以先近端后远端的顺序出现，因此，在锻炼时以肩关节的活动恢复为先，逐渐地过渡到肘关节、腕关节的恢复，手指功能的恢复则相对较慢，其中拇指的功能恢复最慢。患者不可心急，应循序渐进。①肩关节运动：患者双手十指交叉，患手拇指位于健手拇指之上置于腹部，用健侧上肢带动患侧上肢做上举运动，尽量举至头顶。②肘关节运动：患者双手十指交叉（交叉方法同前），双侧上臂紧贴胸壁，在胸前做伸肘屈肘运动，屈肘时尽量将双手碰到胸壁。③腕关节运动：患者双手十指交叉，患手拇指位于健手拇指之上，肘关节屈曲置于胸前，双侧上臂紧贴胸壁，用健手腕关节带动患侧做腕关节屈伸运动，先左后右。④掌指关节运动：患手四指伸直并拢，用健手握住患手四指，拇指抵住手背近侧指关节处做掌指关节屈伸运动。

（2）下肢康复训练方法：患者要重新站起来，腰背肌群的肌力锻炼和髋、膝、距小腿关节的功能康复运动就显得十分重要。①桥式运动：患者仰卧位，双手十指交叉（交叉方法同前）上举，双腿屈髋屈膝，双足踏床，慢慢地尽量抬起臀部，维持一段时间（5～15秒）后慢慢放下。如果患者不能自动抬起臀部，家属可一手按住患者的两膝，另一手托起患者的臀部帮助患者完成此动作。②抱膝运动：患者双手抱住患侧下肢，持续 2～3 分钟，如果不能自行完成，家属可协助完成此动作。该运动可防止肢体痉挛。③夹腿运动：患者仰卧位，双手交叉至腹前，屈髋屈膝，足踏床面，然后做髋关节的外展内收运动。④屈髋屈膝运动：双手交叉举至头的上方，家属一手扶持患侧膝关节，一手握住踝部，患者足部不离床做向后方滑动，完成髋、膝关节屈曲运动，然后慢慢地将下肢伸直。⑤距小腿关节运动：家属一手按住患侧小腿前部，另一手托住足跟，前臂抵住足掌加压做背伸，并维持数秒钟，手法要柔和，切忌粗暴。

以上动作每天做 2 次，每个动作做 10～20 遍。

3. 心理康复护理

患者由于神经系统的完整性受到破坏，患者出现偏瘫、感觉及认知功能障碍，会产生一系列不同程度的心理活动异常和情感变化，常表现为自卑、依赖、焦虑不安、急躁、易怒等心理特征。康复训练中，患者的心理状态能直接影响康复的进展，因此要把心理护理贯穿整个早期康复训练。

（1）建立良好的护患关系：良好的护患关系是心理护理的基础和保证。护士与患者接触时要以良好的形象、真诚的态度、娴熟的操作取得患者的信任，言语要谦逊，多予积极暗示，给患者带来积极的心理感受，有意识地与患者建立一种良好的人际关系。

（2）支持性的心理护理：研究表明，社会支持对心理健康具有积极的作用，被试者所获得的社会支持越多，心理障碍的症状就越少。良好的家庭、社会支持系统对脑卒中幸存者的全面康复及回归社会具有明显的促进作用。护士应争取家属和单位的合作，鼓励他们给予患者积极的支持作用，如合理安排探视和陪伴，鼓励家属参与早期的康复训练等。

（3）激励式心理护理：脑卒中患者往往难以接受卒中后的肢体残疾、生活不能自理、不能重返工作岗位等现实，产生各种负面情绪。此时应帮助患者做好由正常人转化为残疾者的角色转换，树立战胜疾病、适应生活、早日重返工作岗位的信心。不定时地请已出院康复患者来康复室进行现身说法，从而激励他们树立起战胜疾病的信心。

（4）音乐疗法：创造优美舒适的环境，在患者康复训练时放一些优美、舒畅、欢快、激昂的音乐来调节患者的情绪。

五、眩晕

（一）概述

眩晕是机体对于空间关系的定向感觉障碍或平衡感觉障碍，是一种运动幻觉或运动错觉。表现为患者自觉周围物体旋转或向一侧移动，或者觉得自身在旋转、摇晃或上升下降。

（二）病因及临床表现

前庭系统是人体辨别方向的主要结构，因此，该系统的病变是产生眩晕的主要原因。前庭系统分为周围和中枢两部分，此两部分的病变在临床上所引起眩晕的临床表现不一样，分别叫作周围性眩晕和中枢性眩晕。

1. 周围性眩晕

起病急，眩晕突然发生，且程度重。每次发作持续时间较短，自数分钟、数小时乃至数天。少有超过 1 周者。患者自觉旋转感、自身运动感，常伴有耳鸣或耳聋，可有自主神经症状。查体有眼球震颤。多见于梅尼埃综合征、中耳感染、乳突及迷路感染、迷路炎、前庭神经炎、急性前庭神经损伤、耳咽管阻塞和外耳道耵聍等。

2. 中枢性眩晕

眩晕感较轻，常可忍受。逐渐起病，持续时间较久，数天、数月，甚至与原发病同始终。患者自觉周围物体旋转或向一侧移动，"头重脚轻"，有如酒醉之感。自主神经症状不明显，意识状况视病变部位及发展而定，多有意识障碍乃至昏迷，如果前庭和耳蜗的功能均受累，则常伴有脑干中其他神经受累的表现。查体可有眼球震颤。多见于颅内压增高、脑供血不足、听神经瘤、颅脑外伤、小脑病变、第四脑室及脑干占位性病变及癫痫。

（三）护理

1. 护理评估

了解患者眩晕发作的类型、频率、持续时间，有无诱发因素及伴随症状，评估患者对疾病的认识程度，了解患者情绪状态及发作时受伤情况。

2. 预防受伤

（1）眩晕发作时患者应尽量卧位，避免搬动。

（2）保持安静，不要恐慌，尽量少与患者说话、减少探视。

（3）在急性发作期间，应卧床休息，避免单独勉强起床行走，以免发生跌倒意外。

（4）间歇期活动扭头或仰头动作不宜过急，幅度不要过大，防止诱发本病发作或跌伤。

（5）发作时如出现呕吐，应及时清除呕吐物，防止误吸。

（6）发作期可给予镇静药及血管扩张药，以起到稳定情绪及改善局部的血液循环作用。

3. 生活护理

（1）眩晕发作期间，患者应自选体位卧床休息。病室保持安静，光线尽量柔和，但空气要流动通畅，中午休息可戴眼罩。

（2）眩晕严重时额部可放置冷毛巾或冰袋，以减轻症状。

（3）发作期间由于消化能力减低，故应给予清淡、易消化的半流质饮食，同时还应协助做好进食、洗漱、大小便等护理，保持体位舒适。

（4）外出检查用轮椅外送，专人陪同。

4. 心理支持

反复发作眩晕，会使患者及其家属精神都十分紧张。医师和护士应态度亲切，给予必要的安慰。鼓励患者保持愉快心情，淡化患者角色，情绪稳定，避免过多操劳和精神紧张。

5. 健康教育

（1）眩晕以原发病的防治为主。平时防止进食过饱，晚餐以八分饱为宜；日间多喝淡茶，对心脏有保护作用。注意多摄入含蛋白质、镁、钙丰富的食物，既可有效地预防心脑血管疾病，也可减少脑血管意外的发生。

（2）避免空调冷风直吹颈肩部肌肉，注意保暖。居室宜安静，保证充足的睡眠。保持心情舒畅，情绪稳定。

（3）平时应监测自己的血压，尽量不做快速转体动作，以免诱发眩晕，注意先兆症状，如发现突然眩晕、剧烈头痛、视物不清、肢体麻木等，及时去医院治疗。

（4）戒绝刺激性饮食及烟、酒，宜用少盐饮食。平时应有良好的生活习惯，保持足够睡眠，避免过度紧张的脑力与体力劳动，以防止复发。

六、癫痫

（一）概述

癫痫是多种原因导致的脑部神经元高度同步化异常放电的临床综合征，临床表现具有发作性、短暂性、重复性和刻板性的特点。

（二）病因及临床表现

异常放电神经元的位置不同及异常放电波及的范围差异，导致患者的发作形式不一，通常由新生儿窒息、产伤、脑炎、脑猪尾蚴病、脑肿瘤、脑外伤、低血压、代谢障碍等原因引起。

1. 癫痫大发作

表现为意识丧失、瞳孔散大、牙关紧闭、呼吸暂停、面色青紫、全身肌肉强直，数秒继而发生肌肉强烈抽搐、大小便失禁，数分钟后症状缓解，患者进入昏睡状态，少数患者出现短时间的精神错乱。发作后患者有头痛、身体酸痛及疲乏感。

2. 癫痫小发作

患者突然思维中断或站立不动、失神、面色苍白无表情；有时出现无意识动作，如点头、搓手等。数秒即停，可反复发作。

3. 局限型癫痫

（1）局限性运动性发作：肢体一部分或偏身抽搐性发作，无意识障碍。

（2）局限性感觉性发作：肢体一部分或偏身发作性刺痛、麻木，感觉异常。

4. 精神运动性发作

患者出现精神症状，表现为情绪突然变化，出现精神病样躁狂、兴奋、恐惧、易愤怒等异常行为，也可出现梦幻、错觉，发作后患者对发作过程无印象。

（三）护理

1. 安全防护

（1）在生活中应注意消除某些能引起癫痫发作的刺激因素，如红光、刺激的颜色、突然意外的响声、惊吓等，以减少或避免反射性癫痫发作。

（2）患者应保持良好的生活规律和饮食习惯，避免过饱、过劳、熬夜、饮酒、便秘和情感冲动，注意劳逸结合，禁止高空作业、攀登、游泳、驾驶车辆及炉旁或电机旁等危险性的工作及活动。

（3）根据癫痫发作类型合理选择用药，严密观察药物治疗时的反应，并且长期监控药物的不良反应，指导患者坚持长期、规律治疗。严格掌握停药时机及方法，不可任意减量、停药或间断不规则服药，以防引起持续状态发生。

2. 癫痫大发作的护理

（1）抽搐发作时，将缠有纱布的压舌板或被角、手帕、小布卷置于口腔一侧上下磨牙之间（不能用硬金属猛橇门齿），防止舌咬伤；患者头偏向一侧，使口涎自动流出，及时清除口腔分泌物。

（2）及时开放衣领，放松腰带，摘去眼镜，取下义齿，舌后坠严重者，将下颌角向前托起，给予纠正。

（3）给予高流量吸氧，氧流量 6~8 L/min。

（4）立即遵医嘱注射地西泮、苯巴比妥钠等抗癫痫药物。

（5）不要用力压迫肢体，以免发生四肢或脊柱骨折、脱位。

（6）医护人员应守护在床旁至患者清醒，密切观察，记录发作过程、发作时间、持续时间、抽搐开始的部位，观察肢体有无瘫痪、意识改变、大小便失禁等，给予禁食，并适当约束，防止发生意外。

七、尿崩症

（一）概述

鞍区肿瘤或颅脑损伤，颅脑手术后患者出现尿多、尿比重下降，每日尿量超过4000 mL，尿比重 <1.005，称为尿崩症。

（二）病因及临床表现

1. 常见原因

（1）中枢性尿崩或垂体性尿崩：为神经外科常见尿崩，通常当临床症状出现时，约85%的 ADH 分泌功能已丧失。肿瘤（如垂体瘤、颅咽管瘤、异位生殖细胞瘤、胶质瘤等）、创伤或颅脑术后（如鞍区肿瘤或动脉瘤术后）、脑膜脑炎、肉芽肿、血液病等为常见病因。

（2）肾性尿崩：肾脏对正常或高于正常的 ADH 耐受性增高，导致过多的水及电解质自肾脏丢失，有先天性和后天性两类。

2. 临床表现

（1）暂时性尿崩：术后或伤后几小时内即出现症状，表现为多尿、烦渴等，1~2天趋于正常。

（2）迁延性尿崩：尿量高于正常且持续数月至1年，少数可为永久性。

（3）"三相反应"尿崩。①第一期：术后即出现尿崩，由垂体损害 ADH 水平下降所致，历时4~5天。②第二期：短暂性尿量恢复正常，甚至有类似 ADH 分泌失常所致水钠潴留，历时为4~5天。如临床上未能发现从多尿期转入此期，仍继续用升压素，可导致严重后果。③第三期，由于 ADH 分泌减少或缺乏，出现一过性尿崩或迁延性尿崩。

（三）护理

（1）准确记录患者尿量、尿比重，观察液体出入量是否平衡，以及体重变化，及时监测电解质、血渗透压变化。

（2）区分不同类型的水电解质平衡紊乱：丘脑下部—垂体型主要表现为脑性盐耗综合征与尿崩症即低钠血症+高钠尿症。脑性盐耗综合征多为反复使用降颅压药及利尿药所致，即高钠血症+低钠尿症。观察患者的皮肤弹性和意识变化。低钠患者应进食含钠高食物，如咸菜、盐开水；高钠患者多饮白开水，利于钠离子排出。

（3）观察脱水症状：注意观察患者有无头痛、恶心、呕吐、昏迷。患者出现脱水症状，一旦发现要及早补液。在进行补钠治疗时要严格控制补钠速度，防止速度过快，而引起渗透性利尿，加重低钠血症。

（4）药物治疗及检查时，应注意观察药物疗效及不良反应，遵医嘱准确用药。

（5）禁止经胃肠道或静脉摄入糖类（碳水化合物类）物质，以免血糖升高，产生渗透性利尿，加重尿崩症。

八、脑脊液漏

（一）概述

脑脊液存在于脑室及蛛网膜下腔内，脑脊液经由鼻腔、耳道或开放伤口流出称为脑脊液漏。

（二）病因及临床表现

1. 常见原因

（1）自发性（或非创伤性）脑脊液漏：是指无手术或者外伤史而出现的脑脊液漏。但事实上，这种情况很罕见。多数病例追问病史会发现多年前有创伤、手术或肿瘤病史。进一步检查可发现颅底骨质的先天发育异常。

(2) 外伤性脑脊液漏：脑脊液漏最常见的原因是外伤。颅骨骨折累及相应的硬膜、蛛网膜撕裂将导致脑脊液漏。

(3) 术后发生的脑脊液漏：术后脑脊液漏主要包括脑脊液伤口漏和累及气窦的脑脊液漏。常见部位有颅后窝、颅前窝、筛窦、前床突及蝶窦区域的手术。手术过程中开放了与颅底相邻的气窦，而没有严密修补硬脑膜及修复颅底骨质缺失所引起。

2. 临床表现

(1) 脑脊液鼻漏：多见于前颅底骨折，发生率高达39%。急性者伤后常有血性液体自鼻腔溢出，眼眶下瘀血（俗称熊猫眼），眼结膜下出血，可伴有嗅觉丧失或减退，偶有伤及视神经及动眼神经，出现相应症状。

(2) 脑脊液耳漏：常为颅中窝骨折累及鼓室所致，因岩骨位于颅中、后窝交界处，无论岩骨的颅中窝部分或颅后窝部分骨折，只要伤及中耳腔，则皆可有血性脑脊液进入鼓室。若耳鼓膜有破裂时，溢液经外耳道流出，鼓膜完整时脑脊液可经咽鼓管流向咽部；甚至由鼻后孔流入鼻腔再自鼻孔溢出，酷似前颅窝骨折所致鼻漏，应予鉴别。

(3) 脑脊液伤口漏：因为硬膜修复欠妥或伤口感染愈合不良引起。

（三）护理

(1) 严密观察生命体征，及时发现病情变化。

(2) 脑脊液漏患者应绝对卧床休息，取头高位，床头抬高30°，枕上垫无菌垫巾，保持清洁、干燥。耳漏患者头偏向患侧，维持到脑脊液漏停止后3～5天。

(3) 做好健康指导，禁止手掏、堵塞冲洗鼻腔和耳道，减少咳嗽、打喷嚏等动作，防止发生颅内感染和积气。

(4) 脑脊液鼻漏者禁止经鼻插胃管和鼻腔吸痰等操作，以免引起颅内感染。

(5) 遵医嘱按时使用抗生素，并观察用药效果。

九、面瘫

（一）概述

面瘫即指面肌瘫痪，是由各种原因导致的面神经受损而引起的病症。

（二）病因及临床表现

1. 常见病因

(1) 外伤性面瘫：颅底骨折造成颞骨骨折，可引起周围性面瘫。引起损伤的原因包括：骨折片的压迫、神经撕裂；神经挫伤、神经内血肿形成等。

(2) 贝尔麻痹（特发性面神经炎）：是一种原因不明的急性周围性面瘫。有着凉、受风等诱因，造成面神经营养血管的痉挛致使神经缺血。

(3) 耳带状疱疹感染（拉姆齐—亨特综合征）：耳带状疱疹是由带状疱疹病毒感染，侵犯面神经为主的一种疾病，可同时累及耳蜗神经及前庭神经。发病后除有面瘫外，可合并有耳鸣、听力下降、眩晕、走路不稳，耳后疱疹及耳部疼痛等症状。

(4) 耳部及腮腺手术所致：中耳疾病和腮腺手术常可造成面神经损伤。术后即刻出现的面瘫，表明神经有断裂，应急诊行面神经探查吻合术。迟发性面瘫多与神经水肿有关，应予保守治疗。

（5）脑桥小脑角手术所致：多见于脑桥小脑角肿瘤（听神经瘤、脑膜瘤）等手术后，面神经脑桥小脑角段断裂。术中明确面神经断裂者，术后3个月内应行面神经—舌下神经或副神经吻合术。术中面神经保留者，术后3～6个月应行电生理学检查，评价神经功能，未能恢复者，争取早做神经吻合术。

2. 临床表现

出现面瘫后患者表现为额纹消失、眼睑不能完全闭合，鼻唇沟消失，嘴角偏斜；病侧不能做鼓气和噘嘴等动作。吃饭时面瘫侧有食物存留，有时有眼部干燥、味觉减退等症状。

（三）护理

（1）心理护理：面瘫患者因为口角歪斜、进食不便、流涎，且无特殊治疗方法，疗效慢，所以有悲观失望情绪。护士应针对这些心理特点，尊重、关心患者，与患者说话时不要长时间凝视其面部。在治疗护理操作前讲明治疗护理目的、意义，用成功病例鼓励患者，增加其治疗的信心。

（2）患者因为眼轮匝肌麻痹，眼睑闭合不全，护士应指导患者日间用滴眼液，以生理盐水湿纱布覆盖；夜间涂用抗生素软膏，必要时采用蝶形胶布固定，以防止干燥性角膜炎发生，勿用手去揉擦或触摸眼睛，否则容易感染结膜引起炎症。

（3）患者因为颊肌和口轮匝肌麻痹，所以咀嚼食物后易存留于龈沟，护士应指导患者进食后及时清理口腔残留物，防止口腔感染。

（4）患者因为面神经受累，可出现唾液分泌减少和味觉减退。护士应指导患者缓慢进食，给予易消化、高营养的半流食或软食，饮食不宜过热过凉，尽量避免用力咀嚼。嘱患者保暖，勿受凉，禁止用力擤鼻、打喷嚏、剧烈咳嗽等增加头部震动。

（5）嘱咐患者面部不要受凉，不要着急，外出勿受凉感冒。

（6）面瘫的局部护理：热敷祛风，以生姜末局部敷于面瘫侧，每日30分钟，温湿毛巾热敷面部，每日2～3次，并于早晚自行按摩患侧，按摩时力度要适宜、部位准确；按摩的手法为额部上下按摩，面部为水平按摩，每次按摩均应在达到患侧风池穴。只要患侧面肌能运动就可自行对镜子做皱额、闭眼、吹口哨、示齿等动作，每个动作做2个八拍或4个八拍，每日2～3次，对于防止麻痹肌肉的萎缩及促进康复是非常重要的。

（姜　宴　孙建梅）

第二节　颅内压增高

一、概述

（一）颅内压及其正常值

颅腔是一个半封闭的容腔，主要经颈静脉孔和枕骨大孔与颅外相通。正常成人的颅腔容积是固定不变的，为1400～1500 mL。其内包含着三类内容物（脑组织，1400 g，80%～90%；脑脊液，150 mL，10%；血液，75 mL，2%～11%），是组成颅内压的解剖学基础。脑脊液的液体静力压和脑血管张力变动的压力是组成颅内压的生理学基础。在正常生理情况下，颅腔容积与其内容物的体积是相适应的，并在颅内保持着相对稳定的压力。这种压力就是指颅内容物对颅腔壁上所产生的压力，即颅内压（ICP）。机体通过生理调节，维持着相对稳定的正常颅内压。正常颅内压是保证中枢神经系统内环境稳定和完成各种生理功能的必要条件。

由于颅内的脑脊液介于颅腔壁和脑组织之间，一般以脑脊液的静水压代表颅内压，通过侧卧位腰椎穿刺或直接脑室穿刺测量来获得该压力数值。正常颅内压，在侧卧位时，成人为 $0.7 \sim 2.0$ kPa（$70 \sim 200$ mmH$_2$O），儿童为 $0.5 \sim 1.0$ kPa（$50 \sim 100$ mmH$_2$O）。临床上颅内压还可以通过采用颅内压监护装置，进行持续动态观察。

（二）颅内压的调节与代偿

正常颅内压可有小范围的波动，与血压和呼吸关系密切。颅内压随着心脏的搏动而波动，收缩期略有增高，舒张期则略有下降。这是由于心脏的每一次搏出引起动脉扩张的结果。随着呼吸动作的改变，颅内压也略有波动，呼气上升，吸气下降。这是由于胸腔内压力作用于上腔静脉引起静脉压变动的结果。此外，颅内压还有自发节律性波动，是全身血管和脑血管运动的一种反应。

虽然正常颅内压因受多种生理因素的影响而波动，但可通过生理活动自动地进行调节，并相对稳定地保持在一定的压力范围内。由于颅腔容积是固定的，因此，颅腔内脑组织、供应脑的血液和脑脊液都不允许有大幅度的增减。如其中之一的体积增大时，必须有其他的内容物同时或至少其中之一体积的缩减来平衡。在正常生理情况下，颅内三大内容物中脑组织的体积比较恒定，因此，颅内压的调节除部分依靠颅内的静脉血被排挤到颅外血液循环外，主要是通过脑脊液量的增减来调节。当颅内压较低时，脑脊液的分泌量增加，吸收减少，颅内脑脊液量增多，以维持颅内压不变。反之亦然。

二、颅内压增高的发病机制

（一）病因

1. 颅腔容积缩小

颅骨先天性病变和畸形、颅骨异常增生症及外伤性颅骨广泛凹陷性骨折等，使颅腔变小，产生不同程度的颅内压增高。

2. 颅腔内容增加

（1）脑组织体积增加（脑水肿）：是引起颅内压增高最常见的因素，包括某些全身性疾病或颅内广泛性炎症引起的弥漫性脑水肿和颅内局灶性病变引起的局限性脑水肿。脑水肿从发病机制和病理方面，分为血管源性脑水肿与细胞毒性脑水肿两大类。血管源性脑水肿主要由于血脑屏障受损，脑毛细血管通透性增加，血浆蛋白与水分外溢，细胞外液增加。细胞毒性脑水肿主要由于脑缺血、缺氧，使细胞内钙、钠、氧化物与水潴留。

（2）脑脊液量增多：包括先天性脑水肿和后天性脑积水，以及由于静脉窦阻塞、内分泌失调、血液病、维生素 A 过多症、药物性反应及代谢性疾病等引起的假性脑瘤症候群。

（3）颅内占位性病变：包括颅内血肿和颅内肿瘤，以及颅内脓肿、颅内肉芽肿及脑寄生虫病等。

（二）发生机制

当颅缝闭合后，颅腔容积相对固定。颅腔内容物在正常生理情况下，脑组织体积比较恒定，特别是在急性颅内压增高时不能被压缩。当发生颅内压增高时，首先被压缩出颅腔的是脑脊液，其次是脑血容量。通过生理调节作用以取得颅内压代偿的能力是有限的，可缓解颅内压的代偿容积为颅腔容积的 8%～10%，当颅内病变的发展超过可调节的限度时，即产生颅内压增高。常见的情况有：①生理调节功能丧失；②脑脊液循环障碍；③脑血液循环障碍。

颅内容积代偿有其特殊的规律。在颅内容积增大的初期，由于颅内容积代偿功能较强，颅内压不增高或增高不明显；随着容积的逐渐增大，代偿功能逐渐消耗，当代偿功能的消耗发展到一个临界点时，即使容积少量增加，也将引起颅内压明显上升，临床上可以从颅内压监测所示的容积—压力曲线反映出来。当颅内压增高的患者颅内容积代偿功能的消耗发展到临界点时，用力排便、咳嗽、呼吸道不畅通、躁动不安或体位不正，均可引起血压升高或颅内静脉回流受阻，进而导致颅内容积的增加，即使这种增加容积量很小，有时也足以使颅内压力急剧上升，发生颅内高压危象。相反，少量容积量减少，如进行脱水疗法、脑室脑脊液引流、过度换气等，也可迅速缓解颅内高压危象。

（三）颅内压增高时的脑血流量调节

脑血流量（CBF）是指每分钟每 100 g 脑组织通过的血液毫升数。脑血流量的多少与脑灌注压（CPP）成正比，与血管阻力（CVR）成反比。脑灌注压是脑动脉输入压（平均颈内动脉压）与脑静脉输出压（颈静脉压）之差。一般，平均颈内动脉压与平均体动脉压，即（舒张压＋脉压）/3 相差不大；脑静脉压与颅内压相近似。生理功能良好的情况下，脑血流的调节有以下两方面。

1. 脑血管自动调节反应

当颅内压不超过动脉舒张压，灌注压在 4.00～5.33 kPa（30～40 mmHg），动脉内二氧化碳分压在 4.00～6.67 kPa（30～50 mmHg）的情况下，血管管径的调节主要受动脉内二氧化碳分压和动脉血酸碱度（pHa）的直接作用，以维持相对恒定的脑血流量。这种机体固有的生理调节血管管径的作用，称为脑血管自动调节反应，又称为化学调节反应。

2. 全身性血管加压反应

当颅内压增高到 4.67 kPa（35 mmHg）以上或接近动脉舒张压水平，脑灌注压在 5.33 kPa（40 mmHg）以下（正常为 10.27 kPa，即 77 mmHg），脑血流量减少到正常值的 1/2，脑处于严重缺血缺氧状态时，动脉内二氧化碳分压多在 6.67 kPa（50 mmHg）以上（正常为 4.67～6.00 kPa，即 35～45 mmHg），脑血管处于麻痹状态，脑血管自动调节功能已基本丧失。为了保持需要的脑血流量，机体会产生另一种调节反射，即通过自主神经系统的反射作用，使全身周围血管收缩，血压升高，心搏出量增加。与此同时，呼吸节律减慢，如增加呼吸深度，可使肺泡内二氧化碳和氧充分交换，提高血氧饱和度，改善缺氧情况。这种以升高动脉压，并伴有心率减慢、心搏出量增加和呼吸减慢加深的三联反应，即称为全身性血管加压反应，或称库欣三主征。

（四）影响颅内压增高病程的常见因素

1. 年龄

一般儿童及青少年颅缝融合尚未完全牢固时，颅内压增高可使颅骨缝分离；婴幼儿颅骨缝及前囟未闭，颅内压增高时均可增加颅腔容积，使颅腔容积的代偿性空间扩大。有脑实质性萎缩的患者（常见于老年人），颅腔的容积代偿空间相对扩大。

2. 病变的生长速度和性质

急性硬膜下血肿患者，当脑中线移位 10 mm 时，颅内压增高可达 6.67 kPa（50 mmHg）；而慢性硬膜下血肿或良性肿瘤患者，即使脑中线移位 20 mm，颅内压力仍可增高不明显。

3. 病变部位

位于脑室系统、中线部位或颅后窝的病变，由于容易堵塞脑脊液循环通路，影响脑脊液的吸收，因此虽然病变体积本身可能不大，但常因发生脑积水而使颅内压增高早期出现或加重原有颅内压增高。

4. 颅内病变伴发脑水肿的程度

炎症性颅内病变，如脑脓肿、脑寄生虫病、脑结核瘤、脑肉芽肿、弥漫性脑膜炎及脑炎等，均可伴有明显的脑水肿；恶性脑肿瘤，特别是脑转移性癌，常见肿瘤体积并不大而伴发脑水肿却较严重，可导致颅内压增高早期出现。

5. 全身情况

严重的系统性疾病，如尿毒症、肝昏迷、各种毒血症、肺部感染、酸碱平衡失调等，都可引起继发性脑水肿，促使颅内压增高。如呼吸道不通畅或呼吸抑制造成脑组织缺氧和碳酸增多，可继发脑血管扩张和脑水肿，导致颅内压增高。后者又使脑血流量减少，呼吸抑制和脑缺氧加剧，进一步加重颅内压增高。颅内压严重增高可引起脑疝，脑疝可加重脑脊液和脑血液循环障碍；结果颅内压更高，反过来又促使脑疝更加严重。全身性高热也会加重颅内压增高的程度。

（五）颅内压增高的后果

1. 对脑血流量的影响

正常成人每分钟约有 1200 mL 血液进入颅内，这个数值较为恒定，它是通过脑血管的自动调节来完成的。脑血流量与脑灌注压成正比，与脑血管阻力成反比。早期颅内压增高引起脑灌注压下降时，可通过血管阻力的降低使两者的比值不变，从而保证脑血流量没有太大的波动。如果颅内压不断增高，脑血管自动调节功能丧失，即脑血管处于麻痹状态，脑血流量不能再保持其稳定状态。当颅内压升至接近动脉压水平时，颅内血流几乎完全停顿下来，这意味着患者已处于极端严重的脑缺血状态，预后不良。

1900 年，柯兴曾用等渗盐水灌入狗的蛛网膜下腔以造成颅内压增高。他发现，当颅内压增高接近动脉舒张压水平时，受试动物的血压显著增高，脉搏减慢、脉压加大；继之出现潮式呼吸、血压下降、脉搏细数、呼吸停止，最后心跳停搏而死亡。这一试验称为库欣反应，对判断颅内压增高的程度有一定帮助。出现库欣反应，说明脑血流量自动调节的功能已濒于丧失，患者处于危急状态。此时病情虽然是危险的，但若进行及时、有效的抢救，有时病情还是可逆转的。

2. 脑疝

颅内压增高，尤其是局限性颅内压增高时，脑组织即由病变的高压区向低压区发生移动；若移位发展到一定程度，这些移位的脑组织可压迫邻近的脑干等结构，引起一系列严重的临床症状，即形成所谓的脑疝。急性脑疝常为颅内压增高引起死亡的主要原因，也是神经外科工作中常见的急症情况，应予特别重视。

3. 脑水肿

颅内压增高发展到一定程度时，可影响脑代谢和脑血流量，破坏血脑屏障，发生脑细胞代谢障碍、脑脊液循环障碍而致脑水肿，这种使颅腔内容物体积的增大，将进一步加重颅内压的增高。

4. 肺水肿

颅内压增高患者可并发肺水肿，年轻人更为多见，且常在一次癫痫大发作之后出现。临床表现为呼吸急促、痰鸣，有大量泡沫状血性痰液。多见于重型颅脑外伤及高血压脑出血患者。颅内压增高导致的全身血压反应性增高，会使左心室负荷加重，产生左心室舒张不全、左心房及肺静脉压力增高，引起肺毛细血管压力增加与液体外渗，形成肺水肿。

5. 胃肠功能紊乱

颅内压增高病情严重或长时间昏迷的患者中，有一部分患者可表现为胃肠功能紊乱，可发生胃肠道黏膜糜烂和溃疡，最常见于胃和十二指肠，也可见于食管、回盲部与直肠，严重者可出现穿孔和出血。

6. 脑皮层死亡与脑死亡

颅内压增高最严重的后果是脑皮层死亡与脑死亡。由于病变的不断发展，颅内压也不断增高，脑缺血、缺氧逐渐加重。脑组织对缺氧最敏感，因此脑缺氧发展到一定程度必然导致脑功能严重障碍。实验表明，大脑血液供应完全停止30秒，神经细胞代谢就受到明显影响；停止2分钟，则神经细胞代谢停止；停止5分钟，神经细胞开始死亡。动物实验证明，脑灰质的血流量较白质多4~6倍，灰质的耗氧量较白质多3~5倍。所以脑缺血、缺氧时，灰质的损害比白质出现得更早而且更明显。

由于大脑皮层首先受累，故颅内压力增高达失代偿的早期，患者可出现记忆、思维、定向、情感或对内外环境反应性下降等意识障碍。若脑供氧量降低到 $1.9 \ mL/ \ (100 \ g \cdot min)$，则引起昏迷。若脑缺氧和昏迷时间过长，虽然患者的呼吸始终未停止，经复苏抢救处理后某些脑干反射也恢复（说明尚有较多残存的脑干组织），然而脑电图并没有皮层生物电活动，患者长期昏迷不醒。此种表现称为"皮层死亡""睁眼昏迷"或"植物性生存"等。

脑死亡是一种不可逆的脑损害，表现为全脑功能丧失，脑循环终止，神经系统不再能维持机体的内环境稳定。这种患者常需借助机械呼吸机才能维持生命，故又称"呼吸机脑"。患者早期虽有心跳，但功能永远不会恢复，延续一定时间后，心跳也终将停止。脑死亡的诊断尚无统一标准，其临床表现主要为深度昏迷，双侧瞳孔散大与固定，呼吸靠人工呼吸维持；脑干反射如眼—脑反射及眼—前庭反射（前庭变温试验）完全消失；阿托品试验（2 mg静脉注射）不再引起心率加快；脑电图描记无超过 2 mV 以上波形的电活动，脑血管造影显示脑血管不充填，同位素检查也证明脑血流停止。脑死亡患者因脊髓血液灌流尚存，因此，脊髓反射可能存在。上述临床症状和体征观察6小时仍无改善者，基本可明确为脑死亡。

三、颅内压增高的分类及临床表现

颅内压增高是由多种原因和因素引起的。根据起病原因、速度和预后，可分为弥漫性和局限性颅内压增高、急性和慢性颅内压增高及良性颅内压增高。各种类型的颅内压增高所表现的基本临床症状是头痛、呕吐、视神经盘水肿，称为"颅内压增高的三主征"。但是，由于各型的病因和病理过程不一样，所以都有各自的特定症候，就连上述的"三主征"在各型的具体表现也不尽相同。仔细鉴别各型颅内压增高的临床特点，对于病因及预后的判断是非常重要的。

（一）按病因分类

1. 弥漫性颅内压增高

多由于颅腔狭小或脑实质普遍性的体积增加所引起，特点是颅腔内各部位及各分腔之间不存在明显的压力差，因此在脑室造影、颅脑 CT 等摄片检查上，脑组织及中线结构显示没有明显移位。临床常见各种原因引起的弥漫性脑膜炎、弥漫性脑水肿、交通性脑积水等造成的颅内压增高，都属此种类型。

2. 局限性颅内压增高

多因颅内某一部位有局限性的扩张病变引起。在病变部位，压力首先增高，进而促使其附近的脑组织因来自病灶的压力而发生移位，并把压力传向远处。在颅内各分腔之间存在着压力差，这种压力差是导致脑室、脑干及中线结构移位的主要动力。神经外科临床上见到的颅内压增高大多数属于此种类型，常见原因有颅内各种占位性病变，如肿瘤、脓肿、囊肿、肉芽肿等。患者对这种类型颅内压增高的耐受力较低，压力解除后神经功能的恢复较慢且常不完全。

（二）按发生速度分类

1. 急性颅内压增高

常见于急性颅内出血、重型脑挫裂伤、神经系统的急性炎症和中毒等。其特点为早期出现剧烈的头痛，烦躁不安，频繁呕吐，继而出现意识障碍，表现为嗜睡或神志恍惚，逐渐陷入昏迷，有时出现频繁的癫痫样发作。抽搐的主要原因是脑组织缺血、缺氧，刺激大脑皮层的运动中枢。脑干网状结构受到刺激或损害时，则出现间歇性或持续性肢体强直；其他生命体征如体温、脉搏、血压、瞳孔等变化也较明显。急性颅内压增高时，眼底可表现为小动脉痉挛，视盘水肿往往不明显，或只有较轻度的静脉扩张淤血，以及视盘边界部分欠清。有部分急性颅内压增高患者，可于短时间内出现眼底视盘水肿、出血等。

2. 慢性颅内压增高

常见于颅内发展缓慢的局限性病变，如肿瘤、肉芽肿、囊肿、脓肿等。其症状和体征表现如下。

（1）头痛：是最常见的临床表现。其特点为持续性钝痛，伴有阵发性加剧，常因咳嗽、打喷嚏等用力动作而加重。初期多不严重，但随着病变的发展头痛逐渐加剧。头痛一般位于双颞侧与前额，与脑膜、血管受到牵扯或挤压有关。后颅窝占位性病变时，头痛则常位于枕部，与小脑扁桃体疝时压迫颈神经有关。

（2）呕吐：常出现于晨起头痛加重时，典型表现为与饮食无关的喷射状呕吐，吐后头痛可略减轻。呕吐前常伴恶心，早期常只有恶心而无呕吐，晚期则在呕吐前不一定有恶心。恶心、呕吐是因高颅压时刺激了迷走神经核团或其神经根引起的。呕吐也是儿童颅内压增高的最常见症状。

（3）视神经盘水肿及视力障碍：视神经盘水肿是颅内压增高的主要客观体征。颅内压增高过程的早期，先出现视网膜静脉回流受阻，静脉淤血，继而出现视神经盘周围渗出、水肿、出血，甚至隆起。早期一般视力正常；晚期则出现继发性视神经萎缩，视力明显障碍，视野向心性缩小，最后可导致失明。一旦失明，恢复几乎是不可能的。因此，早期及时处理颅内压增高，对于保存视力是很重要的。肿瘤患者，成人70%以上有视神经盘水肿，婴儿几乎不发生视神经盘水肿，幼儿也少见。

（4）其他症状：一侧或双侧展神经麻痹、复视、黑矇、头晕、耳鸣、猝倒、反应迟钝、智力减退、记忆力下降、情绪淡漠或欣快、意识模糊等症状也不少见。若病变位于功能区，还可伴有相应的体征出现。

（5）颅内压增高晚期：可出现生命体征的明显改变，如血压升高、心率缓慢、脉搏徐缓、呼吸慢而深等。这些变化是中枢神经系统为改善脑循环的代偿性功能表现，最后将导致呼吸、循环功能衰竭而死亡。

（三）良性颅内压增高

良性颅内压增高是一组病因和发生机制尚未完全清楚的症候群，具有颅内压增高的症状，脑脊液化验正常，无神经系统的其他阳性体征，预后较好。

四、颅内压增高的治疗

对颅内压增高的处理，早期诊断、早期治疗是关键。在颅内压增高的发生和发展过程中，要尽可能地对症降低颅内压，及时中断恶性循环的每一个环节，以预防脑疝的发生，收到治疗的良好效果。

（一）颅内压增高的治疗原则

颅内压增高最根本的处理原则是去除病因。对于外伤、炎症、脑缺血缺氧等原因引起的脑水肿，占位效应不明显的，应首先用非手术方法治疗。由于肿瘤等占位性病变所引起者，应采用手术治疗切除病变。由于脑脊液通路受阻而形成脑积水者，可做脑脊液分流手术等。但颅内压增高患者往往情况紧急，有时对确定病因诊断的各种检查来不及进行而患者已处于较严重的紧急状态，此时应先做暂时性的症状处理，以争取时机利用一切可能的检查手段，确定病因后再给予去病因治疗。

1. 一般对症处理原则

包括留住院观察治疗，密切注意患者意识、瞳孔、血压、脉搏、呼吸、体温等的改变，由此判断病情的变化，以便进行及时的处理。重症患者应做颅内压监护；清醒患者给予普通饮食。频繁呕吐者应暂禁饮食，以防引起吸入性肺炎；每日给予静脉输液，其量应根据病情需要而定。一般每日给予液体量不超过1500 mL，输液不宜过多，以免增加脑水肿，加重颅内压增高；昏迷时间长或不能由口进食者应给予鼻饲流质饮食，以维持水电解质平衡；注意及时处理促使颅内压进一步增高的一些因素，如呼吸道不通畅、痰多难以咳出者，应做气管切开，经常吸痰，保持呼吸道通畅；预防呼吸道感染，减少肺炎的发生；有尿潴留者及时导尿；大便秘结者可用开塞露肛门灌注或用缓泻剂等。

2. 病因治疗原则

（1）非手术治疗：颅内压增高的非手术治疗主要是脱水降颅压治疗，包括各种脱水药物的应用、激素治疗、冬眠降温降压治疗等；另外还包括对颅内肿瘤术前或术后的放疗和化疗、免疫治疗、抗感染治疗、高压氧治疗、抗癫痫治疗及康复治疗等。

（2）手术治疗：其目的是尽可能进行病灶全切除，争取手术后解除或至少部分解除病变对主要功能结构的压迫，为其他治疗如恶性肿瘤的放化疗等创造条件。解除颅内压增高的手术方法，视颅内压增高的性质不同又分为两类。

颅内占位性病变：对颅内占位性病变引起的颅内压增高，在脱水降颅内压的基础上，应首先考虑开颅病灶清除术。颅内良性占位性病变，位于手术易到达的部位，应争取在显微镜下彻底切除；位置深且位于重要功能区，全切除有困难时，可行大部或部分切除术。若病变不能切除而颅内压又比较高，可行去骨瓣减压、颞肌下或枕下减压等外减压术。必要时甚至可行颞极或额极、枕极脑叶切除内减压术。

脑积水的治疗：不论何种原因引起的阻塞性或交通性脑积水，凡不能除去病因者均可行脑脊液分流术。根据阻塞的不同部位，可使脑脊液绕过阻塞处到达大脑表面，再经由蛛网膜颗粒吸收，以达到降低颅内压的目的。或将脑脊液引流到右心房或腹腔等部位而被吸收。若分流术成功，效果是比较肯定的。

（二）降颅内压药物治疗

脱水治疗是降低颅内压，治疗脑水肿的主要方法。脱水治疗可减轻脑水肿，缩小脑体积，改善脑供血和供氧情况，防止和阻断颅内压恶性循环的形成和发展。尤其是在脑疝前驱期或已发生脑疝时，正确应用脱水药物常是抢救成败的关键。常用脱水药物有渗透性脱水药和利尿药两大类，激素也用于治疗脑水肿。

五、颅内压增高的护理

本节重点阐述潜在并发症（PC）颅内压增高的护理，对其他护理诊断如焦虑、呼吸道清除无效等的护理不在此讨论。

（一）护理目标

颅内高压状态得以相应缓解，防止颅内压骤然增高导致脑疝，早期发现脑疝征兆。

（二）护理措施

1. 一般护理

定时观察并记录患者的意识、瞳孔、血压、脉搏、呼吸及体温的变化，掌握病情发展动态。抬高床头 15°~30°，以便于颅内静脉回流，减轻脑水肿；吸入高流量氧气，改善脑缺氧，使脑血管收缩；降低脑血流量，控制液体摄入量。不能进食者，成人每日补液量不超过2000 mL，神志清醒者可予普通饮食，但应适当减少盐摄入量，注意防止水电解质平衡紊乱。高热可使机体代谢增高，加重脑缺氧，故对高热患者应给予有效降温护理。躁动不安者，应寻找原因及时处理，切忌强制约束，以免患者挣扎使颅内压进一步增高。劝慰患者安心养病，避免因情绪激动、血压升高，增加颅内压力。有视力障碍或复视的患者，护士递送物件时应直送其手中；单独行动时，须注意安全。对复视者可戴单侧眼罩，两眼交替使用，以免视神经失用性萎缩。

2. 症状护理

可用适量的镇痛剂缓解疼痛，但禁用吗啡、哌替啶，避免抑制呼吸中枢。防止患者受凉，避免咳嗽、喷嚏或弯腰、低头及用力活动时头痛加重。当患者呕吐时，护士应陪伴于侧，将弯盆置其下颏处以承接呕吐物，支托头部侧向弯盆，防止呕吐物呛入气管。呕吐不仅使患者不适，且失去自控能力与尊严，以致大部分患者感到窘迫内疚，为此，护士应用屏风或床旁布幔为之遮挡，也避免影响同病室患者。呕吐停止后及时帮助漱口，清洗手、脸，更换污染的被单或衣物，开窗通气。估计呕吐量并记录之，以供补充液量时参考。

3. 防止颅内压骤然增高的护理

颅内压骤然增高可导致脑疝发生，故应避免以下情况。

（1）呼吸道梗阻：多见于有意识障碍的患者。呼吸道梗阻时，患者虽用力呼吸却仍无效，且致胸腔内压力增高。由于颅内静脉系统无静脉瓣，胸腔压力能直接逆传至颅内静脉，造成静脉瘀血，加重高颅压。此外，呼吸道梗阻使血中 $PaCO_2$ 增高，致脑血管扩张，脑血容量增多，颅内压进一步增高。护理时应及时清除呼吸道分泌物，勿使呕吐物吸入气道。任何卧位都要防止颈部过屈过伸或扭曲，以免颈静脉和气管受压。舌根后坠影响呼吸者应及时安置通气管；意识不清或排痰困难者，必要时应配合医生及早行气管切开术。加强定时翻身拍背、口腔护理等，以防肺部并发症。

（2）剧咳及便秘：剧烈呛咳及用力排便均可引起胸腹腔压力骤然增高而导致脑疝。故应防止呛咳，尤其是后组脑神经（Ⅸ、Ⅹ、Ⅺ脑神经）功能不全者，进食时更应注意。颅内压增高患者每因限制水分摄入及行脱水疗法，引起大便秘结，应鼓励多食粗纤维类食物以利于肠蠕动。凡 2 天未解便时即给轻泻剂以防止便秘；已出现便秘者，嘱咐患者切勿用力屏气排便，也不可采用高压大量液体灌肠，必要时应协助掏出直肠下段硬结的粪块，再给轻泻剂或低压小量液体灌肠。神志清醒者，告诫勿猛然用力提取重物。

（3）癫痫发作：癫痫发作可加重脑缺氧及脑水肿，两者往往互为因果形成恶性循环，严重时可引起癫痫持续状态，有生命危险。为此，应遵医嘱定时定量给予抗癫痫药物，防止癫痫发作增高颅内压。发作后，应及时给予降颅压处理。

（4）脱水剂应用护理：脱水疗法是降低颅内压的主要方法之一。脱水治疗可以减少脑组织中的水分，缩小脑体积，起到降低颅内压，改善脑供血、供氧，防止脑水肿的作用。高渗性脱水剂，如 20% 甘露醇 250 mL，快速静脉滴注，每日 2~4 次，静注后 10~20 分钟颅内压开始下降，维持 4~6 小时；利尿性脱水剂，如呋塞米 20~40 mg，口服、静脉滴注或肌内注射每日 2~4 次，与甘露醇联合使用，降颅内压效果更为明显。但过多使用呋塞米可引起电解质紊乱，血糖升高，故应注意观察。慢性颅内压增高者还可口服乙酰唑胺，25~50 mg，每日 2~3 次。脱水治疗期间，应及时准确记录出入量。为防止颅内压反跳现象，脱水药物应按医嘱定时、反复使用，停药前逐渐减量或延长给药间隔。

（5）辅助过度换气：通过过度换气使 $PaCO_2$ 降低，PaO_2 升高，产生显著的脑血管收缩。据估计，$PaCO_2$ 每下降 0.13 kPa（1 mmHg），可使脑血流量递减 2%，从而使颅内压降低。根据患者情况，按医嘱静脉给予肌肉松弛剂后，调节呼吸机的各种参数。初始潮气量可按 10~15 mL/kg 体重进行调节，渐次可加至 4000 mL，呼吸频率 12~16 次/分，吸气与呼气之比为 1:2；呼气末与吸气末的压力分别为 -0.49 kPa（-5 cmH$_2$O）及 1.47 kPa（15 cmH$_2$O）。过度换气的主要不良反应是脑血流量减少，血红蛋白对氧的亲和力降低，使已经处于灌注不良的脑区域受到进一步损害，故此，应定时进行血气分析监护，维持患者的 PaO_2 在 12.0~13.3 kPa（90~100 mmHg），$PaCO_2$ 在 3.33~4.00 kPa（25~30 mmHg）水平。

（6）激素应用护理：应用肾上腺皮质激素，可稳定血脑屏障，预防并缓解脑水肿，使颅内压降低，同时改善患者的症状。常用药物有地塞米松，5～10 mg 静脉注射或肌内注射，0.75 mg 口服，每日 2～3 次；氢化可的松 100 mg 静脉注射，每日 1～2 次；泼尼松 5～10 mg 口服，每日 1～3 次。由于激素有引发消化道出血、增加感染机会等不良反应，故在按医嘱给药的同时应加强这方面的观察及护理。

（7）冬眠低温护理：冬眠低温治疗不仅用于颅内压增高的患者，也用于神经外科其他中枢高热者。

六、并发症脑疝的护理

颅腔分为三个区域，小脑幕将颅腔分隔成上下两部分，其游离缘小脑幕切迹构成的裂孔为幕上幕下的唯一通道，大脑镰又将幕上分隔成左右两半。任何颅内占位性病变引起局部颅内压增高时，均可推压脑组织由高压区向阻力最小的区域移位，其中某一部分被挤入颅内生理空间或裂隙，压迫脑干，产生相应的症状和体征，称为脑疝。它是颅内压增高最严重的后果，常见的有小脑幕切迹疝和枕骨大孔疝。

（一）临床表现

1. 小脑幕切迹疝

又称颞叶沟回疝，其主要表现除剧烈头痛、反复呕吐、躁动不安外，还出现血压逐渐增高、脉搏缓慢洪大、呼吸深慢等生命体征的高颅压代偿征象，并有以下表现。

（1）进行性意识障碍：一侧颞叶沟回被推向内下，越过小脑幕切迹疝入环状池，压迫中脑，阻断了脑干内网状结构上行激动系统的通路。患者出现渐进性的意识障碍，原有意识障碍者则表现为意识障碍加重。

（2）同侧瞳孔散大：颞叶沟回疝后，同侧动眼神经受到大脑后动脉的嵌压，该侧瞳孔初期先有短暂缩小，继而出现进行性扩大、对光反射消失，并伴上睑下垂及眼球外斜。脑疝晚期对侧动眼神经也受到推挤时，则相继出现类似变化。

（3）对侧肢体瘫痪：沟回直接压迫大脑脚，锥体束受累后，对侧肢体出现渐次加重的上级神经元瘫痪。

如脑疝不能及时解除，病情进一步发展，则患者深昏迷，双侧瞳孔散大、固定，去大脑强直，血压骤降，脉搏快弱，呼吸浅而不规则，呼吸、心跳相继停止而死亡。

2. 枕骨大孔疝

又称小脑扁桃体疝。由于颅后凹容积较小，对高颅压的代偿能力也小，病情改变更快。患者常只有进行性颅内压增高的临床表现，头痛剧烈，尤以枕后、前额为甚，频繁呕吐及颈项强直或强迫头位。小脑扁桃体被推压至枕骨大孔以下并嵌入椎管时，像瓶塞一样嵌塞在枕骨大孔和延脑背侧之间，患者不仅血压骤升、脉搏迟缓而有力，且呼吸由深慢至浅快，随之出现不规则乃至停止。而患者意识障碍表现较晚，直至严重缺氧时始出现昏迷，个别患者甚至在呼吸骤停前数分钟仍呼之能应。

（二）抢救配合

脑疝的抢救在于及早发现，争分夺秒地进行有效抢救，解除高颅压。

（1）快速静脉输入甘露醇、山梨醇、呋塞米等强力脱水剂。

（2）氧气吸入。

（3）准备手术，如剃头、核对血型、通知家属及准备手术室等。

（4）准备气管插管及呼吸机，以便必要时在人工辅助呼吸下，进行抢救手术。

（5）准备脑室穿刺用具。脑积水所致小脑扁桃体疝，需在床旁做经眶脑室穿刺，以快速引流脑脊液，迅速降低颅内压，缓解危象。

手术除颅内血肿清除、颅内肿瘤摘除等病因治疗外，还有姑息性手术，如脑室钻孔引流术、脑积水分流术、颞肌下减压术、枕下减压术及去大骨瓣减压术等。

（姜　宴　郎　君）

第十一章

骨科急诊患者的护理

近年来，随着社会快速发展，交通事故和意外、灾害的增加，骨科急诊患者人数呈逐年递增趋势。骨科急诊疾病起病急，种类多样，包括频繁出现的因机械操作不当引起的手外伤、运动过激或车祸等暴力引起四肢骨折和胸腰段骨折、高处坠落导致的脊髓损伤，以及重大交通事故引起的严重创伤骨科患者。其中严重创伤患者常合并多部位、多脏器的损伤，病情危重，发展快，死亡率高。因此，面对骨科急诊患者，需要护士能快速准确预检分诊，评估患者伤情。轻症患者指导至骨科诊室就诊，严重创伤患者入院后立即进入抢救室开启急危重症绿色通道和启动创伤急救护理小组，配合医师做好急救护理，缩短救治时间，挽救患者生命。

一、概述

（一）病因及骨折分型

1. 手外伤

常见的病因包括切割伤，如被刀具、电锯引起的手部外伤，同时会伴有血管、神经、肌腱的损伤，甚至造成肢体离断。钝器损伤也很常见，生活中，被重物砸伤或挤压后，造成手部损伤，此类损伤可以造成软组织损伤甚至伴有骨折。手外伤还包括机器绞伤导致的手部撕脱伤。

2. 四肢开放性骨折

骨折附近皮肤及皮下软组织破裂，骨折断端与外界相通，为开放性骨折。包括切割伤或穿刺伤、撕裂、剥脱伤、绞轧、碾挫伤和枪弹伤。按照损伤程度分型包括：Ⅰ型，创面清洁，创面小于 1 cm；Ⅱ型，创口撕裂大于 1 cm，但无广泛软组织损伤或皮瓣撕脱等；Ⅲ型，有多段骨折和广泛软组织损伤，或创伤性断肢。

3. 脊髓损伤

脊髓损伤是脊柱骨折或骨折脱位造成的，多由高空坠落伤和交通事故造成，枪伤、切割伤、刺伤也会导致脊髓损伤。

4. 躯干部骨折

包括胸腰椎骨折和骨盆骨折。常见的原因有重物砸伤、重物挤压、车祸伤、高处坠落伤和肢体扭伤。胸椎骨折常发生在胸腰段，即下胸段，$T_{10} \sim T_{12}$ 较多，其余胸椎有肋骨固定，发生骨折概率低。腰椎骨折常发生在上腰段，$L_1 \sim L_3$ 较多，$L_4 \sim L_5$ 骨型粗大、稳定性好，发生骨折概率小。骨盆骨折包括稳定型骨折、部分稳定型骨折和完全不稳定型骨折。

5. 严重创伤

常见原因有严重交通事故、建筑工地意外事故、高处坠落等，是指危及生命或肢体的创伤，它常为多部位、多脏器的多发伤，病情危重，伤情变化迅速，死亡率高。

（二）临床表现

1. 一般表现

一般表现有局部疼痛、肿胀和功能障碍。特有体征包括畸形、异常活动、骨擦音和骨擦感。

2. 全身表现

（1）休克表现：对于严重创伤、多发性骨折、骨盆骨折、股骨骨折、脊柱骨折及严重的开放性骨折，患者常常因广泛的软组织损伤大量出血，或者合并腹腔脏器出血和剧烈疼痛造成休克。

（2）发热表现：骨折处有大量内出血、血肿吸收时体温略有升高，但一般不超过38 ℃。

3. 脊髓损伤

不同平面的脊髓损伤，临床表现也不同。常会出现损伤平面以下的运动、感觉和括约肌功能障碍，损伤部位疼痛。骨折部位椎体、棘突压痛及局部肿胀，严重骨折或脱位后伴后凸畸形，最终导致截瘫或四肢瘫痪。

（三）诊断及治疗原则

治疗原则是首先确定有无合并其他严重的损伤，譬如有无失血性休克、腹腔脏器损伤、颅脑外伤。如果有合并严重损伤先抢救患者生命，维持生命体征的平稳，争取手术时间。对于开放性骨折，需止血包扎，防止失血性休克和创面感染。如发现骨折处有畸形，特别是成角畸形，需立即复位。骨折处妥善固定，便于搬运。骨折固定后先止痛，然后根据相关检查和影像学结果等选择是否急诊手术。

二、护理

（一）骨科急症患者及亚急症或非急症患者护理

（1）骨科急症患者入院后，预检护士应立即评估患者，询问病情，同时监测生命体征。按照急诊预检分诊分级标准，指导Ⅲ级、Ⅳ级患者进入骨科诊室就诊。这期间诊室巡回护士根据病情变化及潜在的危险动态进行评估，再次分级，确保患者安全。

（2）需急诊手术的患者，由诊室巡回护士引导完善相关检查，如破伤风皮试及注射、血型鉴定及交叉配血和手术室登记手术等。

（3）需石膏固定的患者，配合医师完成石膏固定，告知患者石膏固定的观察要点和注意事项。

（4）需住院择期手术的患者，由预检护士指导完善相关检查，办理入院。

（二）骨科急危重症患者护理

（1）预检护士接到"120"院前急救电话，询问伤情后，立即通知抢救室做好急救物品的准备，必要时启动急危重症绿色通道和创伤急救护理小组。

（2）严重创伤、下肢开放性骨折、骨盆骨折、大面积皮肤撕脱伤、毁损伤和脊髓骨折等急危重症患者入院后，预检护士应迅速评估伤情，同时护送患者进入抢救室。

（3）安全搬运患者至抢救室，脊髓损伤立刻佩戴颈托，脊柱损伤患者采用三人搬运法，保护脊柱。立即启动创伤急救护理小组，评估患者同时展开抢救。

（4）准确、快速评估患者病情。使用 GLS 评估法、ISS 评估法，评估患者全身伤情。同时心电监护、氧气吸入，观察患者生命体征。根据急诊创伤患者 ABCDE 的初级评估，展开创伤急救。创伤救治的基本步骤：A. 气道（airway），B. 呼吸（breathing），C. 循环（circulation），D. 神经损伤程度评估（disability），E. 全身检查与环境评估（exposure/environmental control）。初次评估不应超过 5 分钟，如果存在多个危及生命安全的情况时，应同时处理。在全身评估中，配合医师使用腹部创伤超声重点评估法（focused abdominal sonography for trauma，FAST）能够快速准确地评估腹部严重多发伤患者，缩短抢救时间，提高抢救时效性。

（5）首先保证气道的建立和开放，充分通气。必要时配合医师行气管插管，如遇到气胸患者，根据气胸类型相应处理，开放性气胸立即用无菌纱布封闭伤口，行胸腔闭式引流；张力性气胸需尽快排气减压，紧急情况下，用无菌粗针头在锁骨中线第 2 肋间穿刺，使气体快速排出，同时准备胸腔闭式引流或负压引流；闭合性气胸根据气胸量的多少决定处理方法，少量气胸（肺压缩不超过 30%）暂不处理，保守观察，中等量以上行胸腔穿刺或胸腔闭式引流。

（6）建立良好的循环。开放两条以上的静脉通道，快速补液，防止低血容量休克。做好血标本的采集和多项生化检查，快速送检，便于病情的监测。同时严重创伤患者还应做好血型鉴定和交叉配血，为急诊手术争取时间。在遇到体表静脉通路开放困难时，可使用骨髓腔内输液（IO）。休克患者静脉充盈不足，穿刺难度大，而此时快速补液尤为重要。因此在抢救急危重症患者时，可先行骨髓腔穿刺，待病情稳定后行中心静脉导管穿刺，这可有助于减少并发症的发生。IO 通路穿刺部位选择应考虑患者体格、病情并且不影响心肺复苏的操作，多数选择在胫骨近端。根据患者体重、解剖结构和穿刺点的组织结构选择合适的穿刺针套件。穿刺成功连接注射器，生理盐水快速冲洗再接输液器快速补液，配合加压输液袋加压输液，以保证输液速度。对清醒患者做好止痛。

（7）控制出血。协助医师给予患肢敷料加压包扎止血，有活动性出血用止血钳夹住出血点或结扎止血，必要时使用气压止血带。上肢止血带放置于上臂上 1/3 处，下肢放置于股骨上 1/3 处，尽量靠近大腿根部。在绑扎部位均匀包裹纸棉，保护肢体也使肢体受力均匀。通常情况下，成人上肢充气压在 40 kPa，下肢为 70 kPa，有研究表明，使用前测量肢体周径、肢体动脉阻断压和基础血压，以此计算精准的压力值，避免盲目选择压力值区间范围的弊端。在患处注明止血带包扎时间，保证每隔 1 小时松开止血带一次。使用中严格观察患肢的皮肤温度、末梢血运、出血等情况，一旦出现异常，及时处理，松开止血带。同时密切观察生命体征的变化，注意血压的变化，特别是松开气压止血带后血液循环骤然分流到远端肢体导致回心血量减少、血压下降。在止血药使用方面，2013 年欧洲严重创伤出血及凝血病管理指南中强调对于伤后 1 小时内患者，需要尽早使用止血药，推荐氨甲环酸。

（8）有效固定。骨折处配合医师使用夹板妥善固定，防止血管神经再损伤。疑有颈椎损伤者应给予颈托固定；脊柱损伤患者在后背放入脊柱板，避免搬运时造成二次损伤；骨盆骨折患者协助医师佩戴骨盆带。

（9）疼痛护理。创伤后的疼痛会引起休克，另外，创伤后疼痛刺激及其所产生的应激反应，可造成患者机体、精神和心理的持久损害，即所谓的创伤后应激障碍综合征。因此，疼痛护理也尤为重要。休克时一般不做肌内注射，原因是休克时血循环不好，药物吸收效果不佳。常使用静脉药物止痛，需做好患者的疼痛护理，有效使用镇痛药。在条件允许的情况下，入院时给予舒芬太尼联合曲马朵经静脉患者自控镇痛。

（10）体温管理。创伤患者常由开放性伤口细菌感染导致发热，或者合并严重颅脑外伤引发中枢性发热，患者有体温升高的表现。对于高热患者，采取冰袋物理降温，脑外伤高热使用冰帽降温，有创面污染同时使用相关抗生素。另外，创伤性低体温常威胁到患者生命，需采取积极的保温措施。采取控制环境温度（20 ℃），加盖保温被和减少医源性躯体暴露时间这些保温措施，以降低身体体表热量散失；同时对骨折、脏器破裂、颅脑损伤、休克等情况进行对症紧急止血处置，减少出血导致患者体核热量的进一步丧失。

（11）术前准备。对于急诊手术的骨科患者，需迅速做好术前准备，为手术争取时间。了解患者有无过敏史，做好破伤风、青霉素皮试，皮试完成后，注射破伤风。完善术前评估、血常规、血生化的采集、交叉配血、床旁心电图、床旁超声、CT 等检查。另外，离断伤患者的肢体应合理保存，用无菌敷料包裹后密封，放置在盛有冰块的低温断肢箱中，成为断肢再植的可行条件。

（12）心理支持。严重创伤患者多病情迅猛，预后不良，甚至危及生命，患者及其家属往往惊恐万分，不知所措。在护理时多主动与患者交谈，鼓励患者有战胜疾病的信心和勇气。

（13）安全转运。在初步抢救患者后，因诊断和治疗的需要，需要对患者进行影像学检查，后续治疗送往院内其他科室。转运对保障患者安全及身份信息准确尤为重要。首先按照转运交接单的内容仔细评估患者，核对患者身份信息，确保暂时生命体征稳定后电话联系交接科室，简明准确告知患者病情。根据患者病情需要备好转运急救物品，包括仪器、药品等，急诊危重症患者院内转运时一定要携带简易呼吸器，有条件的可配备便携式呼吸机。到达科室后，与接收护士做好口头交接。途中遇到紧急情况，配合护送医师做好抢救。

三、骨科急诊护理质量控制流程图

见图 11-1。

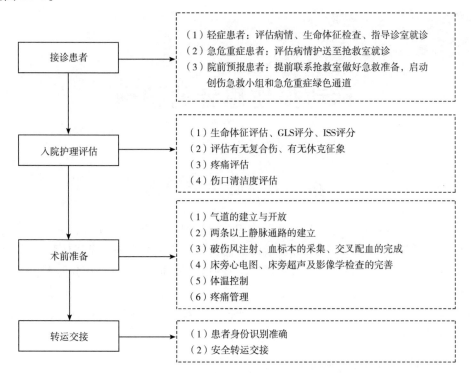

图 11-1　骨科急诊护理质量控制流程图

（王　雪　解洪萍）

第十二章

运动损伤患者的护理

第一节 膝关节损伤

膝关节主要由股骨和胫骨的两大骨端构成，通过肌肉、肌腱、韧带和关节囊包裹连接，这些连接结构给膝关节提供稳定性和灵活的活动功能。膝关节损伤常见于体育运动中的接触性或非接触性损伤，包括膝关节半月板损伤、膝关节韧带损伤（两者常合并发生）、髌骨脱位、肌腱断裂等一系列损伤性疾病。随着关节镜技术的开展，大多数膝关节损伤可通过关节镜来进行修复和重建。关节镜技术精度高，损伤小，效果好。同时，良好、全面的围手术期护理，为患者加速康复、恢复正常生活提供了保障。

一、膝前交叉韧带损伤

膝关节前交叉韧带的基本功能是阻止胫骨相对于股骨出现过度的前移。

（一）解剖结构

膝关节韧带解剖结构见图12-1。

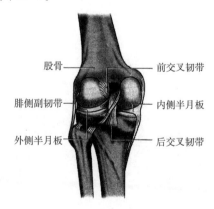

图12-1　膝关节韧带解剖结构

（二）病因

间接暴力易导致前交叉韧带损伤，最常见的受伤机制包括落地伤和外翻损伤。典型的前交叉韧带损伤发生于起跳落地动作，膝关节过伸，或者足固定时膝关节做扭转、外翻动作时。常见于篮球、羽毛球等运动时受伤。

（三）临床表现及体征

1. 急性前交叉韧带损伤

患者常主诉受伤时感觉到或听到膝关节"呼"的响声，不能继续运动，同时伴随膝关节急性血肿，关节可能出现肿胀、疼痛，甚至伸直过屈活动受限。

2. 陈旧性前交叉韧带损伤

患者膝关节不稳，运动时膝关节错动、打软腿，运动过程中有意识地避免患肢落地或支撑身体。患者可能会因反复扭伤出现关节积液、疼痛和交锁症状。

3. 拉赫曼试验

如果患者无法放松，检查者可以用自己的膝关节垫在患者大腿远端下方，使患者能够在放松状态下屈膝30°，该方法有助于提高诊断的准确性，尤其适用于新近损伤、膝关节疼痛的患者。

4. 轴移试验

患者采取仰卧位，放松肌肉。检查者一手抓握患者的踝关节并抬起，使膝关节伸直，同时施加内旋应力；另一手臂置于膝关节外侧，施加外翻应力。对于前交叉韧带断裂的膝关节，胫骨会出现向前方半脱位。检查者慢慢屈膝，在屈膝30°～40°时，胫骨会出现突然复位，即为轴移试验阳性。检查者能够清晰地感觉到这种复位。

5. 前抽屉试验

患者仰卧，屈膝90°，胫骨保持中立位。在正常情况下，股骨内髁应位于胫骨内侧平台后方1 cm的位置（台阶征）。在进行前抽屉检查之前，首先要确认这种正常的台阶关系，否则可能会将后交叉韧带损伤的病例误诊为前交叉韧带损伤。鼓励患者尽可能放松腘绳肌，减少腘绳肌收缩限制胫骨前移。当患者足够放松后，检查者双手抓住胫骨近端，两个拇指置于前方关节线水平，对胫骨施加向前的应力。如果胫骨前移增加，而且终末点软，意味着前抽屉试验阳性。

（四）辅助检查

1. X 线平片检查

X 线平片检查只能显示撕脱的骨折块。

2. MRI 检查

MRI 检查可以清晰地显示出前、后交叉韧带的情况，还可以发现意料不到的韧带结构损伤与隐匿的骨折线。

3. 关节镜检查

关节镜检查对诊断交叉韧带损伤十分重要。75%的急性创伤性关节血肿可发现为前交叉韧带损伤，其中2/3的病例同时伴有内侧半月板撕裂，1/5有关节软骨面映损。

（五）治疗原则

前交叉韧带断裂应争取手术缝合，依据患肢的活动度和肿胀程度决定手术时间。如果在韧带体部断裂，最好再移植一根肌腱以增强交叉韧带的稳定性。一般选用髌韧带的中1/3作为移植材料。对部分断裂者，可以缝合断裂部分，再专业支具制动4～6周。目前主张在关节镜下做韧带缝合手术。

（六）护理

1. 术前护理

（1）采集患者的一般资料和健康史，全面评估患者的营养状况、心肺功能及心理状况，正确引导并及时纠正不良的心理反应。

（2）护士应在术前列出患者术后将要遇到的问题、患者及其家属最关心的问题。指导患者进行呼吸道、胃肠道的准备工作，术后体位摆放，向患者讲解术后疼痛的处理方法。

（3）皮肤准备：术日晨备皮，备皮时动作应轻柔，勿刮破皮肤。如患者有石膏固定，应先拆除石膏，再用无刺激性肥皂水轻轻擦洗清洁患肢后备皮，备皮范围原则上是超出切口各 20 cm 以上。

2. 术后护理

（1）常规护理。①搬运：术后患者搬运建议三人动作一致地进行，尽量减少振动，同时搬运时避免管道牵拉脱出。②麻醉清醒前的护理：按照麻醉护理常规，应保持患者呼吸道的通畅，取平卧位，防止呕吐吸入引起吸入性肺炎。当患者躁动不安时，应适当加以约束或床挡保护，防止骨折移位。术后应加强保暖。③生命体征观察：应密切观察患者生命体征的变化，体温变化是人体对各种物理、化学、生物刺激后的一种防御反应，术后 24 小时密切观察患者的体温变化。脉搏随体温而变化，血液、体液丢失导致循环血容量不足时，脉搏可增快、细弱，血压下降，脉压变小。术后疼痛常使患者难以主动咳嗽或深呼吸，术后易出现肺不张和肺炎等并发症，护士应经常帮助患者进行肺部功能锻炼。④患肢的观察与护理：密切观察患肢的血液循环。上肢术后可触摸桡动脉，下肢术后可触摸足背动脉和胫后动脉，还应观察患者的皮肤颜色及毛细血管充盈情况。如术后患肢出现进行性、持续性疼痛，疼痛呈搏动性加剧，表面皮肤红肿，局部皮温升高，考虑肢体循环障碍，应及时告知医师并查明原因，如是否为敷料或石膏包扎过紧所致，避免因持续性血运障碍导致肢体坏死。⑤术后观察伤口出血情况：如负压吸引流量短时间超过 400 mL 或伤口敷料处不断渗血，应及时告知医师。密切观察伤口处情况，若伤口处疼痛不断加剧，体温升高，白细胞和中性粒细胞也不断升高，切口部位肿胀、压痛、局部跳痛，提示有感染，配合医师给予伤口处清创，合理使用抗生素。⑥疼痛护理：麻醉作用消失后，患者可出现疼痛，一般术后 24 小时内最为剧烈，2～3 天后慢慢缓解，可酌情给予止痛剂。

（2）体位护理：术后 2 周内患肢膝关节保持 0°～30°。

3. 功能锻炼（术后 1～6 周）

（1）支具制动及负重：①睡觉和下地行走时必须使用支具，并锁定于完全伸直位；进行肌力和活动度训练时可不必使用；②撑双拐行完全负重，术后 6 周内弃拐。

（2）肌力训练：①股四头肌等长收缩，股四头肌在大腿的前侧，伸直膝关节，有意绷紧大腿肌肉，可实现等长收缩；②直腿抬高训练，仰卧位，伸直膝关节，抬起下肢与床面成 30°，坚持 10 秒后放下，反复进行。股四头肌等长收缩→站立向前摆腿→直腿抬高，10 秒/次,30 次/组，每天 2 组；③腘绳肌等长收缩，腘绳肌是膝关节后侧绳索一样的肌肉；仰卧于床上，在膝下垫薄枕，微屈膝关节，脚后跟向下勾踩床面，用手触摸膝后，感觉到条索样肌肉绷紧即达到锻炼目的；腘绳肌等长收缩（2 周内）→站立后勾小腿（2 周后），10

秒/次，30 次/组，每天 2 组；④提踵训练，10 秒/次，30 次/组，每天 2 组。

（3）活动度训练：①压腿（伸膝）训练，坐地板或较硬的床上，足跟后垫软垫或折叠毛巾，在膝关节正上方先放枕头或软垫，再在其上方加载 10~20 kg 重物（米袋、沙袋、哑铃等）至膝后侧能贴近地板或床板；每次持续下压 15 分钟，每日 2 次；②主动屈膝训练（0°~100°）30 分钟/次，每天 2 次；③髌骨推动，完全伸膝位，放松大腿肌肉，捏住髌骨，上下内外推动（防止髌骨周围粘连和纤维化）；髌骨推动（术后 2 周开始），10 秒/次，30 次/组，每天 2 组。

（七）出院指导

1. 切口换药

换药常规为每 3~5 天一次。如遇切口潮湿、渗血、污染，需及时换药。

2. 拆线

术后 14 天至就近医院拆线。年老体弱及其他特殊情况的患者根据医嘱拆线。

3. 门诊复查

术后 6 周、3 个月、6 个月、1 年、2 年复查。

4. 饮食指导

可多食鱼、肉、蛋等高蛋白质食物及高维生素食物，多食新鲜瓜果蔬菜。

二、膝后交叉韧带损伤

后交叉韧带是防止胫骨相对于股骨过度后移的初级稳定结构。

（一）病因

常见于运动员足跖屈位时跌倒的跪地伤或者车祸中的"仪表板损伤"。多由胫骨前方受到向后方的暴力打击所致，常见于踢足球等对抗性运动中的跪地伤。

（二）临床表现及体征

1. 后交叉韧带损伤

主要表现为膝关节疼痛、关节活动受限、肿胀。可能存在不稳定症状，但是并没有前交叉韧带损伤的不稳定感。后交叉韧带损伤可单独出现，但是更多见于复合韧带损伤，60% 以上的后交叉韧带损伤合并膝关节后外复合体损伤。

2. 后抽屉试验

进行后抽屉试验检查前，首先应当确定在屈膝 90°位时，胫骨内髁与胫骨内侧平台的关系，也就是所谓的"台阶征"。胫骨平台病理性后移的判断都是以正常的台阶征为基础的。在正常情况下，胫骨平台前缘应当位于股骨内髁前方 1 cm。在检查中，我们应以对侧正常的膝关节作为参照。检查方法：患者平卧位，屈膝 90°，胫骨保持中立位。检查者双手四指置于胫骨近端后方，双手拇指置于膝关节前方关系水平线，触摸膝关节前方的内外侧关节间隙。检查者双手将胫骨推向后方，根据胫骨平台出现的病理性后移位的程度进行分级。通过中立位或内旋位的后抽屉试验，有助于鉴别后外旋转不稳定引起的后抽屉试验阳性，因为后外旋转不稳定有时会出现内旋位后抽屉试验阳性，而单纯后交叉韧带损伤并不会造成内旋位后抽屉试验阳性。

3. 后向拉赫曼试验

患者屈膝30°，检查者双手的位置和抓握方法与后抽屉试验相同。正常膝关节，检查者能够感受到胫骨相对于股骨的正常位置。后交叉韧带断裂的膝关节，检查者首先要将胫骨复位到正常位置；然后向胫骨施加后向的力量。检查时需要保持胫骨中立位，避免旋转胫骨而使次级稳定结构紧张。如果屈膝30°时胫骨后移程度增大，而屈膝90°胫骨后移程度正常，意味着膝关节后外复合体损伤；如果屈膝30°和90°胫骨后移均增加，而且最低胫骨后移发生在屈膝90°，意味着后交叉韧带损伤。

4. 胫骨后沉试验

患者屈膝90°，检查者鼓励患者尽可能完全放松股四头肌。从膝关节侧面观察，如发现胫骨前缘出现"后沉"现象，低于股骨髁的前缘，或低于健侧膝关节，即为胫骨后沉试验阳性。

5. 股四头肌主动收缩试验

患者平卧位，屈膝90°，股四头肌收缩过程中牵拉髌腱的拉力，会产生垂直于胫骨的前抽屉方向的分力。因此，当嘱患者主动收缩股四头肌时即固定患者的足。同时嘱患者用力伸膝，股四头肌的收缩会引起后沉或向后半脱位的胫骨前移。如果在股四头肌主动收缩试验中，胫骨相对于股骨前移大于2 mm，认为是股四头肌主动收缩试验阳性，说明后交叉韧带损伤。

（三）辅助检查

详见本节膝前交叉韧带损伤辅助检查。

（四）治疗原则

断裂的后交叉韧带是否要缝合以往有争论，目前的意见偏向于在关节镜下做早期修复。

（五）护理

1. 术前护理

详见本节膝前交叉韧带损伤。

2. 术后护理

（1）常规护理：详见本节膝前交叉韧带损伤。

（2）体位护理：术后2周内患肢膝关节保持0°位。

3. 功能锻炼（术后1~6周）

（1）支具制动及负重：①睡觉和下地行走时必须使用支具，锁定于完全伸直位；行肌力和活动度训练时可不必使用支具；②撑双拐行完全负重，术后6周内弃拐。

（2）肌力训练：①股四头肌等长收缩→站立向前摆腿→直腿抬高10秒/次，30次/组，每天2组；②提踵训练，即踮脚尖训练，提踵训练10秒/次，30次/组，每天2组。

（3）活动度训练：①伸膝训练，坐地板或者较硬的床上，足跟后垫软垫或折叠毛巾，在膝关节正上方先放枕头或者软垫，再在其上方加载10~20 kg重物（米袋、沙袋、哑铃等），至膝后侧能贴近地板或者床板；每次持续下压15分钟每天2组；②被动屈膝训练（0°~90°），术后4周开始30分钟/次，每天2次；③髌骨内推（术后2周开始），10秒/次，30次/组，每天2组。

三、半月板损伤

（一）病因

单纯的半月板撕裂多数有明确的外伤史，常由膝关节扭转暴力或膝关节过度屈曲引起。

（二）临床表现

伴随急性疼痛，膝关节肿胀，厚度受限，并且可能有机械性交锁症状。

1. 过伸试验

膝关节完全伸直并轻度过伸时，半月板破裂处受牵拉或挤压而产生剧痛。

2. 过屈试验

将膝关节极度屈曲，破裂的后角被卡住而产生剧痛。

3. 半月板旋转试验

患者仰卧，患侧髋膝关节最大屈曲，检查者一手固定膝关节，另一手握足做小腿大幅度环转运动，内旋环转试验外侧半月板，外旋环转试验内侧半月板，在维持旋转位置下将膝关节逐渐伸到90°。注意发生响声时的关节角度。若在关节完全屈曲位下触得响声，表示半月板后角损伤，关节伸到90°左右时才发生响声，表示为体部损伤。再在维持旋转位置下逐渐伸直至微屈位，此时触得响声，表示可能有半月板前角损伤。

4. 研磨试验

患者俯卧位，屈膝90°，检查者双手握足并将患者腘部固定于检查台上，双手向下压足并旋转小腿，使股骨与胫骨关节面之间发生摩擦，如发生疼痛，则证明有半月板撕裂或关节软骨损伤，此为研磨试验阳性。

5. 蹲走实验

主要用于检查半月软骨后角有无损伤。检查时，患者蹲下走鸭步，不时改变方向，或左或右。如果患者能很好地完成这些动作，可以排除半月软骨后角损伤。如果因为疼痛不能充分屈曲膝关节，蹲走时出现响声及膝部疼痛不适为阳性。半月软骨后角破裂的患者，在蹲走时的弹响声很明显，本试验仅适用于检查青少年患者。

（三）诊断依据

首先评估患者的症状和体征，进行相应的查体：①评估关节是否肿胀，膝关节在屈伸活动的过程中有无交锁现象；②检查膝关节有无压痛和包块，检查压痛明显的位置与健侧进行对比；③特殊检查，膝关节间隙的压痛，旋转挤压试验。另外，参照磁共振成像进行诊断。

（四）护理

1. 术前护理

详见本节膝前交叉韧带损伤。

2. 术后护理

（1）常规护理：详见本节膝前交叉韧带损伤。

（2）体位护理：患肢平放于床，可在护士指导下进行伸膝屈膝活动。

3. 功能锻炼

（1）术后即刻行完全负重。

（2）下地前后摆腿（或正步走）→股四头肌等长收缩→直腿抬高10秒/次，30次/组，每天2组。

（3）提踵训练：10秒/次，30次/组，每天2组。

（4）伸膝（压腿）训练：15分钟/次，每天2次。

（5）主动屈膝训练（0°～120°）：15分钟/次，每天2次。

（6）骑固定自行车：固定自行车能骑而不行走，利用健身器上的配置，或者翻转使用儿童自行车，15分钟/次，每天2次。

（郝秀婷　范文君）

第二节　肩关节损伤

肩关节主要由肩胛骨和肱骨、锁骨的三大骨端构成，通过肌肉、肌腱、韧带和关节囊包裹，这些连接结构给肩关节提供稳定性及灵活的活动功能，其作用如同杵臼。肩关节损伤是指因肩部各组织包括肩袖、韧带发生退行性改变，或因反复过度使用、创伤等原因造成的肩关节周围组织的损伤，表现为肩部疼痛。常见的肩关节损伤有肩峰撞击征、肩袖损伤、冻结肩、肱二头肌长头肌肌腱损伤、盂唇撕裂、肩关节不稳等。随着内镜技术的逐渐普及，上述疾病可通过关节镜手术治疗，此手术已成为骨关节外科的常规诊疗手段。

一、肩袖损伤

肩袖由冈上肌、冈下肌、肩胛下肌和小圆肌组成，起自肩胛骨体部，组成一个袖套样结构包绕肱骨头，止于肱骨的大、小结节。肩袖的功能是上臂外展过程中使肱骨头向关节盂方向拉近，维持肱骨头与关节盂的正常支点关节。而肩袖损伤严重影响上肢的外展功能（图12-2）。

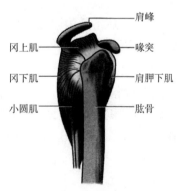

图12-2　肩袖解剖图

（一）病因

1. 创伤

跌倒时由手外展着地或手持重物，肩关节突然外展上举或扭伤引起。

2. 血供不足

血供不足引起肩袖组织退行性改变。当肱骨内旋或外旋中立位时，肩袖最易受到肱骨头的压迫、挤压血管而使该区相对缺血，使肌腱发生退行性改变。

3. 肩部慢性撞击损伤

中老年患者肩袖组织因长期遭受肩峰下撞击、磨损而发生退变。主要发生于需要肩关节极度外展的反复运动中（如棒球、仰泳、举重、球拍运动等）。当上肢前伸时，肱骨头向前撞击肩峰与喙肩韧带，引起冈上肌肌腱损伤。

（二）肩袖损伤的分类

根据肩袖损伤的深度，肩袖损伤可分为部分性肩袖损伤和全层肩袖损伤。

1. 部分性肩袖损伤

分为滑囊侧和关节侧损伤。

2. 全层肩袖损伤

根据两种不同方法进行以下分类。

（1）Post 分型：①小型损伤 <1 cm；②中型损伤 1~3 cm；③大型损伤 3~5 cm；④巨大损伤 >5 cm。

（2）Gerber 分型：①小型损伤仅涉及 1 条肩袖肌腱；②巨大损伤涉及 2 条或 2 条以上肩袖肌腱；③不可修复性损伤涉及 2 条或 2 条以上肩袖肌腱，且 MRI 示肌腱内脂肪浸润，术中松解后外展 60° 仍不能将肩袖组织外移至肌腱止点处。

（三）临床表现

本病多见于 40 岁以上的患者，特别是重体力劳动者。伤前肩部无症状，伤后肩部有一过性疼痛，隔日疼痛加剧，持续 4~7 天。患者不能自主使用患肩，当上臂伸直肩关节内旋、外展时，大结节与肩峰间压痛明显。肩袖完全断裂时，因丧失对肱骨头的稳定作用，将严重影响肩关节外展功能。肩袖部分撕裂时，患者仍能外展上臂，但有 60°~120° 疼痛弧。

1. 关节僵硬

僵硬原因可能是肩袖部分撕裂或全层撕裂，表现为各个运动方向的活动受限。

2. 乏力或肌肉收缩痛

肌腱纤维的退变可能没有症状或仅有短暂的症状，误以为"肌腱炎"或"滑囊炎"。40 岁以上患者，创伤性盂肱关节脱位常伴有肩袖损伤，通常是肩胛下肌的损伤，导致内旋无力。肩袖损伤所致的乏力常被误以为腋神经损伤。

3. 失稳

肩袖损伤可能导致肱骨头接近关节盂中心的稳定性下降。冈上肌腱的急性撕裂可导致复发性的前方失稳。正常的肩袖张力缓慢减退、保持肱骨头和喙肩弓间恒定距离的功能丧失，导致盂肱关节上方失稳。关节盂上唇缺损、医源性或磨损导致喙肩弓的正常功能丧失，可能加重肩关节上方的失稳。

4. 关节运动发涩

被动运动盂肱关节伴有关节捻发音。滑囊壁增厚，继发性的喙肩弓表面病理改变，肩袖肌腱上方缺损以及肱骨结节的退变都会致肩峰下方磨损。检查者将拇指和示指放在肩峰的前后方，转动肱骨，很容易触及肩峰下磨损引发的捻发音。

（四）体征

1. 视诊和触诊

急性肩袖损伤的患者，肩部外观不会有明显异常，但是病程较长的患者可观察到冈上肌或冈下肌萎缩。触诊时将手放在肩关节上方，被动活动肩关节，一些肩袖损伤的患者中能触摸到捻发音。

2. 活动度

活动度检查应该包括主动活动度和被动活动度检查，包括前屈上举、体侧外旋和体侧内旋检查，并将患侧和健侧进行对比。主动活动度明显小于被动活动度提示有肩袖损伤；如果主动与被动活动度减少一致，要注意与冻结肩相鉴别。肩袖损伤患者的活动度受限，最常表现为上举受限和内旋受限，而出现外旋异常增大往往提示存在肩胛下肌的全层撕裂。

3. 肌力

（1）Jobe 试验：在肩胛骨平面保持手臂内旋，抗阻力上举力弱或疼痛，均为 Jobe 试验阳性，提示冈上肌腱损伤。

（2）外旋 Lag 试验：将患者肩关节被动体侧外旋至最大角度，如果撤去外力，无法维持此位置而迅速内旋，则为阳性，提示冈下肌—小圆肌巨大损伤。

（3）Lift-off 试验：将患者的手放在背后，并往后离开身体，如果撤去外力无法维持此位置而贴住躯干，即为 Lift-off 试验阳性，提示肩胛下肌受损。

（五）辅助检查

1. X 线平片

X 线检查用来评估肩峰形态，肱骨头和肩盂、肩峰的关系。在正位片上，大结节的硬化、增生或者囊肿，都是肩袖损伤的间接征象，另外可以观察肩峰下间隙，如果间隙明显减小或者肱骨头相对肩盂出现明显上移，都提示巨大肩袖损伤。

2. B 超

B 超是一项无创、经济、准确性较高的方法，具有能够动态观察的优势，可以同时检查双侧肩关节，但是 B 超检查的准确性对操作者的依赖性较强。

3. MRI

MRI 是目前在诊断肩袖疾病中最常用的检查，主要优势是提供信息量大，包括肩袖肌腱的质量、撕裂的大小、肌腱退缩的程度、二头肌肌腱病变等。这些信息对于疾病的诊断、治疗计划和判断预后非常关键。

（六）诊断依据

根据患者的年龄、运动病史、临床症状和体征，辅助影像学检查，进行诊断。

（七）护理

1. 术前护理

详见第一节膝前交叉韧带损伤。

2. 术后护理

（1）常规护理：详见第一节膝前交叉韧带损伤。

（2）体位护理：术后 6 周内患肩严格使用颈腕吊带制动，禁止行主动外展活动，可行

30°内被动外展。

3. 功能锻炼（术后 1～6 周）

（1）肩关节活动：①禁止主动外展活动（外展活动：上臂在冠状面离开躯干，向外展开，称为外展）；②可进行 30°内被动外展；③可进行外旋活动，主要方法为仰卧位，上臂贴躯干，屈肘 90°，患侧手外摆，称为上臂外旋；被动外旋训练（外旋牵伸）指仰卧位，上臂贴躯干，肘后垫软垫使上臂呈水平位，屈肘 90°，患侧手握训练杖横柄，健侧手握训练杖长杆，推动患侧手外摆，维持 10 秒钟，反复进行，术后即刻可行被动外旋 30 次/组，每天 2 组。

（2）肘关节活动：①麻醉消退后即刻开始非持重伸屈肘关节活动，30 次/组，每天 2 组；②术后 3 周开始，可进行持重伸屈肘关节活动，30 次/组，每天 2 组。

二、肩峰撞击综合征

肩峰由两个骨化中心发育而来，具有为肩锁关节提供关节面，为肌腱和韧带提供连接点，稳定盂肱关节的后上方，利用"肩峰角"客观、定量地对肩峰形态进行分类四项基本功能。肩峰角是由肩峰前 1/3 下表面和后 2/3 下表面的连线构成，主要分为三种类型：①Ⅰ型肩峰（平坦型）是下面扁平，碰撞的风险和后遗症最少，"肩峰角"为 0°～12°；②Ⅱ型肩峰（弧型）的下面是弯曲的，"肩峰角"为 12°～27°；③Ⅲ型肩峰（钩型）的下面时呈钩状，"肩峰角"大于 27°。

肩峰撞击综合征又称肩峰下疼痛弧综合征，是肩关节外展活动时，肩峰下间隙内结构与喙肩穹之间反复摩擦、撞击而产生的一种慢性肩部疼痛综合征，是中老年人常见的肩关节疾病。

（一）病因

肩峰前外侧端形态异常、骨赘形成，肱骨大结节的骨赘形成，肩锁关节增生肥大，以及其他可能导致肩峰—肱骨头间距减小的原因，均可能造成肩峰下结构的挤压与撞击。这种撞击大多发生在肩峰前 1/3 部位和肩锁关节的下面。反复的撞击促使滑囊、肌腱发生损伤、退变，乃至发生肌腱断裂。

（二）临床症状及体征

肩峰撞击综合征部分患者具有肩部外伤史，也与长期过度使用肩关节有关。因肩袖、滑囊反复受到损伤，组织水肿、出血、变性乃至肌腱断裂而引起症状。早期的肩袖出血、水肿与肩袖断裂的临床表现相似，易混淆。

1. 肩前方慢性钝痛

在上举或外展活动时症状加重。

2. 疼痛弧征

患臂上举 60°～120°范围出现疼痛或症状加重。疼痛弧征仅在部分患者中存在，而且有时与撞击征并无直接关系。

3. 砾轧音

检查者用手握持患臂肩峰前、后缘，使上臂做内、外旋运动及前屈、后伸运动时可扪及砾轧音，用听诊器听诊更易闻及。

4. 肌力减弱

肌力明显减弱与广泛性肩袖撕裂的晚期撞击征密切相关。肩袖撕裂早期，肩的外展和外旋力量减弱，有时因疼痛引起。

5. 撞击试验

检查者用手向下压迫患者患侧肩胛骨，使患臂上举，如因肱骨大结节与肩峰撞击而出现疼痛，即为撞击试验阳性。

6. 撞击注射试验

以1%利多卡因10 mL沿肩峰下面注入肩峰下滑囊。若注射前、后均无肩关节运动障碍，注射后肩痛症状得到暂时性完全消失，则可诊断为撞击征。如注射后疼痛仅有部分缓解，且仍存在关节功能障碍，则"冻结肩"的可能性较大。本方法有助于与非撞击征引起的肩痛症做鉴别。

7. 肩峰撞击，诱发试验

同时符合以下两部分表现即为肩峰撞击，诱发试验阳性：①患者在肩胛骨平面保持手臂内旋，做肩关节上举动作的过程中诱发疼痛；②将手臂外旋，然后做上举动作，则不能诱发疼痛或疼痛减轻。

8. 霍金斯试验

患者肩关节前屈90°，屈肘90°时，内旋肩关节诱发疼痛，即为阳性。

（三）辅助检查

X线辅助检查。存在肩峰外缘与肱骨大结节撞击的患者，在肩关节正位平片上可见肩峰外缘及大结节的增硬化、增生和骨赘。在冈上肌出口位上，可见肩峰的形态。

（四）护理

1. 术前护理

详见第一节膝前交叉韧带损伤。

2. 术后护理

详见第一节膝前交叉韧带损伤。

3. 功能锻炼（术后1～6周）

（1）上举牵伸：上举牵伸是利用专用轮索训练器，将滑轮系带夹于门顶缝中，利用健肢将患肢向上拉起，在能够感受到肩部明显牵伸时，维持10秒后放下，30次/组，每天2组。初期面对门做训练，后期背对门做训练。

（2）后抬牵伸：后抬牵伸是利用专用轮索训练器，30次/组，每天2组，训练方法参见上举牵伸。

（3）桌面滑伸：桌面滑伸是指患者正对桌面，手臂沿桌面向前伸出，躯干压向桌面，维持10秒，30次/组，每天2组。

（4）外旋牵伸：外旋牵伸（被动外旋训练）是利用专用训练杖。患者取仰卧位，上臂贴躯干，肘后垫软垫使上臂呈水平位，屈肘90°，患侧手握训练杖横柄，健侧手握训练杖长柄，推动患侧手外摆，在能够感受到肩部受到明显牵伸时，维持10秒，30次/组，每天2组。

（五）运动损伤患者护理质量控制流程图

见图 12-3。

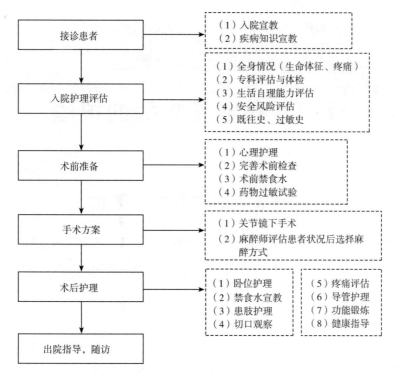

图 12-3 运动损伤患者护理质量控制流程图

（郝秀婷 姚红璐）

第十三章

脊柱外科常见疾病的护理

第一节　颈椎骨折与脱位

颈椎骨折脱位常同时伴有脊髓的损伤，且损伤平面较高，易发生四肢瘫痪，如果膈肌和肋间肌瘫痪，可发生呼吸困难，常致迅速死亡。因此，及时救治、妥善固定、采取正确的护理措施是防止二次损伤及保护脊髓功能的重要手段。

一、院前急救

对疑似颈椎损伤患者的救治应从受伤现场开始。首先，应人工保持患者头部稳定直至给其佩戴硬质颈围，不可强行复位。严禁盲目搬动或活动患者头部，绝对禁止一人扶肩、两人抬腿的搬运方法或一人背拖的方法。颈椎外固定支具有很多种，但所有支具都应带有前部窗孔以便容纳气管切开套管及易于经此行紧急环甲膜切开术。

其次，保持呼吸道通畅和维持血流动力学平稳对保证患者生命极为重要，可给予面罩通气。非紧急情况下气管插管通常在急诊室进行。气管插管时需要人工保持颈部稳定在躯干正中线上，以免造成不稳定性颈椎骨折或加重原有的颈椎脱位，直至气管插管完成。对于高度怀疑存在颈椎不稳的患者，环甲膜切开是保持患者通气最安全的选择。

如果颈椎损伤患者戴有头盔，应进行损伤初期评估，头颈固定时应保持头盔位置不变，直至完成颈椎影像学检查，可先取下口罩、眼镜等物品，方便观察其眼、鼻和口腔情况。

二、院内救治

患者到达医院后需进行初期的通气、呼吸和循环评价，以及进行必要的急救。搬运患者或暂时去除患者颈围时需注意不可移动颈椎的位置，采用硬质的过床板在担架及病床间搬运患者。气管插管时要动作轻柔，避免过度粗暴操作，以免导致原有的颈椎骨折脱位或神经损伤进一步加重。

脊髓损伤患者常会出现神经源性休克。神经源性休克在导致血压下降的同时伴有心率减慢，这是由于交感神经对低血压的发射调节丧失。此时，可通过调节体位（头低足高位）、适量补液及联合使用血管升压药物等维持血压稳定。切勿将神经源性休克当成低血容量性休克进行治疗，导致输液过多造成循环血量负荷过重，出现肺水肿与其他系统反应。

对清醒的患者进行全面检查，询问既往病史、受伤过程及疼痛部位。对于昏迷的患者，其损伤机制应询问事故目击者和到达事故现场的急诊医护人员。随后是对患者的脊柱进行全面系统的检查。对清醒的患者进行详细的神经系统功能检查，包括所有肌节和皮节分布区域的运动、感觉和反射检查。

三、护理措施

（一）生命体征的观察

给予持续心电监护，持续吸氧 3 L/min，监测血压、心率、心律，特别是观察呼吸的频率、深浅度及呼吸的音调有无异常，有无憋气、呼吸困难等；观察口唇、甲床、耳廓有无发绀缺氧表现，注意血氧饱和度是否在正常范围内；必要时记录 24 小时尿量，评估出入量是否平衡，观察有无血容量不足征象，发现异常及时汇报，及时处理。

其他观察措施详见颈椎手术术后护理相关内容。

（二）脊髓神经功能观察

术前、术后密切观察患者四肢感觉、运动、肌力及大小便情况，评估感觉平面有无上升、下降的进展情况。

（三）保持呼吸道通畅

持续监测 SpO_2，观察呼吸的频率、节律、深浅，有无异常呼吸音，有无呼吸困难表现等。备吸氧装置、吸痰装置、气管切开包等急救物品，以及药品。有痰及时吸出，记录排出痰液量、性状。鼓励患者咳嗽、咳痰，定时翻身叩背，促进痰液排出。若为不稳定性颈椎骨折，则需在外固定保护装置下进行叩背排痰，力量适当。若患者呼吸频率 >22 次/分、鼻翼翕动、摇头挣扎、嘴唇发绀等，则应立即吸氧，寻找和解除原因，必要时协助医生行气管插管、气管切开或呼吸机辅助通气等。气管切开者按气管切开术后常规护理。

1. 妥善固定气管插管

固定导管的纱带要松紧适当，以容纳一手指为宜。

2. 适当支撑与呼吸机相连处的管道

以免重力作用于导管，引起气管受压而造成气管黏膜受损。

3. 气管插管气囊的护理

适当充气，防止漏气或因压力过高而影响气管黏膜血液供应。气囊充气后可使导管和气管之间不漏气，从而避免口鼻分泌物、胃内容物误吸入气道，并能防止气体由上呼吸道反流，从而保证有效通气量。由于气囊压力是决定气囊是否损伤气管黏膜的重要因素，因此调整气囊压力就显得非常重要。气囊压一般为 2.26~2.66 kPa，当没有压力表不能测气囊压时可向气囊注入空气 3~5 mL，以手触之如鼻尖硬度。现临床上大多采用压力表来测定，其测压更为准确。以往认为，气管切开套管气囊应常规定期放气、充气，即每 2~3 小时放气 1 次，每次放气 5~10 分钟，其目的是防止气囊压迫导致气管黏膜损伤。目前认为气囊定期放气是不需要的，主要理论依据：①气囊放气后 1 小时气囊压迫区的黏膜毛细血管血流也难以恢复；②气囊放气导致肺泡充气不足，危重患者通常不能耐受；③常规的定期气囊放气、充气，常使医务人员忽视充气容积或压力调整，反而易出现充气过多和压力过高情况。虽无须常规放气、充气，但非常规性放气和调整仍然十分必要，放气前，应吸净口腔和咽部的分泌物；放气后，气囊以上的分泌物可流入气管，应经导管吸出。

4. 气管切开后切口护理

气管切开后由于受周围皮肤细菌和呼吸道分泌物的污染，气管切口很容易形成感染。可采用碘伏对切口周围皮肤进行消毒，再使用生理盐水清洗，每日 2 次，清洗后在气管切口处放置一无菌纱布套管垫的方法来预防感染，当纱布块被分泌物污染或浸湿时应及时更换。现临床也采用新型切口敷料——抗感染气管垫，能更有效地预防切口感染。文献报道还可对气管切口采用氧疗法，即每天 2 次消毒清洗切口后，用 45% 的氧气距离切口 1 cm 处，对准切口直吹 20 分钟，同样也可以较好地预防和治疗切口感染，且经济方便，无任何反应和不良作用。经常检查切口及周围皮肤有无感染、湿疹等；局部涂抗生素软膏或凡士林纱布；若使用金属内套导管，其内套导管须每日取出，煮沸消毒 2 次。

5. 拔除气管导管后

及时清除窦道内分泌物，经常更换纱布，使窦道逐渐愈合。

（四）体位护理

搬运患者时注意保持颈部中立位，需专人固定头部，沿纵轴线上略加牵引，使头、颈、躯干一起搬运，切忌扭转、过屈或过伸，防止加重颈脊髓损伤。翻身时保持头、颈、胸成一条直线。病情允许时，可遵医嘱取坐位或站立位，但必须佩戴护具，限制颈部的活动度，初次活动应有医护人员在旁指导和保护。

（五）牵引护理

颅骨牵引的作用是固定与复位，通过牵引力和反牵引力之间的相互平衡，使头颈部相对固定于生理曲线状态，从而使颈椎曲线不正的现象逐渐改变。适用于颈椎骨折和脱位，特别是骨折脱位伴有脊髓压迫症状者。

牵引期间应注意：严格执行无菌操作原则；牵引重量要根据伤情、年龄、体质等决定；定期复查 X 线，以了解牵引复位情况；牵引针孔每日检查，清洁消毒，避免感染；抬高床头，并保持床固定，以免滑动；牵引方向一般与脊柱轴线相一致；非经医生同意，不可任意取下牵引锤，不可自行改变重量；牵引绳要确实定位在滑轮沟内；牵引绳、牵引锤保持悬空，勿任意摆动牵引锤。

其他护理措施详见颅骨牵引术、头环牵引术相关内容。

（六）并发症护理

1. 颈部血肿的观察

颈部血肿是颈前路手术较危急的并发症，处理不及时可造成患者窒息死亡。主要由血管结扎不牢固、止血不彻底、术后引流不畅、患者凝血功能不良所致的创口出血而引起的血肿。因此在手术后 48 小时，尤其是在 12 小时内，除严密观察生命体征外，应密切注意颈部外形是否肿胀，引流管是否通畅，引流量，有无呼吸异常，另外要认真听取患者主诉，严密观察，及时巡视。对有高血压病史者，因为本身血管弹性低下，应注意控制血压，预防和减少创口出血。若发现有颈部逐渐肿胀增粗的表现，需警惕是否有颈部血肿的发生，应严密动态观察并及时报告医生，做好血肿压迫气管引起呼吸困难的防护。

2. 睡眠型窒息的观察

睡眠型窒息是一种罕见并发症，常于术后 48 小时内发生。主要表现为睡眠时出现呼吸障碍，甚至窒息，伴有紧急从睡眠中清醒。其原因为术中牵拉气管或刺激咽喉部出现水肿，上呼吸道阻力增加所致；另外与腭垂、扁桃体肥大引起上呼吸道阻塞或气道壁塌陷有关。术后 48 小时，尤其是 24 小时内要加强巡视，注意观察呼吸变化，确保睡眠安全。加强呼吸道管理，保持呼吸道通畅是十分重要的。

3. 预防肺部并发症

颈椎骨折并截瘫后，患者长期卧床，活动减少，抵抗力下降，且由于颈脊髓功能受损，呼吸肌力量减弱，通常患者采取腹式呼吸为主，导致肺部活动度减弱，自主排痰力量减弱，易引发坠积性肺炎。呼吸困难行气管插管、气管切开、呼吸机辅助治疗的患者，由于气管开放，细菌可直接侵犯气管、肺脏，而更易引起肺部感染。

（1）定期进行室内空气消毒，通风透气，保持室内清洁卫生，严格控制陪护及探视人数。

（2）指导患者进行呼吸功能训练，如腹式呼吸训练、吹气球、床上扩胸运动、利用呼吸训练器进行呼吸功能训练等方法。

（3）促进有效排痰：进行有效咳嗽、咳痰训练，利于肺部扩张，增加肺活量，预防肺部感染。有效咳嗽的方法：尽力进行深呼吸，收缩腹部，在吸气末屏气片刻，然后喷射状进行咳嗽，这样，可以使痰液从气道深部向大气道移动，而后咳出。每 2 小时协助患者咳嗽排痰一次。

（4）协助排痰的方法。

方法 1：双手打开，双手大拇指相对，手掌沿双肋弓下缘方向，置于患者上腹部，嘱患者做咳嗽动作，在咳嗽的同时双手同时向下、向上方用力，推压膈肌，使腹腔容量缩小，膈肌上升，形成一股爆发力，每次冲击可以形成一定的气量挤压肺脏，促使肺下部痰液向上排出。

方法 2：叩击胸背部，注意叩击时手掌应保持空心状击打背部，沿着从下向上的方向叩击背部。叩击震动背部，间接地使附着在肺泡周围及支气管壁的痰液松动脱落而排出，操作时须面对患者，观察患者面色、呼吸状况，有无窒息等情况。

方法 3：使用排痰机促进排痰，但需注意调节好颤动的强度，预防肺部感染。

（5）变换体位与体位引流：长时间采取一种体位，可引起肺低垂部位淤血，分泌物潴留，应每 1~2 小时给患者翻身 1 次，防止肺泡萎缩及肺不张，翻身期间配合叩背排痰，可采用头低足高床尾抬高 15°~30° 的平卧位。

（6）如有呼吸困难、痰多黏稠者，可给予雾化吸入，遵医嘱应用化痰药。吸痰是保持呼吸道通畅，预防肺部并发症的重要措施。必要时行气管切开，人工呼吸机辅助通气。

（7）对于高位颈脊髓损伤或颈椎骨折行前路手术后的患者，应评估吞咽功能，防止进食时误吸引起肺部感染或窒息。

（8）注意冬季保暖，在翻身、做检查及进行护理操作时应注意遮盖患者，并保持被单、衣服干燥，避免着凉而诱发呼吸道感染。

（9）保持口腔清洁，协助进食后漱口，口腔护理 2 次/日，以清除口腔内食物残渣和致病微生物。

4. 预防泌尿系感染与结石

（1）妥善管理尿管。①选择粗细适宜的尿管，太粗易压迫尿道黏膜，阻碍尿道腺体分泌物的排泄，日久易发生溃疡或炎症，太细会被尿沉渣堵塞而引流不畅。尿袋应低于膀胱水平，以免引流受阻或发生尿液反流，使用抗反流尿袋。②定期更换尿管，根据尿管材质不同，留置时间不同，更换尿管时应在上午排空尿液后拔出，这样有利于分泌物的流出，使尿道黏膜得以恢复。上午减少饮水量，待下午膀胱有胀满感时再行插管更换。导尿时严格遵守无菌操作。

（2）正确进行膀胱冲洗：一般不推荐常规进行膀胱冲洗，但怀疑有感染或尿沉渣较多，发生堵管情况时，可考虑使用膀胱冲洗。冲洗的目的是把膀胱内积存的沉渣冲洗出来和局部使用抗感染治疗。常用的有两种：密闭式和开放式。密闭式冲洗污染概率低，但冲击力和吸引力较缓和，沉渣较多者不易冲洗干净；开放式即用注射器冲洗，压力和抽吸力较大，容易将混悬的沉渣抽吸出来。

（3）尽早拔除尿管：防止尿路感染的最好办法是不插尿管。对于脊髓损伤患者给予间歇性清洁导尿康复护理，有利于改善患者膀胱肌肉萎缩，加速膀胱反射性收缩功能的恢复，促进其自主排尿，对减少泌尿系统感染等并发症的发生，改善患者生活质量、促进患者尽快回归社会具有重要的意义。间歇性清洁导尿前可给予患者半小时自主排尿时间，采取按摩、热敷患者腹部等方式促使患者自主排尿。

（4）预防尿路结石：注意经常变换体位，进行力所能及的主动和被动锻炼，减少摄入含钙量高的食物，如乳类，并自觉减少食盐量，增加饮水量，保持尿管通畅，控制泌尿系感染，防止尿路结石发生。

5. 深静脉血栓预防与护理

深静脉血栓（DVT）是指血液非正常地在深静脉内凝结，属于下肢静脉回流障碍性疾病。致病因素有血流缓慢、静脉壁损伤和高凝状态三大因素。血栓形成后，除少数能自行消融或局限于发生部位外，大部分会扩散至整个肢体的深静脉主干，若不能及时诊断和处理，多数会演变为血栓形成后遗症，长时间影响患者的生活质量；还有一些患者可能并发肺栓塞，造成极为严重的后果。

（1）早期进行肢体功能锻炼：指导患者卧床期间定时进行下肢的主动活动及被动活动，包括踝泵运动、股四头肌等长收缩、屈膝、屈髋等活动。对于DVT风险评估高的患者，应按医嘱予抗凝药物治疗，或者气压泵等物理治疗。病情允许后尽早下床活动。

（2）长期输液或经静脉给药者，应避免同一部位、同一静脉反复穿刺。

（3）观察双下肢有无色泽改变、水肿、浅静脉怒张和肌肉有无深压痛，重视患者主诉，若患者站立后下肢有沉重、胀痛感，应警惕下肢深静脉血栓形成。

（4）饮食宜清淡、低脂，忌辛辣、刺激，多纤维素丰富的食物。

（5）保持大便通畅，避免因排便困难引起腹压增高，影响静脉回流。

（6）衣服宽松，勿过紧，避免淤滞，以利于静脉回流。

（7）戒烟：烟中尼古丁可刺激血管收缩，影响静脉回流。

6. 预防体温失调

颈脊髓损伤时，因自主神经系统功能紊乱，对周围环境温度的变化丧失了调节和适应的能力，患者常产生高热（体温＞40 ℃）或低体温（体温＜35 ℃），体温异常是病情危险的征兆。治疗主要针对高热，采取物理降温，如冰敷、醇浴、冰水灌肠等，也可采取药物降温，持续高温时还可使用降温毯控制体温。同时应调节室温，治疗并发症，使用抗生素，也可应用激素或氯丙嗪一类药物进行降温。体温过低时，常伴有低血压，可采取加盖棉被、调节室温、按摩、加温输注液体等措施，对于截瘫的肢体禁止使用热水袋保温。

7. 保持大便通畅

（1）术前进行床上排便训练，指导患者进食高膳食纤维的食物。少量多次饮水，每次200～300 mL，每天2000～3000 mL。合理选用镇静镇痛药及缓泻药，如开塞露、麻仁软胶囊、番泻叶等。

（2）截瘫患者因长期卧床，肠蠕动减弱或消失，易出现便秘。指导患者及其家属进行腹部按摩（顺结肠走向），促进肠蠕动，必要时应用缓泻剂。每天让患者坐立，按压下腹部，帮助患者定时扩张肛门，通过适当刺激，训练反射性排便。

8. 防止关节僵直

将功能锻炼的方法教会家属及患者，以帮助完成训练。防止肢体关节挛缩僵硬和肌肉萎缩，保持各个关节的功能位。功能锻炼包括瘫痪与未瘫痪部位肌肉和关节的活动，特别强调未瘫痪部分的主动活动。早期鼓励患者进行主动或被动的各大关节活动和按摩肌肉，每日3次，每次15～30分钟，保持各个关节的功能位，双足用枕头垫起，防止足下垂，避免发生肢体关节挛缩僵硬和肌肉萎缩，急性期患者术后2～3个月可坐起后用哑铃或拉簧锻炼上肢及胸背肌，以后逐步练习站立扶行。

（七）术后功能锻炼

术后功能锻炼详见颈椎疾病患者康复功能锻炼。

（王 雪 刘 娟）

第二节 胸腰椎损伤

12个胸椎和4个腰椎组成胸腰椎脊柱。椎体之间借椎间盘、前纵韧带、后纵韧带相连，椎弓之间则借黄韧带、棘间韧带、横突韧带相连。胸廓由胸椎脊柱与两则肋骨和胸骨构成，使胸椎的稳定性增加，同时使胸椎的伸屈活动相对较小，旋转活动度也相对较小。相反腰椎由于其结构特点，如椎体大而厚，因而腰椎既有良好的稳定性，又有较好的活动性，活动范围大，且可做屈伸、侧屈、旋转运动，故腰椎损伤发病率高于胸椎。

胸腰段，此为临床骨科的习惯用词，一般是指T_{12}～L_1或T_{11}～L_1，也有指T_{11}～L_2者。此处是较固定的胸椎向较活动的腰椎的转换点，是胸椎后突向腰椎前突的转换点，也是胸椎的关节突关节面向腰椎的关节突关节面的转换之处。研究表明，关节突关节面由冠状面转为矢状面处容易遭受旋转负荷的破坏，因此胸腰段在胸椎、腰椎损伤中发病率最高。

骨折是指由于外力造成胸腰椎骨质连续性的破坏。由于生物力学的原因，脊柱骨折经常位于胸腰椎交界处。胸腰段（T_{11}～L_2）脊柱骨折脱位是最常见的脊柱损伤，L_1最易受损，其次是T_{12}；约有50%的椎体骨折和40%的脊髓损伤发生于T_{11}～L_2节段。在青壮年患者中，高能量损伤是其主要致伤因素，占65%以上，如车祸、高处坠落伤等。老年患者由于本身存在骨质疏松，致伤因素多为低暴力损伤，如滑倒、跌倒等，约60%为跌倒造成。15%～20%的胸腰椎骨折患者常合并神经功能损伤。胸腰椎骨折男女发生比例为2：1，好发年龄为20～40岁。

一、病因

脊柱受到外力时，可能有多种外力共同作用，但多数情况下，只是其中一种或两种外力产生脊柱损害。作用于胸腰椎的外力包括压缩、屈曲、侧方压缩、屈曲—旋转、剪切、屈曲—分离、伸展。胸腰椎骨折损伤常见，原因很多，主要有下述几种。

（一）间接暴力

绝大多数是间接暴力所致，如高处坠落，足、臀部着地，使躯干猛烈前屈，产生屈曲型暴力，也可因弯腰工作时重物打击背、肩部，同样产生胸腰椎突然屈曲，所以屈曲型损伤最为常见。也有少数为伸直型损伤，身体自高空落下，中途背部因阻挡物而使脊柱过伸，属于伸直型损伤，但极为少见。

（二）直接暴力

直接暴力所致的胸腰椎损伤很少，如工伤、交通事故中直接撞伤胸腰部，或枪弹伤等。

（三）肌肉拉力

横突骨折或棘突骨折或棘突撕脱性骨折，是因肌肉突然收缩所致。

（四）病理性骨折

脊椎原有肿瘤或其他骨病，其坚固性减弱，轻微外力即可造成骨折。

二、胸腰椎损伤的分类

胸腰椎是人体的中枢支柱，胸腰椎交界处活动较多，是最易产生损伤的部位，维持其稳定性是首要的，没有稳定性就没有脊柱的正常功能，因此在胸腰椎损伤发生后是否能够维持稳定是必须认识的问题，从而为选择合理而有效的治疗提供依据，尤其是院前处理，根据损伤后的稳定性，可决定采取何种临时处理手段及转运方式，避免发生人为的二次损伤。

胸腰椎损伤的分类方法很多，其目的是为选择合适的治疗方法，估计其预后，因此任何分类方法均应包括临床、病理和损伤机制，目前虽然分类方法很多，但都不够完善。

（一）单纯压缩性骨折

单纯压缩性骨折常发生于一个或两个椎体的前上方或侧方。由于传导的屈曲暴力，椎体被压缩成程度不等的楔形。前纵韧带多完整，属于稳定性骨折。后柱承受张力，严重时可导致棘上韧带、棘间韧带撕裂，而中柱不受累，神经损伤较为少见。

（二）爆裂性骨折

在垂直压缩性暴力或垂直压缩合并屈曲压缩暴力的作用下，使脊柱突然向前极度屈曲，使椎体受压后变宽变扁，或向四周膨出，呈粉碎爆裂状。前柱、中柱均受累。椎体后方的骨折块连同椎间盘组织挤入椎管造成椎管狭窄，引起脊髓或马尾神经损伤。

1. 脊柱的稳定性与 Denis 三柱概念

早在 1949 年 Nicoll 首先提出将胸腰椎损伤分为稳定性和不稳定性两种类型。1963 年 Holdsworth 修改和补充了 Nicoll 的分类方法，主张胸腰椎损伤的暴力分为屈曲型、屈曲旋转型、伸直型和压缩型，每型可以独立也可以两种以上同时存在，是否稳定视后方韧带复合结构的完整性而定。这种观点成为之后新的分类方法的基础。随着 CT 技术和病理机制研究的发展，出现了三柱分类学说，1983 年 Denis 根据 400 多例胸腰椎损伤的治疗经验，提出三柱分类概念，其前提是脊椎的稳定性决定于中柱的状况，而非决定于后方韧带复合结构。三柱分类即将胸椎椎体分成前、中、后三柱，前柱包括前纵韧带、椎体前半部、椎间盘的前部；中柱包括后纵韧带、椎体后半部、椎间盘的后部；后柱包括椎弓、黄韧带、椎间小关节和棘间韧带（图 13-1）。脊柱的稳定有赖于中柱的完整，当前柱遭受压缩暴力，产生椎体前方压缩者为稳定性，而爆裂性骨折、韧带损伤及脊椎骨折—脱位，因其三柱均损伤，则属不稳定性损伤。

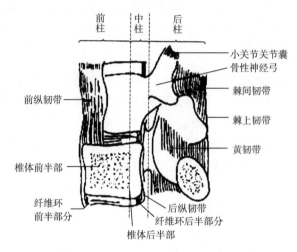

图 13-1　胸腰椎 Denis 三柱分类结构示意图

2. Denis 将胸腰椎爆裂性骨折分为 5 个亚型

（1）严重的完全垂直应力所致：椎体上下终板均破裂，多见于腰椎，一般不引起后凸成角畸形。

（2）垂直并略带前屈的应力所致：椎体上终板破裂，导致向后成角畸形，是胸腰椎爆裂性骨折中最常见的一种。

（3）损伤机制与第 2 型相同，但椎体下终板破裂，较第 2 型少见。

（4）垂直合并旋转应力所致：为压缩性骨折，多见于腰椎。此型不稳定，可导致骨折脱位。

（5）垂直合并侧方屈曲应力所致：椎体压缩侧的骨块常突入椎管内。

1984 年 Ferguson 进一步完善了 Denis 的三柱概念，认为前柱包括椎体和椎间盘的前 2/3 和前纵韧带；中柱包括后 1/3 的椎体、椎间盘和后纵韧带；后柱包括上、下棘间韧带、黄韧带、关节突和关节囊。然而，Roy-Canille、Saillant 的三柱概念略有不同，主张椎体前 2/3 是前柱，而中柱除椎体和椎间盘的后 1/3 以外，还包括椎弓根、关节突，后柱则指关节突后方的椎弓、椎板、横突、棘突，并且其概念较广泛，包括颈椎在内，同样认为中柱损伤属不稳定性，只是中柱的范围较大。至此三柱概念及其分类逐步完善，中柱损伤者属不稳定性已是一致的意见。

McAfee、Chapman 则将前中柱爆裂骨折而后柱完整者，称为稳定性骨折；合并后柱断裂者，称为不稳定性爆裂骨折。

（三）安全带型损伤

安全带型损伤为牵张性水平剪切力所致的损伤。好发于 $L_1 \sim L_4$ 椎体。其中柱、后柱呈张力损伤性改变，棘上、棘间、黄韧带甚至后纵韧带可发生断裂。由于前柱呈枢纽作用，故可无损伤，但也可由于承重过重而发生断裂。骨折线通过椎体腰部者（棘突、椎板、椎弓根、横突等），称为 Chance 骨折。

（四）骨折脱位损伤

此型最为严重。由屈曲旋转、剪切或屈曲牵张等综合暴力作用所致，其中以屈曲旋转骨折脱位最为常见。由于三柱同时受累，故最不稳定，常合并不同程度神经损伤。

（五）脊椎的稳定性分类

虽然经过多年的临床和基础研究，脊椎稳定性的概念仍有争议。有学者认为，神经功能已有或有潜在的危险者为不稳定性，有学者按照脊柱结构破坏的程度判断稳定性，也有学者将可导致椎体晚期塌陷和慢性腰痛的损伤判断为不稳定性。按照三柱学说，脊椎稳定性的关键是中柱，因此凡中柱破坏者为不稳定性，而非后方韧带复合结构。单纯的后方韧带损伤并非不稳定性，但若合并有后纵韧带破裂，则属于不稳定性。

按照 Denis 的意见，稳定性损伤是指：①所有的轻度骨折，如横突骨折、关节突骨折或棘突骨折。②椎体轻或中等度压缩性骨折。

不稳定性损伤分为下述 3 度。

Ⅰ度：在生理负荷下可能发生脊柱弯曲或成角者属于机械性不稳定，包括严重的压缩性骨折和安全带骨折。

Ⅱ度：未复位的爆裂骨折继发的晚期神经损伤。

Ⅲ度：骨折脱位和严重爆裂骨折合并有神经损伤者。

此外与损伤的部位也有关，胸椎损伤多为稳定性，若同样损伤发生在腰椎，则可能属于不稳定性。

（六）常用的胸腰椎损伤分类

1987 年饶书城将 Denis、Ferguson 等分类方法归纳为以下 5 种类型。

1. 屈曲压缩骨折

在临床上最为多见。前柱在压力下崩溃，后柱受到牵张，中柱作为活动枢纽，椎体后缘的高度保持不变。Ferguson 提出把屈曲压缩骨折分为下述 3 类。

Ⅰ类：为单纯椎体前方楔形变，压缩不超过 50%，中柱和后柱完好。

Ⅱ类：是椎体楔形变伴椎后韧带复合结构破裂，并有棘突间距离加宽、关节突骨折或半脱位等。

Ⅲ类：为前椎、中椎、后椎均破裂，椎体后壁虽不受压缩，但椎体后上缘骨折，骨折片旋转进入椎管，侧位 X 线片上可见此骨折片位于上椎与骨折椎的椎弓根之间。

2. 爆裂性骨折

此为垂直压缩暴力所致，受伤的瞬间脊柱处于直立位。伤椎前柱与中柱均崩溃，椎体后壁高度降低并向四周裂开，两侧椎弓根的距离加大，椎体后壁骨片膨出或倾斜进入椎管，常导致硬脊膜前方受压，但后纵韧带有时仍完整。其后柱也可受累，椎板发生纵行骨折。爆裂性骨折可表现为一个椎体的全面破碎，或只是椎体的上半部或下部粉碎，也可能合并旋转移位，或表现为椎体一侧严重压缩。

3. 屈曲牵张型损伤

此类损伤常见于乘坐高速汽车腰系安全带，在撞车的瞬间患者躯体上部急剧向前移动并前屈，以前柱为枢纽，后柱与中柱受到牵张力而破裂张开，即典型的 Chance 骨折。骨折线横行经过伤椎棘突、椎板、椎弓根与椎体，骨折线后方裂开。也可能是经过韧带结构破裂，即棘上韧带、棘间韧带与黄韧带断裂，关节突分离，椎间盘后部破裂。此型损伤也可见于高处坠落者。

4. 屈曲旋转型骨折脱位

屈曲旋转型骨折脱位较常见，其前柱受到压缩力与旋转力，中柱与后柱受到牵张力和旋转力，常导致关节突骨折或脱位。下一椎体的上缘常有薄片骨折随上椎体向前移位，前纵韧带从下椎体前面剥离，后纵韧带也常破裂，椎体后方骨折片可进椎管。此型极不稳定，几乎都伴有脊髓或马尾神经损伤，常发生进行性畸形加重。

5. 剪力型脱位

剪力型脱位也称为平移性损伤，椎体可向前、后或侧方移位。常因过伸使前纵韧带断裂，椎间盘前方撕裂，发生脱位而无明显椎体骨折。移位超过 25% 则脊椎的所有韧带均断裂，常有硬脊膜撕裂和瘫痪。

三、临床表现

胸腰椎损伤是严重的外伤，但损伤的部位、程度、范围及个体特性不同，临床症状与体征通常有较大的差别，应仔细鉴别诊断。

（一）有严重的伤病史

例如，从高空坠下，或弯腰工作时头颈及胸背部被重物打击，或有严重的交通、工作事故等。

（二）局部疼痛

外伤后局部疼痛剧烈，多不能站立，翻身困难，搬动时疼痛感加剧。

（三）骨折部位有明显的压痛或叩击痛

若棘突骨折、棘间韧带断裂，而局部有血肿形成者，压痛尤为明显，同时有损伤部位的肿胀；若单纯椎体骨折，其压痛通常稍轻，但一般叩击痛较为明显。

（四）腰背部活动受限、肌肉痉挛

重者患者不能站立或坐起，轻者也有明显的活动受限，腰背部肌肉痉挛。

（五）腹胀、腹痛

胸腰椎损伤后，常因后腹膜血肿刺激自主神经，致肠蠕动减弱，常出现损伤后数日内腹胀、腹痛、大便秘结等症状。

（六）神经损害的表现

胸腰椎损伤患者可能同时损伤脊髓和马尾。主要症状是损伤平面以下的感觉、运动，以及膀胱、直肠功能出现障碍，其程度随脊髓损伤的程度和平面而不同，可以是部分性的，也可以是完全性的，也可以单纯马尾损伤的。伤后躯干及双下肢感觉麻木，无力，或者刀割样疼痛，损伤马尾神经可出现大小便功能障碍（无法自行排便或者大、小便失禁），严重者可以双下肢感觉运动完全消失，截瘫。

（七）辅助检查

患者行 X 线、CT 或 MRI 检查有明确的骨折影像学表现。

四、影像学表现

（一）X 线表现

1. 单纯压缩性骨折

X 线侧位片显示损伤的椎体呈现楔形改变，特别是椎体上缘的压缩性骨折。除了椎体的楔形变外，椎体前缘的骨皮质可发生皱褶、中断、嵌入、呈台阶状隆起。在胸段，由于其屈曲程度后凸，故可发生多节段的椎体压缩。

根据椎体的压缩程度，可将骨折分为三型。

轻度：压缩骨折为椎体的压缩部分不超过椎体高度的 1/3。

中度：为压缩部分不超过 1/2。

重度：为压缩部分超过椎体高度的 1/2 或椎体全部粉碎。

轻中度者，脊柱的成角畸形不明显，脊髓多无受压；重度的压缩骨折，常合并多处附件骨折或粉碎骨折，脊柱后凸成角畸形，当椎体的后上角向后突出时，可压迫脊髓。合并有脱位时，上端椎体向前移位，棘突间裂开，间距增大，或向侧方脱位。棘突、关节突关节、椎弓根可错向一侧。

2. 椎体爆裂性骨折

受伤椎体除有楔形变外，还可出现程度不一的碎骨折片分离移位。正位 X 线片可见两侧椎弓根间距增宽。骨折块向椎管内移位可通过体层摄片展示。侧位片上可见椎体后缘线的旋转、后移或中断消失，提示有后缘终板的骨折。棘间分离常提示后部复合韧带撕裂的可能性。Geekward 认为爆裂性骨折多合并有椎管的受累，约为 50%，后纵韧带破裂，致脊髓严重损伤。其他还常有关节突关节的骨折脱位、椎弓、椎板、棘突等的粉碎性骨折。

Daffner 分析了 491 例脊柱骨折认为，后突的骨折碎片是鉴别单纯压缩性骨折和爆裂性骨折的主要依据，但在常规 X 线检查中，有时难以发现。故国内学者认为爆裂性骨折和单纯压缩性骨折有时难以区别，特别是中度、重度的压缩性骨折，需要 CT 扫描进一步证实。

3. Chance 骨折

骨折线呈水平走行，由椎体前缘向后经椎弓根至棘突，发生水平骨折或棘间韧带的断裂。骨折的移位不大，脊髓损伤少见，典型的 Chance 骨折常累及一个椎体。

4. 骨折脱位

主要表现为附件骨折和椎体脱位，而椎体的压缩变形常不明显。其程度可分为以下三种。

（1）脱位。表现为下关节突向上移位超过正常限度。

（2）跳跃。下关节突正架于下位椎体的上关节突上。

（3）交锁。下关节突移位于下位椎体的上关节突前方。

（二）CT 和 MRI 表现

1. CT 检查

压缩性骨折为胸腰椎最常见的骨折类型，主要表现为椎体前部受压缩变扁。CT 可以发现 X 线片显示不清的改变，如椎体骨折移位，特别是椎体后缘的骨折块，即 Denis 中柱的损伤，向椎管内移位的程度、关节突关节的骨折移位、椎板骨折下陷突入椎管的程度，均可清晰显示，并可测量椎管狭窄的程度。爆裂性骨折为一种不稳定型骨折，与其他压缩性骨折不同的是，受损椎间盘嵌入粉碎的椎体内，椎体前后径明显增大，其椎体后上部常突入椎管，常伴椎弓根、椎板骨折和关节脱位。

2. MRI 检查

MRI 可以各方向成像，可显示脊椎的立体关系，还具有软组织分辨率高、成像参数多等优点，对于脊柱外伤急性期损伤的定位、定量诊断具有其他影像学诊断无可比拟的优势。

压缩性骨折表现为典型的楔形变。椎体上、下的椎间盘常受累，T_1WI 呈中等或偏低信号强度，T_2WI 呈高信号，这是由于椎间盘损伤后水肿及渗出所致。

椎体发生爆裂骨折时，椎体失去正常的轮廓，呈粉碎性，骨皮质的低信号失去完整性，并可见碎片嵌入松质骨中。急性期由于脊髓的水肿，渗出，导致 T_1、T_2 延长，在 T_1WI 呈低信号，T_2WI 呈高信号；在骨折的后期，T_1WI、T_2WI 信号强度降低，这与骨折后椎体的修复有关。

后纵韧带由于椎体骨折碎片和血肿的影响而剥脱，表现为矢状面上椎体后缘条状低信号的连续中断，常伴有椎体严重变形压缩脱位及脊髓离断伤。棘间韧带的撕裂表现为 T_2WI 矢状面上棘间区域的高信号，而 50% 的爆裂性骨折可见前纵韧带的撕脱或松动。

MRI 还可以显示脊髓的异常损伤、硬膜内外的血肿和椎间盘情况。

五、治疗原则

胸腰椎骨折的治疗应该为骨及软组织愈合提供良好的生物学和生物力学环境。不论采取手术治疗还是非手术治疗，治疗的首要目标除恢复脊柱的稳定性外，还要防止和减少神经损伤；次要目标包括矫正畸形，最大限度地减少运动功能的丧失，促进患者快速康复。对于不稳定型骨折和神经损伤的患者，通常采取早期恢复稳定性并融合的治疗方法。对于相对稳定、中度畸形和无神经损伤的患者，最佳治疗方法的选择目前缺少科学依据，仍存在争议。

（一）非手术治疗

越来越多的数据显示，手术和非手术疗法同样重要。保守治疗主要方法是支具外固定或卧床休息治疗，也可以先卧床休息一段时间后，待全身症状缓解，再应用支具外固定 10 ～ 12 周，并逐步进行功能锻炼。

非手术治疗指征：无神经损伤者；脊柱三柱中至少两柱未受到损伤；后凸角度小于 20°；椎管侵占小于 30%；椎体压缩不超过 50%。非手术治疗有 3 种不同方式：复位并石膏塑形固定、未复位的应用支具功能性治疗、无支具的功能性治疗。

（二）手术治疗

不稳定性骨折普遍倾向手术治疗，主要是因为可以通过外科手术获得脊柱的稳定性，从而实现患者早期活动、减轻疼痛、易于护理（多发创伤患者）、尽早恢复工作及避免后期神经损伤并发症等目的。

1. 后路手术

后路手术是指经脊椎后侧入路的手术，具有手术显露好、出血少等优点，使用最广泛。后路复位固定是最常见的手术技术，可实现骨折的复位和稳定的固定。

（1）后路手术治疗的适应证。①绝对适应证：不完全瘫痪；神经损伤进行性加重；脊髓压迫伴或不伴神经症状；骨折脱位；严重的节段性后凸畸形（＞30°）；重要韧带受损。②相对适应证：单纯骨性损伤；主观希望尽早恢复正常活动；为避免继发脊柱后凸；合并损伤（胸、脑部）；便于瘫痪患者的护理。

（2）后路手术常用的方法。①椎弓根内固定技术。②椎间盘摘除植骨融合内固定技术。

2. 前路手术

前路手术是指通过适当的手术入路，在椎体的前方和侧方进行手术。因椎体解剖部位深，故与后路手术不同，前路手术创伤大，出血也较多，技术也较复杂。

前路手术治疗的适应证：目前尚不统一，大多数学者表示，前路手术创伤较大，无脊髓损伤症状者应以后路手术为首选。前路手术适用于合并脊髓损伤者，但并非每例椎管压迫者都适用，如对合并完全性截瘫者是否进行前路手术仍有争议，因此，只有掌握好适应证，才能获得较好的疗效。

前路手术适应证如下。

（1）不完全性脊髓损伤，经放射线诊断确有前方压迫，而后方无骨块进入椎管者。

（2）有前脊髓综合征者，不论椎管是部分或完全梗阻。

（3）前柱损伤严重或爆裂性骨折，而后部结构未完全破坏的不全瘫者。

（4）某些瘫痪逐渐发生的晚期病例或陈旧性爆裂性骨折者。

（5）疼痛性进行性后凸畸形，伴有或不伴有神经功能障碍者。

（6）前柱、中柱骨不连者。

（7）已施行后路手术，但减压不彻底，仍有前方受压者。

六、护理要点

（一）院前急救护理

（1）迅速、准确地做全身检查，明确是否存在危及生命的紧急情况。处理严重的合并伤，以挽救生命。

（2）将患者尽快搬离可能再次发生意外的现场，避免重复或加重损伤。

（3）搬运伤员时，动作轻柔。胸腰椎损伤患者尽量平抬平放，应用木板床或无弹性担架进行搬运。运送途中密切观察生命体征变化。明确脊柱损伤部位及瘫痪平面，作为搬运的依据。

（二）心理护理

胸腰椎骨折患者多为青壮年，平时活动量较大，大多为家中的主要经济来源，伤后需绝对卧床，来自家庭及经济的压力，由此患者心理产生巨大的落差，加上对疾病的不了解、手术的未知性及不确定性、手术的高额费用、术后疼痛等，均可使患者产生紧张、焦虑，甚至恐惧的心理，给疾病的治疗带来了困难。术前，医护人员应主动、充分地与患者进行积极沟通，鼓励患者，详细讲述骨折的治疗原则、手术目的、手术时间、手术方法、手术并发症、术后康复计划、手术费用、围手术期营养要求等相关事项，对患者进行人文关怀和心理疏导，解除思想压力，帮助其尽快完成角色转化，提高其对手术治疗的依从性与耐受性。同时做好家属及陪护人员的工作，以取得配合，指导及协助家属做好护理工作，解除患者对生活、工作的后顾之忧，使之安心治疗。有脊髓损伤并截瘫的患者应帮助其树立正确的人生观，发挥残存身体的最大功能。

（三）神经功能损伤的观察

胸腰椎爆裂性骨折，50%的患者合并有脊髓或马尾功能受损，及时彻底的减压，会对脊髓神经根功能的恢复产生良好的作用，但手术创伤或刺激脊髓，可出现血肿压迫或水肿而致肢体感觉、运动、括约肌功能障碍，术后应密切观察记录下肢感觉、运动及括约肌功能，了解症状缓解的程度，及早发现感觉和运动障碍，防止并发症的发生，为患者和医生赢得时间。

（四）胸腰椎损伤手术前护理

胸腰椎损伤手术前护理详见胸腰椎手术术前准备相关内容。

（五）胸腰椎损伤并脊髓损伤截瘫术后的护理

1. 体位

平卧位或侧卧位，术后第 2 天可摇高床头 10°～30°，但时间不可过长，以不超过 10～20 分钟为宜。术后 4 周可取半坐位，时间以患者能耐受为度。

2. 生命体征监测

详见胸腰椎手术术后护理的术后生命体征监测的相关内容。

3. 手术后切口部位观察及术后引流管的管理

详见胸腰椎手术术后护理的术后引流管的管理相关内容。

4. 饮食指导

详见颈椎手术术后护理的术后饮食指导的相关内容。

5. 预防并发症

详见本章颈椎骨折与脱位的并发症护理相关内容。

（六）康复护理

手术治疗是康复治疗的基础，术后正确的康复锻炼能巩固疗效，改善症状。胸腰椎骨折，特别是伴有脊髓损伤的患者，功能锻炼是一个非常重要而且漫长的过程，应根据患者截瘫平面不同施于不同的功能锻炼，注意持之以恒。

康复锻炼的目的是促进肿胀消退，减少肌肉萎缩程度，促进骨折愈合，恢复脊柱的稳定性和柔韧性，防止胸腰椎畸形及关节僵直，保留和发挥残存肢体的最大功能。

康复锻炼遵循的原则：在早期治疗中，应着重于脊髓功能的恢复；在维持残存功能的基础上，对神经系统的指令和控制功能进行再训练，对残存肌肉原有功能进行再训练，对关节原有屈伸、旋转、"锁止"功能进行再训练，以达到代偿丧失部分的功能；根据解剖生理基础和损伤水平、程度，进行循序渐进的训练。

非截瘫患者康复以主动活动为主，被动活动为辅。主动活动是锻炼的根本，被动活动则是前者的准备和补充。被动活动不应该也不可能代替主动活动。在主动运动能力基本恢复之前，必须经常给患肢各关节做被动功能锻炼，以保持关节活动度，避免关节僵硬、肌肉萎缩。

经过康复锻炼争取让患者可以做到自己翻身、起床、下床、上下轮椅等。同时指导患者做腰背肌锻炼，通常有挺胸、背伸、五点支撑法、三点支撑法、四点支撑法。练习时要循序渐进，每次练习不可过多、过累。不完全瘫痪者，短期内可在床下活动；对完全性瘫痪者，指导并帮助他们练习上下轮椅；对截瘫患者还要注意防止跌倒。康复训练中还应加强日常生活能力训练，如穿脱衣服动作、进餐动作、个人卫生等。教会家属掌握基本康复知识和技能，说明训练的重要性，防止并发症的发生。为日后患者回归家庭做好准备。

康复锻炼的具体方法详见胸腰椎手术术后护理的胸腰椎手术术后神经功能观察与功能锻炼相关内容。

（七）出院指导

患者出院时，对患者及其家属进行宣教：卧硬板床休息；坐立或下床活动时，需佩戴护具保护；3个月内避免重体力劳动，不可背负或搬动重物；腰部活动不可过大，避免腰部过伸或过屈；继续加强功能康复锻炼及日常活动能力锻炼，逐渐增加活动量；定期复查。

（王　雪　李再荣）

第三节　脊柱畸形

一、心理护理

脊柱畸形患者自卑心理严重，缺乏自信心，渴望得到手术矫正脊柱畸形，同时对手术又有担忧和恐惧心理。手术前应向患者讲解脊柱侧弯的有关知识、手术方式，针对性地介绍手术方案及手术成功的例子，并且多与病友交流，以减轻心理负担，增强手术治疗的积极性，增加患者对手术的信心，调整好心情，减轻紧张情绪给手术带来的风险。

由于脊柱畸形患者通常年龄小，不能较好地理解疾病治疗过程及结果，部分患者术前需经较长时间的保守治疗，应向患者及其家属进行耐心地解释，取得配合，争取取得良好的治疗效果。

二、完善术前特殊检查

1. 肺功能检测

严重的胸廓畸形和躯干塌陷造成的膈肌抬高可导致肺功能的降低，检查包括肺总量、肺活量，第1秒肺活量和残气量。肺活量用预测正常值的百分比表示，脊柱侧凸的肺总量和肺活量减少，与侧凸的严重程度相关，当减少至预计值的60%时即有意义。残气量正常者随着侧凸程度的进展，可能残气量也会不正常。严重侧凸的患者术前应做动脉血气分析。

2. 测量角度

用测角器检测后凸体表角度及身高。

3. 神经系统检查

检查深浅感觉，注意有无感觉分离、感觉障碍，检查肌力及括约肌功能，检查生理及病理反射，必要时行诱发电位检查。

三、饮食指导

脊柱侧凸患者因脊柱畸形致内脏扭曲或受压迫，以致胃肠功能不全，以及矫形手术时间长、创伤大，因此术前患者需加强营养，多进食高蛋白、高维生素饮食，必要时请营养科会诊协助调整营养状况。

四、呼吸功能锻炼

脊柱侧凸患者都存在胸廓畸形，有不同程度的呼吸功能受限导致限制性肺通气不足，肺活量低，甚至导致心脏功能差，常表现为跑步、上楼梯甚至稍微走快一点就会感到气短。因此，术前加强呼吸功能锻炼尤其重要，可改善肺活量。具体锻炼方法如下所述。

1. 吹气球法

给患者准备普通加厚型气球，指导鼓励患者一次性将气球吹得尽可能大，放松 5 ~ 10 秒，然后重复上述动作，每次 10 ~ 15 分钟，3 ~ 4 次/天。

2. 深呼吸运动

深吸气后屏气数秒后再用力呼气（尽量延长呼气时间），3 组/天，50 次/组。

3. 有效咳嗽

鼓励、指导患者深吸气，在吸气末屏气片刻再行爆破性咳嗽，将气道内的分泌物排出。

4. 扩胸运动

3 组/天，50 次/组。

5. 呼吸功能锻炼

用呼吸训练器进行呼吸功能锻炼。

6. 戒烟宣教

对吸烟患者进行戒烟宣教，劝导患者戒烟。

五、牵引护理

患者行牵引治疗时需家人在旁陪同，注意安全，防跌倒及保持有效牵引，并随时观察和倾听患者的主诉，如有不适，立即报告医生，进行处理。

1. 枕颌带牵引

头部制动。注意观察患者呼吸形态，佩戴枕颌带时避免压迫气管，影响呼吸。因枕颌带大部分是以魔术贴固定，行枕颌带牵引时需随时关注魔术贴的粘合程度，避免突然断开造成脊髓损伤。另外需注意皮肤保护，避免引起颌面部的压力性损伤。

2. 悬吊牵引

悬吊牵引是以枕颌带进行站立位牵引，枕颌带固定于高度高于患者身高的门框或支架上，佩戴好枕颌带后，患者双足离地，双手悬空，以患者自身身体重量进行牵引，反向拉伸脊柱。

牵引时需注意必须有人陪同。根据患者身高体重选择牵引绳的粗细及悬挂高度。不得随意增减牵引时间，如有不适，应立即停止牵引。牵引时需双足离地，双手悬空，保持有效牵引。

3. 头环牵引护理

日间在牵引专用轮椅车上进行坐位或站立的牵引，牵引时需保持上身直立（不弯腰、不倚靠在轮椅背上，双手不撑在轮椅扶手上）与头环上的牵引绳在同一直线上，并放松全身肌肉，以确保最大限度地利用身体重量进行牵引。

夜间进行卧位牵引，卧位时，头枕部应垫置特殊枕头，防止头环与床垫接触，引起疼痛及螺钉松动。牵引重量要根据年龄、体质等决定；牵引针孔每日检查，清洁消毒，避免感染；抬高床头，并保持床固定，以免滑动；牵引方向一般与脊柱轴线相一致；非经医生同意，不可任意取下牵引锤，不可自行改变牵引重量；牵引绳要确保定位在滑轮沟内；牵引绳、牵引锤保持悬空，勿任意摆动牵引锤。

其他护理措施同头环牵引术相关内容。

六、护理要点

1. 术前护理要点

同胸腰椎手术术前准备相关内容。

2. 术后护理要点

同胸腰椎手术术后护理相关内容。

脊柱侧凸矫形手术时间长、难度大、创伤大、出血多，易发生血容量不足，因此术后需严密观察血压、脉搏、神志的变化，以及伤口敷料有无渗血和引流液的量及性状，防止严重并发症的发生。

3. 术后并发症的观察

（1）脊髓神经功能观察：脊柱侧凸手术矫形过程中，脊髓可能被牵拉或因缺血而受损，或者硬膜外血肿直接压迫脊髓，出现神经症状，甚至瘫痪，故患者麻醉完全清醒后，应立即指导患者活动双下肢，密切关注双下肢的感觉、运动情况，耐心倾听患者主诉，若患者主诉困倦、肢体发沉、肢端剧烈疼痛麻木，应立即报告医生行相应处理，以预防不可逆的神经损伤。一般情况下手术所致脊神经损伤在麻醉清醒后即有所表现。

（2）胃肠道症状观察：重度侧凸患者多有内脏扭曲或受压迫，使胃肠功能不全，加上全身麻醉或术中牵拉，刺激、震荡，可致肠蠕动减慢、肠道梗阻、肠内积气，消化系统功能减退，但大多在48小时内肠蠕动恢复后可消失。若72小时后仍有腹胀、胀痛、恶心、呕吐等症状加重，应警惕肠系膜上动脉综合征，及时对症处理，如禁食水、胃肠减压、肠外营养补充、腹部按摩等。

一旦患者胃肠自主神经调节功能恢复正常，可先饮水，若患者无不适反应后，给予流食→半流食→软食→普食进食方案，进食遵循少量多餐原则，多进食高热量、高蛋白、多维生素、清淡易消化食物，指导家属在患者脐周顺时针方向予以环行按摩5～10分钟，禁忌进食牛奶、豆浆、含糖量高或甜类食物，多食水果、蔬菜。

（3）疼痛护理：侧凸手术切口大、创伤大、内固定植入物多，术后疼痛明显时，应及时进行疼痛评估，适当加强镇痛治疗，同时做好心理护理和指导。

4. 支具护理

脊柱侧凸矫形手术术后下床活动需佩戴支具保护。支具必须在床上佩戴，将支具松紧调节好后才可下床活动，上床后再将支具除去。佩戴支具位置要准确，松紧适度，使支具能与躯体紧密接触，建议内穿套头全棉内衣，利于汗液吸收，增加舒适感和保持支具内衬的清洁。佩戴期间，要注意倾听患者主诉，并经常检查局部有无压迫等不适，有不适的部位需进行局部修整，以患者合适为宜。支具佩戴时间不少于 3 个月。

下床活动时必需佩戴支具，适当增加活动量，同时进行深呼吸训练以增加肺活量，改善肺功能。加强营养，进食含蛋白质、维生素 C、钙、铁丰富和高热量的食物，以改善疾病消耗及手术创伤所引起的消瘦、乏力、贫血等症状，以利于术后恢复。

长期随访，侧弯矫形后随着患者年龄的增长，有可能发生矫形的丢失，侧凸的加重等并发症，需要告知患者术后进行长期的随访。一般术后 3 个月、6 个月、1 年拍片复查，有异常时及时复诊。

（王　雪　曲国纲）

第四节　强直性脊柱炎

强直性脊柱炎（ankylosing spondylitis，AS）是一类原因未完全明了，以中轴脊柱受累为主，可伴发关节外表现，可影响多器官、多系统的自身免疫性疾病。强直性脊柱炎是脊柱本身及其附属组织的一种慢性进行性炎症疾病，受累脊柱有发生屈曲畸形骨性强直的趋势。病变主要累及骶髂关节，患者有下腰痛，晨起腰部僵硬，弯腰受限。随着病程发展，疼痛逐渐加剧，病变也由腰骶部向上朝胸、颈段发展，脊柱活动越来越困难，最后发展为驼背畸形。同时伴有脊柱侧弯，严重者颈部也呈现屈曲性强直，患者不能抬头前视，不仅不能下地行走，甚至日常生活如起坐、躺下、穿鞋袜等也非常困难。

一、病因

强直性脊柱炎虽然确切的发病机制尚不明确，但与感染、遗传和自身免疫功能障碍及环境因素（寒冷潮湿地区等）有关。在遗传因素方面，患者亲属的发病率比正常人群高 20 ~ 30 倍。强直性脊柱炎主要发病于 15 ~ 40 岁的男性患者，男女比例为 2∶1 ~ 7∶1。1973 年 Sohlosstein 等发现强直性脊柱炎与人体组织相容性抗原 HLA - B27 有关。强直性脊柱炎在早期通常没有明确的症状。在后期，本病的胸椎和腰椎炎症表现比较明显。

二、临床表现

强直性脊柱炎一般起病比较隐匿，早期可无任何临床症状，全身表现多数较轻，有些患者在早期可表现为轻度的全身症状，如乏力、消瘦、长期或间断低热、厌食、轻度贫血等。由于病情较轻和全身症状隐匿，患者大多不能早期发现，致使病情延误，失去最佳治疗时机。

少数重症者有高热、疲倦、消瘦、贫血或其他器官受累，可侵犯全身多个系统，包括心脏、肺、眼、耳及神经系统，可并发 IgA 肾病和淀粉样变性，并发慢性前列腺炎较对照组增高。部分患者初期临床表现为急性风湿热，或出现大关节肿痛，或伴有长期低热、体重减轻，以高热和外周关节急性炎症为首发症状的也不少见，此类患者多见于青少年，也容易被长期误诊。

（一）关节病变表现

绝大多数侵犯骶髂关节，之后上行至颈椎，少数患者先由颈椎或几个脊柱段同时受侵犯，可侵犯周围关节。

1. 骶髂关节炎

约90%的患者最先表现为骶髂关节炎。之后上行发展至颈椎，表现为反复发作的腰痛，腰骶部僵硬感，间歇性或两侧交替出现腰痛和两侧臀部疼痛，可放射至大腿，无阳性体征，但直接按压或伸展骶髂关节可引起疼痛。有些患者X线检查发现有异常改变。

2. 腰椎病变

患者多数表现为下背痛和腰部活动受限。腰部前屈、后伸、侧弯和转动均可受累。体检可发现腰椎棘突压痛、腰椎旁肌肉痉挛，后期可有腰肌萎缩。

3. 胸椎病变

胸椎受累时，表现为背痛、前胸和侧胸痛，最后呈驼背畸形。肋椎关节、胸骨柄体关节、胸锁关节及肋软骨间关节受累时，则呈侧束带状胸痛、胸廓扩张受限、吸气咳嗽或打喷嚏时胸痛加重。严重者胸廓保持在呼气状态，胸廓扩张度较正常人降低50%以上，因此，只能靠腹式呼吸辅助。由于胸腹腔容量缩小，造成心肺功能和消化功能障碍。

4. 颈椎病变

30%的患者表现为颈椎炎，先有颈椎部疼痛，沿颈部向头部和背部放射。颈部肌肉开始时痉挛，以后萎缩，病变可进展至颈胸椎后凸畸形。头部活动明显受限，常固定于前屈位，不能上仰、侧弯或转动。严重者仅能见自己足尖前面的小范围视野，不能抬头平视。

5. 周围关节病变

约半数患者有短暂的急性周围关节炎，约25%的患者有永久性周围关节损害。病变多发生于大关节，下肢多于上肢。肩关节受累时，关节活动受限较疼痛更为明显，梳头、抬手等活动均受限。侵犯膝关节时则关节呈代偿性弯曲，使行走、坐立等日常生活更为困难。极少侵犯肘、腕和足部关节，侵犯手部关节者更为罕见。

此外，耻骨联合也可受累，骨盆上缘、坐骨结节、股骨大粗隆及足跟部可有骨炎症状，早期表现为局部软组织肿、痛，晚期有骨性粗大。一般周围关节炎可发生在脊柱炎之前或后，局部症状与类风湿关节炎不易区别，但遗留畸形者较少。

（二）关节外表现

关节外病变大多出现在脊柱炎后，偶有在骨骼肌肉症状之前数月或数年发生关节外症状。强直性脊柱炎可侵犯全身多个系统，并伴发多种疾病。

1. 心脏病变

心脏病变以主动脉瓣病变较为多见，据尸检发现，约25%的患者有主动脉根部病变，心脏受累在临床上可无症状，也可有明显表现。临床有不同程度主动脉瓣关闭不全者约1%；约8%发生心脏传导阻滞，可与主动脉瓣关闭不全同时存在或单独发生，严重者因完全性房室传导阻滞而发生阿—斯综合征。当病变累及冠状动脉口时可发生心绞痛。少数发生主动脉瘤、心包炎和心肌炎。合并心脏病的强直性脊柱炎患者，一般年龄较大，病史较长，脊柱炎及外周关节病变较多，全身症状较明显。

2. 眼部病变

长期随访，25%的患者有结膜炎、虹膜炎、眼色素层炎或葡萄膜炎，后者偶发可并发自发性眼前房出血。虹膜炎易复发，病情越长发生率越高，但与脊柱炎的严重程度无关，有周围关节病者较常见，少数可先于脊柱炎发生。眼部疾病常为自限性，有时需用糖皮质激素治疗，有的未经恰当治疗可致青光眼或失明。

3. 耳部病变

强直性脊柱炎患者发生慢性中耳炎的概率是正常人的4倍，而且，在发生慢性中耳炎的强直性脊柱炎患者中，关节外表现明显多于无慢性中耳炎的强直性脊柱炎患者。

4. 肺部病变

少数患者后期可并发上肺叶斑点状不规则的纤维化病变，表现为咳痰、气喘，甚至咯血，并可能伴有反复发作的肺炎或胸膜炎。X线检查显示双侧肺上叶弥漫性纤维化，可有囊肿形成与实质破坏，类似结核，需加以鉴别。

5. 神经系统病变

由于脊柱强直及骨质疏松，易发生颈椎脱位和脊柱骨折，而引起脊髓压迫症，如发生椎间盘炎则引起剧烈疼痛；强直性脊柱炎后期可侵犯马尾，发生马尾综合征，而导致下肢或臀部神经根性疼痛、骶神经分布区感觉丧失、跟腱反射减弱及膀胱和直肠等运动功能障碍。

6. 淀粉样变

淀粉样变为强直性脊柱炎少见的并发症。有报道称，35例强直性脊柱炎患者中，常规直肠黏膜活检发现3例有淀粉样蛋白的沉积，大多无特殊临床表现。

7. 肾及前列腺病变

与类风湿关节炎相比，强直性脊柱炎极少发生肾功能损害，但有发生 IgA 肾病的报道。强直性脊柱炎并发慢性前列腺炎较对照组增高，其意义不明。

此外，由于脊柱强直，中度外伤极易造成骨折，头颈部外伤，尤其易引发颈椎骨折。脊柱骨折的发病率在5%左右，并且随着年龄增长不断增加。

三、治疗原则

与其他风湿性疾病一样，强直性脊柱炎的治疗主要以保守治疗为主，早期主要是控制症状，改善全身健康状况，减缓疾病进程和关节强直强度，防止畸形产生和发展；晚期对于严重屈曲畸形的患者可选择适当的手术治疗。常规治疗目标是炎症进程得到控制、疼痛缓解、预防疾病升级加重、保持脊柱平衡、保持脊柱活动性、改善生活质量。

（一）非手术治疗

已经证明，早期治疗能改善临床进程和总体治疗效果。非手术治疗的目的是改善临床症状，减轻炎症反应，并推迟疾病的进展，方法包括一般治疗和药物治疗。

1. 一般治疗

一般治疗主要有休息，适当运动锻炼，定期做背部伸展运动，注意保持良好的体位和姿势，主张睡硬板床并去枕平卧，建议取仰卧或伸背俯卧，避免卷曲侧卧。

2. 药物治疗

药物治疗包括非甾体抗炎药、糖皮质激素、病情缓解药物，如柳氮磺胺吡啶、甲氨蝶呤、帕米磷酸盐、阿米替林及沙立度等。

3. 物理治疗

物理治疗的主要目的是减轻疼痛，预防受累的脊柱节段出现低活动性，以及改善日常生活。理疗一般可用热疗，如热水浴、水盆浴或淋浴、矿泉温泉浴等，以增加局部血液循环，使肌肉放松，减轻疼痛，有利于关节活动，保持正常功能，防止畸形。在临床治疗当中，物理治疗扮演着重要角色。应该采用持续的物理治疗，而且应为患者制订一个日常家庭锻炼计划。患者高度的行动性和依丛性能从实质上改善治疗结果。研究结果表明，在有指导下的集体物理治疗优于患者单独在家锻炼的方式，而单独在家中锻炼优于不进行物理治疗。

4. 体育疗法

体育疗法可保持脊柱的生理弯曲，防止畸形；保持胸廓活动度，维持正常的呼吸功能；保持骨密度和强度，防止骨质疏松和肢体失用性萎缩等。

（1）深呼吸：每天早晨及睡前常规做深呼吸运动，可以维持胸廓最大的活动度，保持良好的呼吸功能。

（2）颈椎运动：头颈部可做向前、向后、向左、向右转动，以及头部旋转运动，以保持颈椎的正常活动度。

（3）腰椎运动：每天做腰部运动，前屈、后伸、侧弯和左右旋转肢体，使腰部脊柱保持正常的活动度。

（4）肢体运动：既有利于四肢运动，又有助于增加肺功能和使脊柱保持生理曲度，是最佳的全身运动。

根据个人情况采取适当的运动方式和运动量，开始时可出现肌肉关节酸痛或不适，但经短时间休息即可恢复。若新的疼痛持续2小时以上不能恢复，则表明运动过度，应适当减少运动量或调整运动方式。

（二）手术治疗

强直性脊柱炎引起的驼背畸形较为常见，手术矫形是唯一有效的治疗方法。外科手术的基本目标是重建脊柱平衡，把颌—眉垂直角矫正到能让患者重新向前方注视的程度，或者解决下颌—胸部碰撞的问题。近年来，随着脊柱外科的迅猛发展，各种内固定材料与方法相继问世，给以矫正畸形为目的的手术治疗方法提出了新课题。手术不仅为矫正脊柱畸形，更应考虑如何最大限度地减少手术并发症，如脊髓损伤、神经根损伤、大血管损伤、脊柱不稳滑脱等，以提高患者的生存质量，即在安全的前提下最大限度地、有效地矫正脊柱后凸畸形才是理想的手术方法。

常用的手术有脊柱截骨术。脊柱截骨术的目的：减轻脊柱后凸畸形，使患者直立，双目能直视前方；解除胸腹腔压迫，改善呼吸、循环和消化三大系统功能；从美学观点出发，改善外观，纠正患者体态，解除心理压力。

手术绝对适应证：脊柱不稳定性骨折，与脊柱后凸有关的渐进性的脊髓病，进展性椎间盘炎。相对适应证：矢状面上的脊柱失衡，不能水平注视，下颌—胸部碰撞，伴随骨延迟愈合的脊柱稳定性骨折，节段性不稳。

手术禁忌证：心、肺、肝、肾功能差，严重贫血和高血压，体弱消瘦及高龄患者，无法耐受手术者。主动脉硬化及脊柱结核，有可能发生大血管与脊柱粘连，血管伸缩性差，此类患者不宜手术，腹部做过大手术者，禁忌手术。

四、护理要点

（一）心理护理

强直性脊柱炎好发于 15～40 岁的男性青年，以 20 岁左右多见，此时患者正处于生长发育的重要阶段，过度地关注自己的身体状况，容易出现心理问题，如恐慌、烦躁、焦虑、抑郁等，甚至对治疗失去信心，情绪的波动可以使身体的免疫功能降低，从而易引起强直性脊柱炎反复发作。因此护理人员要做到多关心、多理解患者，多与患者交流，及时给予心理疏导，指导患者相互鼓励，使患者保持积极、乐观的心态，树立战胜疾病的信心，坚持长期、正规的治疗非常重要。

（二）术前护理要点

1. 呼吸功能训练

强直性脊柱炎患者由于肋椎关节融合、膈肌抬高，胸廓的扩张受到限制，患者的呼吸储备功能降低，为了提高患者对手术的耐受性，提高有效通气，改善肺功能，减少和避免术后并发症的发生，进行呼吸功能训练十分必要。训练方法有深吸气、呼气训练：患者平卧，护士将双手放在距离患者胸壁 1 cm 处，患者用鼻深吸气，努力用胸壁去靠近护士的手，然后用口缓慢呼气，每日完成 2 组，每组深呼吸 15～30 次。有效咳嗽训练：患者先缓慢吸气，咳嗽时将腹肌收缩，腹壁内收，咳嗽训练一般控制在 5 分钟以内，并避免餐后或饮水时进行。进行呼吸功能评估及训练：术前进行肺功能检查，了解肺部通气功能。还可指导患者借助呼吸训练器、吹气球训练、腹式呼吸训练、进行扩胸运动 2 次/日，采用以上方法进行呼吸功能训练，以增加肺的通气量。吸烟者，术前应停止吸烟，以减轻对呼吸道的刺激，减少呼吸道分泌物。注意保暖，预防感冒。

2. 营养支持

由于患者伴有低热、乏力、食欲减退、消瘦等症状，以及骨折创伤或手术治疗，机体消耗大，贫血和低蛋白血症会影响患者对手术的耐受性、切口愈合和术后恢复。术前加强营养支持，指导患者进食高蛋白、高纤维素、富含钙和易消化的食物，以增强体质。与营养师沟通，给予治疗饮食。

3. 饮食指导

免疫抑制剂、消炎镇痛药、激素、非甾体抗炎药都有胃肠道不良反应，告知患者饭后服药。指导患者合理搭配，规律饮食，避免暴饮暴食，多进食富含维生素、蛋白质的食物，如蔬菜、肉类、奶类、蛋类、水果等；易消化的食物，如纤维素、铁、钙等，以保持营养均衡性。忌食辛辣、肥腻、生冷等刺激性食物，同时戒烟戒酒。骨质疏松患者应停服激素，并配合服用钙片、鱼肝油等。过于肥胖的患者，应该适当节食，减轻体重，以减轻躯干及关节的负重。

4. 生活护理

注意保暖、避免寒冷刺激，预防感冒、感染。根据天气情况增减衣服，居住环境干燥通风，避免潮湿。经常暴晒被褥，切忌洗冷水澡。戒烟限酒。生活起居有规律。

5. 用药指导

由于患者需长期应用药物治疗，护理人员应向患者及其家属详细介绍药物相关知识、注意事项及药物不良反应，告知患者非甾体抗炎药易出现肝功能异常及胃肠道不良反应，为避免加重不良反应，应防止两种或两种以上非甾体抗炎药同时服用。长期应用免疫抑制剂可能出现机体免疫力下降，内分泌失调，骨质疏松等不良反应，应定期抽查血常规、电解质、肝肾功能，注意补钾，减轻激素的不良反应，并指导患者遵医嘱用药，以防止突然停药造成不良后果。

6. 功能锻炼

功能锻炼对患者缓解晨僵、减轻疼痛、恢复脊柱活动度、避免脊柱强直及失用性肌萎缩的发生及提高生活质量均有很大的帮助。功能锻炼应坚持先慢后快，先小幅度后大幅度，先轻后重的原则，逐渐加大活动量、活动频率及活动时间。锻炼初始示范、指导患者掌握正确的方法。

在急性活动期，指导患者卧床休息，嘱患者取仰卧位，睡硬板床，枕头应放置于颈部中段，高度一般为 8～10 cm，以能保持颈椎的正常前曲度但又不增加上胸椎后突为度，尽量减少在枕部垫枕头，避免在膝关节下垫枕头。老年患者卧床时应加强健康肢体的活动及肺部功能训练，如积极进行健侧肘、腕、踝及各指趾关节的活动，有助于加强血液循环，避免因长期卧床出现血栓；肺功能障碍的老年患者应多饮水，加强深呼吸及咳嗽练习，翻身拍背以防止产生肺炎。同时应避免长时间弯腰，减少负重，以免造成脊柱畸形。指导患者做适当的运动，进行四肢及躯干肌肉的等张练习，使患者在躯体适宜活动范围内，紧绷肌肉，达到肌力的训练目的，防止肌肉萎缩及关节强直。

在缓解稳定期，进行髋、膝关节的伸屈及外展、内收活动，脊柱前屈、后伸、侧弯、转向及背部伸展等活动，鼓励患者参加舞蹈、乒乓球、慢跑、游泳、太极拳等体育活动，功能锻炼应根据患者的体能，原则为运动时疼痛能耐受而症状不加重，运动应循序渐进，持之以恒。

日常生活中，应保持坐、立、行时正确的姿势，坐位时应保持腰椎的正常生理弯曲弧度，坐应靠垂直椅背并挺直躯干避免驼背，坐、立时避免弯腰屈背，并经常变换姿势及位置，避免腰背部肌肉疲劳；读报、看书时要使书报与视线保持在同一水平线上，避免颈椎过伸或过屈，行走时要保持躯干挺直，不宜步行过快，少上楼梯、爬坡。

（三）术后护理要点

1. 病情观察

强直性脊柱炎胸腰椎骨折患者对融合及稳定的要求高，固定范围广，患者手术创伤大，以及骨质疏松使术中出血较多，易发生血容量不足。因此术后生命体征监测是护理工作的重点，术后给予持续心电监护，每 15～30 分钟记录血压、心率、心律、呼吸和血氧饱和度一次，特别注意血氧饱和度和呼吸的变化，必须保证血氧饱和度维持在 95% 以上，防止发生肺通气量不足，引起低氧血症。术后医嘱常规吸氧 6 小时或根据病情需要延长吸氧时间。术后氧气吸入可增加动脉血氧含量，改善呼吸困难，嘱患者不能随意拔除鼻导管。

严密观察患者意识、面色、皮肤、黏膜变化，有无打哈欠、头晕等血容量不足早期征象。注意切口有无渗血、出血，观察引流液的量，记录尿量，评估出入量是否平衡。

2. 体位护理

术后绝对卧床休息，保持脊柱的稳定性非常重要。由于脊柱的后凸畸形致使患者不能平卧，仰卧时必须根据患者的生理曲度摇高床头保持自然体位，多数为半坐卧位，上半身垫适当高度的软枕，给予支撑，同时膝关节摇高 15°~30° 以防身体下滑保持舒适的体位；翻身时同时扶肩胛部及髋部轴向翻身，保持脊柱为一直线，避免上下扭转；侧卧位时将下腿伸直上腿屈曲，两腿之间垫以软枕，外踝垫水垫或嗜哩垫，防止发生压力性损伤。

3. 并发症观察与护理

（1）伤口感染：患者因食欲减退、消瘦，常伴有不同程度的贫血，全身情况差，患者免疫力低下；局部软组织条件差，肌肉萎缩，加上此类手术难度大，手术时间长，易造成术后切口感染。遵医嘱使用抗生素，严格遵循无菌原则，保持切口敷料干洁，加强营养，严密观察手术切口局部情况，如有感染症状应及早处理。

（2）脑脊液漏：患者因胸腰椎应力骨折，致反应性骨痂形成，硬脊膜粘连，手术分离容易造成损伤，导致脑脊液漏。密切观察手术切口有无渗出及引流液的量、性状、颜色，是早期发现脑脊液漏的关键。同时观察患者有无头痛、头晕、恶心、呕吐等症状。一旦出现脑脊液漏，患者应取去枕平卧位或头低足高位，将负压引流改为普通引流，必要时夹闭引流管，及时更换敷料，保持床单清洁干燥，遵医嘱静脉应用抗生素及等渗盐水。

（3）神经系统损伤：患者椎体骨质疏松使术中出血较多，韧带的骨化使正常的骨结构变得难以辨认，这些均使手术的风险性增大，易造成脊髓神经损伤。此外，胸段脊髓对缺血及术中刺激的耐受性差，也是脊髓损伤的原因之一。硬膜外血肿可直接压迫脊髓，造成脊髓损伤，术中牵拉也可造成神经根水肿。上述原因均可导致双下肢麻木、疼痛、活动障碍及大小便障碍等一系列神经系统症状。术后密切观察脊髓神经功能，密切观察双下肢感觉、活动情况，观察肢体的温度、颜色，足趾的活动、感觉，观察排尿、排便情况，并及时记录。出现双下肢麻木、感觉减退、足趾运动障碍，或原有神经功能损伤进一步加重时，立即报告医生。

（王　雪　张道丽）

第五节　脊柱结核

结核病是人类认识最早、最常见的传染病之一，它的病原体包括不同种类的结核分枝杆菌，我国菌型分布以人型菌（82.9%~95.4%）为主，少数为牛型菌（1.6%~7.5%）感染。结核分枝杆菌通过飞沫传播引起肺结核，通过血液或淋巴系统侵犯人体其他器官引起肺部以外的结核，即肺外结核。骨关节结核是最常见的肺外结核，占 19.8%~26.5%。

脊柱结核占所有骨与关节结核的 50% 左右。在脊柱结核中，绝大多数发生在椎体，椎弓根结核仅占 1% 左右。在脊柱各节段中，以腰椎的发病率最高，依次为胸椎、腰骶椎、颈椎及颈胸椎。发病年龄以 20~30 岁最多，这正是女性生育及男子劳动强度最大的时期，体质较差者容易感染或病变加重及复发。

一、病因

脊柱结核为继发病，原发病为肺结核、消化道结核或淋巴结核等，经血液循环途径造成骨与关节结核。也有学者认为 80% 的脊柱结核为原发性病灶，且原发灶多无法找到。脊柱结核感染通常是由结核分枝杆菌引起的，但是任何种类的结核分枝杆菌都有可能引起该疾病。

脊柱结核以椎体结核较多见，因为脊柱结核的传播途径是血液传播或病灶直接扩散，且椎体主要为松质骨，滋养动脉为终末动脉，所以结核分枝杆菌更易停留此处。脊柱结核多数为单发，两处及以上病灶较少见。

脊柱结核可导致永久的神经损害和脊柱畸形。该病的发病率与人类生活环境及生存条件有直接联系。脊柱结核在营养不良和人口密度过高的发展中国家的发病率远高于发达国家。不同地区患者的发病年龄也各不相同，欧美等国主要见于成年人，亚洲、非洲等地区主要见于儿童。

二、临床表现

结核病可累及除了毛发和指甲外的几乎全身所有组织器官，而脊柱结核多由其他部位的原发结核播散或直接扩散而来，因此除了与脊柱相关的临床表现之外，还有复杂的原发灶结核症状。

脊柱结核发病缓慢、病程较长，早期症状及体征不特异，晚期脊柱结核可导致一系列的并发症，因此，其症状表现极为多样化。

（一）全身症状

脊柱结核的全身症状主要为结核毒血症状，表现为午后低热、乏力、盗汗、食欲下降、体重减轻等。但在结核病患者中，有全身毒血症状表现的只占16%，其余表现出非特异性的全身或局部体征，无发热、盗汗或体重减轻等典型表现。有学者分析毒血症状不明显可能与生活水平的提高有关。

（二）局部症状

1. 疼痛

早期可出现疼痛，程度不等，持续性钝痛是脊柱结核的主要特征。背痛表现为深部的隐痛和钝痛。由于结核属慢性病，背部疼痛常很轻，多在劳累后加重，休息后可缓解，但不完全消失。病程长者，夜间也会疼痛。疼痛位置通常与疾病的部位相一致。颈椎结核则有颈项部疼痛、头颈部活动受限、患者喜用双手托住下颌以防震动等表现。胸椎和腰椎结核可有局限胸背部或腰骶部的疼痛，也可因刺激神经根而具有神经放射痛。

2. 活动受限

视病变部位不同，可发生相应的脊柱节段活动障碍。颈椎结核表现为颈部僵硬、斜颈、头颈转动受限或明显障碍，头不能抬起，眼睛不能平视，头颈部失去了正常的运动功能。胸腰段或腰椎结核的患者在站立或行走时，头与躯干向后倾斜，以减轻体重对患椎的压力。患者表现为拾物试验阳性（嘱患者弯腰拾物，可弯腰为正常，拾物时屈膝屈髋而不能弯腰者为阳性，多见于胸椎和腰椎结核）。胸椎的活动度很小，不易观察患椎活动受限的区域。

3. 畸形

由于相邻的椎体缘楔形破坏或椎体楔形压缩，脊柱的生理弧度发生改变，以向后成角畸形为多见。侧凸畸形少见。胸椎原已有后凸，病变时则后凸尤为明显，而腰椎后凸不明显。成角后凸的上下脊柱段常有代偿性前凸。

4. 叩击痛

叩击患椎棘突可引起疼痛。

5. 寒性脓肿与窦道

脊柱结核中期表现主要是寒性脓肿。脓肿通常不红、不热、有波动感，或积存于患椎的周围，或沿肌肉和软组织间隙流注到较远的部位，如腰三角、髂窝、腹股沟、臀部等，穿刺可抽出脓液和干酪样物质，以及结核肉芽组织。颈椎结核的寒性脓肿多见于颈前区和锁骨上窝，在脓肿压迫气管和食管时，可引起呼吸困难和吞咽障碍。

6. 脊髓受压症状

10%～47%的患者会在病程中出现神经损害的症状，包括下肢麻木乏力、瘫痪及括约肌功能障碍等，偶尔也可表现为坐骨神经痛和腰痛。胸椎结核发生脊髓压迫症状最常见。脊髓受压时，患者的病变平面以下部位的感觉、运动、腱反射及括约肌功能可有异常。胸椎及颈椎结核引起完全性截瘫，如不及时解除脊髓压迫，则预后不良。

三、治疗原则

脊柱结核的治疗也应遵循结核病的治疗基本原则，并按照加强营养、休息与制动、使用抗结核类药物、手术与康复疗法的顺序进行治疗。脊柱结核治疗的目的是消除感染，防止神经损害及脊柱畸形的发生。同其他肺外结核一样，脊柱结核的治疗须采取综合治疗的手段，才能达到最佳的治疗效果。绝大多数脊柱结核患者可以通过应用单纯抗结核药物或抗结核药物联合手术获得治愈。

（一）一般疗法

一般疗法包括营养支持、局部制动、中药治疗及心理治疗几个方面。

1. 营养支持

全身情况的好坏与结核的转归关系密切。脊柱结核为慢性消耗性疾病，患者大多有消瘦、贫血、低蛋白血症等表现，嘱患者应多补充蛋白质、维生素B及维生素C、高热量的饮食，增加食欲，增强抵抗力。尽量避免劳累，适当休息；并经常接受充足的日晒和呼吸新鲜空气。对于全身情况较差或行动不便者，应严格卧床休息。

2. 局部制动

是非手术治疗中的重要环节。适当的局部制动不仅可以保护病变部位免受进一步损害，预防或避免畸形加重，也可以减少因脊柱运动引起的局部疼痛和脊椎旁肌肉的保护性痉挛（即腰背僵硬），同时还能防止病变进一步蔓延，减少体力消耗。更重要的是，通过局部制动和佩戴支具，可以为脊柱提供一个相对稳定的力学环境，有助于结核病的治愈和恢复。但过多地卧床会增加患者的思想负担，影响食欲。动静结合治疗的原则优于以往强调的严格制动。

3. 颈围、腰围和躯干外固定支具

适用于病变已趋稳定或行手术治疗后该处尚未牢固愈合者。

4. 中药治疗

中医认为脊柱结核属于"骨痨""流痰"范畴。治法以温肾壮阳、益气健脾、滋阴养血、扶正祛邪、抗结核为主。

5. 心理治疗

因脊柱结核多病程较长，患者容易产生悲观、消极的情绪，所以应注意及时与患者沟通，了解患者的心理动向，继而辅之以心理疗法，促使其改善精神状态，增强战胜疾病的信心和对生活的向往，从而提高综合治疗的整体效果。经常采用的方法有心理分析疗法、暗示疗法及支持疗法等。

（二）药物治疗

不管是否需要进行手术，抗结核化疗都是脊柱结核治疗的一个重要组成部分。

1. 药物作用

目前的抗结核化疗一线用药有异烟肼、利福平、吡嗪酰胺、链霉素和乙胺丁醇。异烟肼和利福平对细胞内和细胞外的结核分枝杆菌都有杀灭作用。利福平对干酪组织中代谢缓慢的细菌有更强的杀灭作用。吡嗪酰胺仅对细胞内的结核菌或干酪组织内的结核菌起作用。链霉素只对细胞外结核杆菌起作用。乙胺丁醇对细胞内和细胞外的细菌均可产生抑制作用。

2. 药物不良反应

任何抗结核化疗药物都有可能产生毒性反应。毒性反应可导致化疗中止甚至危及生命。例如，利福平的不良反应是胃肠道反应和肝脏损害；异烟肼的主要不良反应是末梢神经炎、肝脏损害和精神症状。在联合应用异烟肼和利福平时，肝炎发生的概率是单纯应用异烟肼的4倍。链霉素的主要不良反应是听神经、肾功能损害及过敏反应；乙胺丁醇主要引起视神经炎；吡嗪酰胺主要不良反应是肝损害和胃肠道反应。用药过程中若出现眩晕、口周围发麻、耳鸣、听力异常、肢端疼痛、麻木、恶心、胃区不适、肝功能受损等症状，应及时停药及对症治疗，以免危及生命。

3. 用药注意事项

（1）及早用药：一旦确诊，即开始用药。

（2）联合用药：2 种、3 种甚至 4 种药物同时使用，以增强疗效、降低毒性、缩短病程。

（3）药量足，疗程够：初治者可选用 2～4 种药，量应足够大，连续用药。2～3 个月后，病情改善则酌情减药、减量。6 个月后，待病情稳定，再酌情减量，维持 1～1.5 年。

（三）手术治疗

脊柱结核手术治疗的目的是彻底清除病灶、重建脊柱稳定性、恢复神经功能和缩短疗程。手术方式根据病灶部位、椎体破坏程度、椎管受累及程度、脓肿的部位及大小选择不同的个体化术式。脊柱功能的重建是通过植骨或结合使用内固定来实现。早期稳定性主要通过内固定维持，后期主要依靠植骨融合。

1. 手术适应证

（1）脊柱结核有明显死骨或较大寒性脓肿。

（2）窦道流脓经久不愈。

（3）有脊髓压迫症或合并截瘫。

（4）病灶虽小，但长期治疗无明显改善者。

（5）后凸畸形需矫形者。

2. 手术禁忌证

（1）有严重器质性疾病、体质虚弱、难以承受麻醉及手术打击的患者，如冠心病、房室传导阻滞、肝硬化、肾功能不全、出血性疾病、严重糖尿病患者等。

（2）有肺部等部位活动性结核病灶，未能被控制者。

（3）幼儿或病情较轻者。

四、护理要点

（一）术前护理要点

1. 心理护理

心理护理贯穿治疗护理的全过程。脊柱结核患者因治疗时间长、手术大、费用高，存在着担心手术能否成功、效果是否好、是否会瘫痪、是否会传染给家人等顾虑，多数心理反应剧烈，表现为焦虑、恐惧、悲伤、抑郁、失助等负面情绪。护士要加强巡视病房，多解释、积极讲解药物治疗的重要性及不良反应的观察，多鼓励，及时解决患者的心理生理需求，及时与家属做好有效沟通，为其讲解各方面的健康知识，共同讨论患者对手术的焦虑和感受，以及其所关心的问题，向患者及其家属介绍成功的病例，使患者了解手术的必要性、可行性及安全性。向患者及其家属讲解脊柱结核的发病原因和相关知识及注意事项，与传染性肺结核的区别，消除患者及其家属恐惧的心理。以解除患者的紧张、失助情绪，减轻心理恐惧，配合治疗，增强手术信心。

2. 体位护理

指导患者绝对卧床休息，且卧硬板床。胸椎、腰椎结核患者均有不同程度的中毒症状，局部因骨质破坏，椎体缺乏稳定性，术前应绝对卧床休息，其目的是减轻椎体压力，防止椎体进一步坏死，以利于病灶局限化；避免后凸畸形情况，避免发生截瘫；减少体力消耗，减少疼痛。同时严格执行正确轴线翻身方法。告知患者及其家属绝对卧床的原因、必要性及轴线翻身的方法及意义，使患者及其家属能够重视并积极配合治疗。

3. 化疗护理

结核手术前合理的药物治疗是取得良好疗效和避免病变复发的重要环节，抗结核治疗应早期、规律、足量、联合、全程，但因药物治疗的时间较长，而且还容易导致组织器官受到损害，因此很多患者不能坚持规律用药。护理人员要讲解相关的健康知识，治疗过程中与其多交流，针对患者存在的疑问进行解释，树立患者战胜疾病的信心。

用药期间需注意观察药物的用药效果及不良反应，告知空腹顿服可提高药物的治疗效果，使用利福平后唾液和尿液为橙红色，为正常现象，不必担心。告知药物治疗期间会有一定不良反应，用药期间还需定期复查肝肾功能，若出现眩晕、口周围发麻、耳鸣、听力异常、肢端疼痛、麻木、恶心、胃区不适、肝功能受损等症状，应及时复诊，以便调整药物及对症治疗，不可私自停药或改药，以免影响疗效。

4. 改善营养状况

结核病是一种慢性消耗性疾病，应向患者讲解营养支持的重要性，保证必要的营养摄入，增强机体抵抗力，提高手术耐受力，促进疾病恢复和伤口的愈合。

（1）饮食：饮食治疗也是贯穿抗结核治疗的全过程。有效的营养支持不仅能改善危重患者的体液免疫功能，还能改善细胞免疫功能。鼓励患者摄取高热量、高蛋白、高维生素饮食，注意膳食结构均衡、多样化，以及色、香、味，以增进患者食欲。每日热量应达到2000~3000 kcal，蛋白质1.5~2 g/（kg·d），保证牛奶、豆浆、鸡蛋、豆腐、鱼、瘦肉、蔬菜和水果的均衡摄入。

（2）营养支持：若患者食欲差，经口摄入难以满足营养需要，可根据医嘱为患者提供肠内或肠外营养支持。

（3）输血制品：对有贫血或严重低蛋白血症的患者，根据医嘱输入新鲜血制品或白蛋白，保持血红蛋白在 100 g/L 以上。

患者因长期低热，盗汗，尤其是并发脓肿后，机体消耗增加；还因腹胀、便秘、长期卧床、情绪低落等原因导致食欲差，进食减少；还有些患者因经济状况较差，常在饮食上节省；部分患者尿失禁、大便失禁，为减少麻烦，自动节制饮食。这些情况都使患者的体质难以接受手术创伤，对手术后截瘫的恢复和结核病治愈极为不利。医护人员应及时向患者讲解合理饮食的重要性，指导患者食用易消化、富于蛋白质、高热量和纤维素的食物，可选择豆类、瘦肉、蛋类、麦片及新鲜的蔬果，避免吃刺激性的食物。保证必要的营养摄入，增强机体抵抗力，提高手术耐受力，有助于疾病治疗和伤口的愈合。

（二）术后护理要点

1. 抗结核药物治疗的护理

（1）术后需要 12~24 个月的抗结核药物治疗，原则是早期、规律、全程、适量和联合用药；用药期间定期复查肝肾功能；保持充足的营养。

（2）观察抗结核药物的效果：用药后是否体温下降、食欲改善、体重增加、局部疼痛减轻及红细胞沉降率正常或接近正常，如有上述改变，说明药物治疗有效。

（3）观察有无药物不良反应。同前述术前护理中"化疗护理"相关内容。

2. 疼痛护理

（1）环境和体位：保持病房整洁、安静、舒适、空气流通。疼痛程度较轻者，指导其采用合适体位、减少局部压迫和刺激，以缓解疼痛。

（2）局部制动：同前述术前护理中"体位护理"相关内容。

（3）合理用药：合理抗结核治疗，控制病变发展。疼痛剧烈时需进行疼痛评估，采取相应的措施。

3. 体位护理

术后返回病房宜平卧 2 小时，以压迫伤口止血及减少麻醉后不良反应。平卧 2 小时后可采取左右侧卧位交替变换，每 2 小时翻身一次。有或怀疑脑脊液漏的患者应采取去枕或头低足高位，避免因颅内压降低引起头痛。

术后需卧硬板床，保持正确体位，维持脊柱的稳定性是获得良好愈后的关键。由于结核病灶清除，内固定的放置，手术操作脊柱节段多，脊柱稳定性受到破坏，虽有内固定器械，但强度仍欠缺，因此术后特别要注意保持正确体位及保护脊柱的稳定性。翻身时需两人同时操作，一般侧卧 30°~50° 即可。注意保持脊柱水平直线位，避免扭曲、旋转。

翻身时采取轴线式翻身，背部及臀部各垫一软枕。在变换体位时要求头、颈、肩、背、臀部一起转动，保持脊柱在同一轴线水平位，使脊柱局部不弯曲、不扭转，肌肉达到完全放松，避免肩、臀分离，造成脊柱扭转性损伤。

4. 手术切口局部观察

观察手术切口有无红、肿、热、痛、波动感，警惕切口感染的发生。保持切口敷料清洁干燥，周围皮肤清洁，若有渗血或污染，应及时更换。保持切口引流管固定通畅，翻身时妥善固定，防止其扭曲或脱出；观察引流液的颜色、性状及量的变化；各种管道做好标识。

有持续切口冲洗者，应保持引流通畅，观察液体进、出是否平衡，如有异常及时报告与处理。

5. 胸腔闭式引流的护理

胸椎结核由于寒性脓肿的位置的特殊性，常会选择前路手术方式或前后联合入路手术方式，术后常带有胸腔闭式引流装置。胸腔闭式引流的目的是引流胸腔内渗液、血液及气体，重建胸膜腔内负压，维持纵隔的正常位置，以及促进肺的膨胀。

（1）应妥善固定引流管，避免扭曲、打折。指导患者深呼吸、咳嗽，并间断挤压引流管，保持引流管通畅。若水封瓶水柱无波动，需查明原因及时处理。

（2）观察患者呼吸情况，如发生呼吸困难应及时报告医生，并检查引流装置是否密闭，引流的切开处有无出血、气肿等。

（3）详细记录引流液的颜色、性状和量，一般术后48小时夹闭引流管，如患者无不适，在夹管后24小时可拔除引流管。

（4）更换水封瓶时严格无菌操作，需双重夹闭引流管，以防逆行感染，防止空气进入和漏气造成气胸。

（5）指导患者健侧卧位和平卧位为主，避免患侧卧位。翻身时注意防止胸腔引流管脱落。

（6）拔管后注意观察呼吸情况，有无胸闷、呼吸困难、切口漏气、皮下气肿等，警惕气胸的发生。如有异常，及时报告，及时处理。

6. 防止医源性交叉感染

脊柱结核患者经手术后，手术切口成为开放性伤口，结核菌可直接经空气传播，因此要做好消毒隔离工作。每日早晚进行病房通风换气1次，保持病房空气新鲜。做好病区管理，按规定时间进行探视，减少探视人数，降低交叉感染的风险。严格无菌操作，做好自我防护，同时向患者及其家属讲解消毒隔离知识。

7. 功能锻炼

长期卧床者，非截瘫或脊柱不稳定的患者，应主动练习翻身、起坐和下床活动。鼓励截瘫和脊柱不稳定的患者做抬头、扩胸、深呼吸和上肢运动，以增强心肺的适应力和上肢的肌力，同时被动运动、按摩下肢及各关节，以防关节粘连、强直。早期需要佩戴支具，避免重体力劳动。

（三）出院指导

出院后仍需注意营养，避免过度劳累，加强身体锻炼，保持愉悦心境。定期复查红细胞沉降率及肝肾功能，每3个月复查一次X线或CT/MRI。

抗结核药物的化疗原则是早期、联合、适量、规律、全程用药。患者除术前行药物治疗外，术后还需继续用药一定的时间，用药护理同前述术后护理第1点。强调继续用药与疾病治疗、手术后治疗效果、防止复发的关系，使患者及其家属认识到遵医嘱继续用药的重要性，积极配合后续治疗。

在病情允许下可佩戴支具下地活动，掌握正确的起卧姿势，适当活动，注意休息。继续加强营养支持，增强机体抵抗力。

（王　雪　李献丽）

参考文献

[1]曹梅娟,王克芳.新编护理学基础[M].4版.北京:人民卫生出版社,2022.

[2]李俊红,叶丽云.实用呼吸内科护理手册[M].北京:化学工业出版社,2018.

[3]冯岚,张雪梅,杨晓燕.脊柱外科护理学[M].北京:科学出版社,2021.

[4]何文英,候冬藏.实用消化内科护理手册[M].北京:化学工业出版社,2019.

[5]邵小平,黄海燕,胡三莲.实用危重症护理学[M].上海:上海科学技术出版社,2021.

[6]尤黎明,吴瑛.内科护理学[M].7版.北京:人民卫生出版社,2022.

[7]葛艳红,张玥.实用内分泌科护理手册[M].北京:化学工业出版社,2019.

[8]任潇勤.临床实用护理技术与常见病护理[M].昆明:云南科学技术出版社,2018.

[9]胡三莲,高远.实用骨科护理[M].上海:上海科学技术出版社,2022.

[10]胡雁,陆箴琦.实用肿瘤护理[M].上海:上海科学技术出版社,2020.

[11]陈凌,杨满青,林丽霞.心血管疾病临床护理[M].广州:广东科技出版社,2021.

[12]熊云新,叶国英.外科护理学[M].4版.北京:人民卫生出版社,2018.

[13]王霞,王会敏.实用肿瘤科护理手册[M].北京:化学工业出版社,2019.

[14]李乐之,路潜.外科护理学[M].7版.北京:人民卫生出版社,2022.

[15]李小寒,尚少梅.基础护理学[M].7版.北京:人民卫生出版社,2022.

[16]李卡,金静芬,马玉芬.加速康复外科护理实践专家共识[M].北京:人民卫生出版社,2019.

[17]邵小平.实用急危重症护理技术规范[M].上海:上海科学技术出版社,2019.

[18]蒋红,顾妙娟,赵琦.临床实用护理技术操作规范[M].上海:上海科学技术出版社,2019.

[19]杨艳杰,曹枫林.护理心理学[M].5版.北京:人民卫生出版社,2022.

[20]姜丽萍.社区护理学[M].5版.北京:人民卫生出版社,2022.